"十三五"国家重点图书出版规划

药物临床试验设计与实施丛书

感染性疾病药物临床试验设计与实施

主　　编　范学工　魏　来

副 主 编　徐平声　施光峰　龚作炯

编　　者（以姓氏笔画为序）

王　敏（长沙市第一医院）　　　　　　　徐平声（中南大学湘雅医院）

卢水华（上海市公共卫生临床中心）　　　唐　红（四川大学华西医院）

刘征波（中南大学湘雅医院）　　　　　　黄　燕（中南大学湘雅医院）

范学工（中南大学湘雅医院）　　　　　　龚作炯（武汉大学人民医院）

赵英仁（西安交通大学第一附属医院）　　谭德明（中南大学湘雅医院）

施光峰（复旦大学附属华山医院）　　　　魏　来（北京大学人民医院）

参与编写者（以姓氏笔画为序）

王新宇（复旦大学附属华山医院）　　　　段艳坤（中南大学湘雅医院）

牛迎花（西安交通大学第一附属医院）　　饶慧瑛（北京大学人民医院）

刘旭晖（上海市公共卫生临床中心）　　　夏　露（上海市公共卫生临床中心）

杜凌遥（四川大学华西医院）　　　　　　郭　洁（中南大学湘雅医院）

李　涛（上海市公共卫生临床中心）　　　席秀红（上海市公共卫生临床中心）

李　锋（上海市公共卫生临床中心）　　　程泽能（中南大学）

沈银忠（上海市公共卫生临床中心）　　　裴　宁（上海市公共卫生临床中心）

郑建铭（复旦大学附属华山医院）

秘　　书　中南大学湘雅医院　刘征波　李　岱　郭　洁

人民卫生出版社

图书在版编目（CIP）数据

感染性疾病药物临床试验设计与实施／范学工，魏
来主编. —北京：人民卫生出版社，2020

（药物临床试验设计与实施丛书）

ISBN 978-7-117-28664-0

Ⅰ.①感… Ⅱ.①范… ②魏… Ⅲ.①感染–疾病–
临床药学–药效试验 Ⅳ.①R978

中国版本图书馆 CIP 数据核字（2019）第 128280 号

人卫智网	**www.ipmph.com**	医学教育、学术、考试、健康， 购书智慧智能综合服务平台
人卫官网	**www.pmph.com**	人卫官方资讯发布平台

药物临床试验设计与实施丛书

感染性疾病药物临床试验设计与实施

主　　编：范学工　魏　来
出版发行：人民卫生出版社（中继线 010-59780011）
地　　址：北京市朝阳区潘家园南里 19 号
邮　　编：100021
E - mail：pmph @ pmph.com
购书热线：010-59787592　010-59787584　010-65264830
印　　刷：保定市中画美凯印刷有限公司
经　　销：新华书店
开　　本：787×1092　1/16　　印张：16
字　　数：350 千字
版　　次：2020 年 4 月第 1 版　2020 年 4 月第 1 版第 1 次印刷
标准书号：ISBN 978-7-117-28664-0
定　　价：66.00 元

打击盗版举报电话：**010-59787491　E-mail：WQ @ pmph.com**
质量问题联系电话：**010-59787234　E-mail：zhiliang @ pmph.com**

前　言

　　由病毒性肝炎、艾滋病、流行性感冒、结核等感染性疾病造成的疾病负担是全球，尤其是我国面临的一大难题。近年来，抗病毒及抗结核药物的研发领域正处于快速发展阶段，我国相继开展了多项相关领域的国际多中心药物临床试验，但国内临床试验基础相对薄弱，既缺乏既往规范的可参考的临床试验文献，亦无可供参考的技术指南，因此，我们组织了国内多位感染性疾病领域知名专家，参考国内外最新相关诊疗指南，编写了《药物临床试验设计与实施丛书——感染性疾病药物临床试验设计与实施》一书。本书系统介绍了抗病毒及抗结核药物新药临床试验研究中的热点、难点和关键科学问题，追踪和呈现国内外最新进展，为规范和优化我国抗病毒药物及抗结核药物新药临床试验的方案设计与临床评估提出建议和指导，可供广大相关领域临床工作者、申办方及管理部门的有关人员在工作中参考。

　　本书围绕病毒性肝炎、艾滋病、流行性感冒、结核等感染性疾病热点领域展开，涵盖知识为提供与评估抗病毒药物和抗结核药物相关的探索性及确证性临床研究设计的指导原则（主要针对Ⅱ～Ⅳ期临床研究），包括法律法规、方案设计应遵循的原则、受试者特征及选择、安全性和临床疗效的评估方法及过程，以及如何在特殊人群中进行新药临床试验等。

　　在本书编写的过程中，国内外的形势正在不断发生变化。在这种情况下，尽管本书力求既符合国内现行的政策和药物研发的现状，又与国际研究趋势接轨，但在出版后仍然可能出现落后于形势变化的内容。因此，根据本书设计的方案，请密切关注国内外政策的变化并参考已更新且被广泛认可的相关感染性疾病诊疗指南。

　　鉴于本专业药物临床试验的相关参考资料有限，加之大部分编者均是首次涉足药物临床试验相关内容的撰写，对书籍中知识点与延伸内容的探讨无法达到尽善尽美，瑕疵在所难免。因此，敬请读者在收获之余多提宝贵意见，让本书涵盖的药物临床试验理论与实践知识更加科学、规范。

范学工　魏　来

2019 年 11 月

目 录

第一章

新药的临床试验

第一节　药物临床试验概述

药物临床试验(drug clinic trial,DCT)是指任何在人体(患者或健康志愿者)进行的药物系统性研究,研究药物在人体的吸收、分布、代谢和排泄过程,证实或揭示试验药物的作用、不良反应,以期药物上市前明确药物的有效性与安全性,探明人体与药物相互作用规律的科学研究行为。药物临床试验包括以注册为目的所开展的各期临床研究(包括生物等效性研究)、药物相互作用研究、上市后药物的循证医学研究及药物于真实世界条件下的研究、联合用药干预疾病的探索性研究及验证性研究。

药物临床试验应遵循的三大原则为:伦理原则、科学原则、法规原则。

新药上市前,须经过临床前研究包括药学研究、药理学/毒理学研究,在获得足够充分的相关试验数据支持后,开展人体临床研究等规定程序并获得足够样本量的临床研究数据,方可获准上市。在临床试验中,研究人员通过主动干预或者完全不干预的手段,在受试者(目标人群或健康志愿者)身上进行新药各期临床研究,通过系统的临床观察,获取试验药物的有效性和安全性的相关数据,并由医学统计专家对所获得的数据进行统计分析,综合所获得的统计分析结果,评价新药的有效性与安全性。

临床试验是新药研发的重要环节,任何新药临床前即使经过许多的体外研究和动物实验,不论体外/动物实验数据如何可喜,都必须在人体进行临床研究,才能最终确定药物在人体的有效性和安全性。要获得科学、真实可靠、符合伦理道德原则的临床研究结果,在中国须严格遵循《药品管理法》《药品注册管理办法》《药物临床试验质量管理规范》(GCP)《ICH-GCP》相关的法律法规及《赫尔辛基宣言》等,使得药物临床试验过程规范、数据科学可信、受试者的权益及安全得到充分保障。

2017年5月31日至6月1日,国际人用药品注册技术协调会(International Council for Harmonization of Technical Requirements for Pharmaceuticals for Human Use,ICH)2017年第一次会议在加拿大蒙特利尔召开。6月14日,我国正式加入ICH,成为其全球第8个监管机构成员。2018年6月7日,在日本神户举行的国际人用药品注册技术协调会2018年第一次会议上,中国国家药品监督管理局(NMPA)当选为 ICH 管理委员会成员。

　　ICH 是 1990 年由美国、欧盟和日本三方药品监管部门和行业协会共同发起成立,2012 年启动改革,并最终于 2015 年 12 月由一个封闭的国际会议组织,转变成为在瑞士民法下注册的技术性非政府国际组织。ICH 的基本宗旨是在药品注册技术领域协调和建立关于药品安全、有效和质量可控的国际技术标准和规范,作为监管机构批准药品上市的基础,从而减少药品研发和上市成本,推动安全有效的创新药品早日为患者健康服务。经过二十多年的发展,ICH 发布的技术指南已经为全球主要国家药品监管机构接受和转化,成为药品注册领域的核心国际规则制订依据。中国加入 ICH,意味着药品监管部门、制药行业和研发机构将逐步转化和实施国际最高技术标准和指南,并积极参与规则制定,这将推动国际创新药品早日进入中国市场,满足临床用药需求,同时提升国内制药产业的创新能力和国际竞争力。

　　《赫尔辛基宣言》作为涉及人类受试者的医学研究的伦理原则,用于指导医生和其他参与涉及人体对象医学研究的人员开展相关研究,并多次由下列联合大会修改:

- 第 29 届世界医学协会联合大会,东京,日本,1975 年 10 月
- 第 35 届世界医学协会联合大会,威尼斯,意大利,1983 年 10 月
- 第 41 届世界医学协会联合大会,香港,中国,1989 年 9 月
- 第 48 届世界医学协会联合大会,西萨摩赛特,南非,1996 年 10 月
- 第 52 届世界医学协会联合大会,爱丁堡,苏格兰,2000 年 10 月

　　1977 年美国食品药品管理局(FDA)颁布了"临床试验管理规范细则",1989 年日本、加拿大相继出台了 GCP,1992 年 EU GCP、1993 年 WHO GCP 和 1997 年 ICH GCP 也公开发布。

　　1998 年 3 月,中华人民共和国《药品临床试验管理规范(试行)》出台,并于 1999 年 9 月 1 日正式实施;其后进行修订并于 2003 年 9 月 1 日重新颁布了《药物临床试验质量管理规范》,其中各项要求基本实现与国际接轨。这一规范的颁布过去了十余年,对于提高我国的临床试验研究水平、促进我国药物临床试验尽快达到国际水平起到了巨大作用。

　　1983—1990 年,原卫生部分 3 批公告了 35 家单位(医学院、医院、研究所)为卫生部临床药理基地,共 114 个专业;1999 年,原卫生部公告了 121 家单位为国家临床药品研究基地,其中西药 85 家、中药 36 家。

　　2005 年 2 月 3 日,依据《中华人民共和国药品管理法》《药物临床试验机构资格认定办法(试行)》,国家食品药品监督管理局《国家食品药品监督管理局药物临床试验机构资格认定公告(第 1 号)》公告了中国人民解放军第三〇二医院等 17 家医疗机构药物临床试验资格,正式开启了我国新的药物临床试验划时代的新航程。至 2018 年 3 月,已公告机构数量为 619 家。

　　2017 年 10 月 8 日,中共中央办公厅、国务院办公厅印发了《关于深化审评审批制度改革鼓励药品医疗器械创新的意见》,办法第一条即"临床试验机构资格认定实行备案管理。具备临床试验条件的机构在药品监督管理部门指定网站登记备案后,可接受

药品医疗器械注册申请人委托开展临床试验"。至此,中国药物临床试验揭开了一个新的篇章。

第二节 新药的分类和临床试验的分期

根据《药品注册管理办法》(2007 年 10 月 1 日起施行)及《化学药品注册分类改革工作方案》(2016 年 3 月 4 日起实施),中国现将药物分为:中药、天然药物,化学药品及生物制品三大类别。

一、新药的分类

(一)中药、天然药物

中药、天然药物分为 9 类,注册分类 1~6 的品种为新药,注册分类 7、8 的品种按新药申请程序申报(表 1-1)。值得注意的是,《药品注册管理办法》规定:对于注册分类 3 的新的中药材代用品,除按注册分类 2 的要求提供临床前的相应申报资料外,还应当提供与被替代药材进行药效学对比的试验资料,并应提供进行人体耐受性试验以及通过相关制剂进行临床等效性研究的试验资料,如果代用品为单一成分,尚应当提供药动学试验资料及文献资料。

(二)化学药品

根据 CFDA 于 2016 年 3 月 4 日起实施的《化学药品注册分类改革工作方案》,化学药品新注册分类共分为 5 个类别,注册分类 1~2 的品种为新药,注册分类 3 为"仿制境外上市但境内未上市原研药品的药品",注册分类 4 为"仿制境内已上市原研药品的药品",即通常所说的"仿制药"(表 1-1),注册分类 5 为"境外上市的药品申请在境内上市"。

仿制药的临床试验按照下列原则进行:①口服固体制剂应当进行生物等效性试验,一般为 18~24 例;②难以进行生物等效性试验的口服固体制剂及其他非口服固体制剂,应当进行临床试验,临床试验的病例数至少为 100 对;③缓释、控释制剂应当进行单次和多次给药的人体药动学的对比研究和必要的治疗学相关的临床试验,临床试验的病例数至少为 100 对;④注射剂应当进行必要的临床试验。需要进行临床试验的单一活性成分注射剂,临床试验的病例数至少为 100 对;多组分注射剂,临床试验的病例数至少为 300 例(试验药);脂质体、微球、微乳等注射剂,应根据注册分类 1 和 2 的要求进行临床试验。

(三)生物制品

生物制品分为治疗用生物制品和预防用生物制品两部分,每一部分分为 15 类(表 1-1)。

治疗用生物制品注册分类 1~12 的制品应当按新药要求进行临床试验;注册分类 13~15 的制品一般仅需进行Ⅲ期临床试验;对创新的缓控释制剂,需进行人体药动学的对比研究和临床试验。

预防用生物制品注册分类 1~9 和 14 的疫苗按新药要求进行临床试验;注册分类 10

的疫苗,提供证明其灭活或者脱毒后的安全性和有效性未发生变化的研究资料,可免做临床试验;注册分类11的疫苗,一般应按新药要求进行临床试验,但由注射途径给药改为非注射途径的疫苗可免做Ⅰ期临床试验;注册分类12和15的疫苗,一般仅需进行Ⅲ期临床试验;注册分类13中改变免疫程序的疫苗,可免做Ⅰ期临床试验;应用于婴幼儿的预防类制品,其Ⅰ期临床试验应当按照先成人、后儿童、最后婴幼儿的原则进行。预防用生物制品每期的临床试验应当在设定的免疫程序完成后进行下一期临床试验,对于首次申请在中国上市的疫苗,应进行流行病学的保护力试验。

表 1-1　新药的分类和临床试验的分期

分类	中药、天然药物			化学药品			生物制品				
							治疗用生物制品		预防用生物制品		
	1、2、4~7	3	8*	1、2	3、4***	5	1~12	13~15	1~9、13△、14	11	10△△、12、15
Ⅰ期样本数/例	20~30	20~30	—	20~30	PK/BE**	PK	20		20	20△	—
Ⅱ期样本数/例	100	100		100			100		300	300	—
Ⅲ期样本数/例	300	300		300	100对	100对	300	300	500	500	500
Ⅳ期样本数/例	2 000		2 000	2 000							
生物利用度或生物等效样本数/例	18~24	18~24	18~24			18~24					

注:* 工艺路线、溶媒等有明显改变的改剂型品种。

** 属于下列两种情况的,可以免于进行人体药动学研究:①局部用药,且仅发挥局部治疗作用的制剂;②不吸收的口服制剂。

*** 需要进行临床试验的情况:①难以进行生物等效性试验的口服固体制剂及其他非口服固体制剂,应当进行临床试验;②缓释、控释制剂应当进行单次和多次给药的人体药动学的对比研究和必要的治疗学相关的临床试验。

△ 改变免疫程序的疫苗,可免Ⅰ期临床试验;由注射途径给药改为非注射途径的疫苗可免做Ⅰ期临床试验。

△△ 提供证明其灭活或者脱毒后的安全性和有效性未发生变化的研究资料,可免做临床试验。

二、临床试验的分期

按照我国自2007年10月1日起施行的《药品注册管理办法》(简称《办法》),药物临床试验分为四期。

《办法》第三十一条规定,申请新药注册,应当进行临床试验。仿制药申请和补充申请,根据本办法附件规定进行临床试验。

临床试验分为Ⅰ、Ⅱ、Ⅲ、Ⅳ期(表1-2,图1-1)。

Ⅰ期临床试验:初步的临床药理学及人体安全性评价试验。观察人体对于新药的耐受程度和药动学,为制订给药方案提供依据。

Ⅱ期临床试验:治疗作用初步评价阶段,属于探索性临床研究。其目的是初步评价药物对目标适应证患者的治疗作用和安全性,也包括为Ⅲ期临床试验研究设计和给药剂量方案的确定提供依据。

Ⅲ期临床试验:治疗作用确证阶段。其目的是进一步验证药物对目标适应证患者的治疗作用和安全性,评价利益与风险关系,最终为药物注册申请的审查提供充分的依据。

Ⅳ期临床试验:新药上市后应用研究阶段。其目的是考察在广泛使用条件下的药物的疗效和不良反应,评价在普通或者特殊人群中使用的利益与风险关系以及改进给药剂量等。

生物等效性试验:是指用生物利用度研究的方法,以药动学参数为指标,比较同一种药物的相同或者不同剂型的制剂,在相同的试验条件下,其活性成分吸收程度和速度有无统计学差异的人体试验。

表1-2 临床试验分期

国家药品监督管理部门分期	ICH 分类	研究目的
Ⅰ期 (首次人体研究)	人体药理学	人体耐受性研究; 评价药动学及药效学
Ⅱ期 (探索性研究)	治疗作用探索	新药对于目标适应证作用的初步研究; 为Ⅲ期临床试验的设计、终点等提供依据
Ⅲ期 (确证性研究)	治疗作用确证	确证药物的有效性; 评估药物利益/风险比
Ⅳ期 (上市后试验)	临床应用	考察药物在真实世界较大样本量人群、特殊人群 等利益/风险比

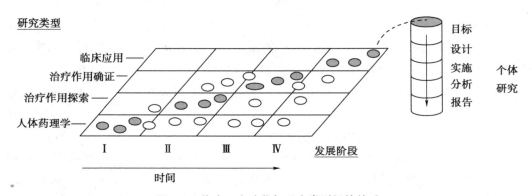

图1-1 临床研究阶段与研究类型间的关系

(实心圆代表在某一研发阶段最常进行的研究类型,空心圆代表某些可能但较少进行的研究类型)

从Ⅰ期到Ⅲ期的过程中,试验的特点主要有:①通常在Ⅰ期试验中,受试者多为健康志愿者,部分药物因为安全性等原因以目标人群作为研究对象,多数情况下Ⅰb期临床试验也在患者中进行,而Ⅱ~Ⅲ期临床试验则只能以适用人群为研究对象;②Ⅰ期可为单一剂量或多剂量给药,Ⅱ~Ⅲ期临床试验则以多次剂量较为常见;③Ⅰ期由研究者/研究护士给受试者服药,Ⅱ~Ⅲ期多为受试者自行依据试验方案用药;④随着从Ⅰ期到Ⅲ期的发展,样本量也相应增加,获得的有效性数据和安全性数据也更多、更明确;因此,风险也随之增加。

第三节 多中心临床试验

多中心临床试验通常由一位主要研究者(principle investigator,PI)为项目总负责人或协调人,协调多个中心的主要研究者按同一试验方案在不同地区和药物临床试验机构,在相应的专业开展的临床试验,各中心同期先后开始与结束试验。Ⅰ期临床试验通常是由单个临床研究中心完成,但以患者为目标人群、生物类似药或因为样本量原因也采用多中心研究,Ⅱ~Ⅲ期临床试验由多中心共同完成。

一、计划与组织实施

多中心临床试验的研究方案(protocol)中应包括研究的背景、目标、受试者入选/排除标准、临床前研究数据和前期临床研究结果、给药方案、伦理学要求、患者的知情同意,有效性评价方法,不良事件(adverse event,AE)、严重不良事件(serious adverse event,SAE)或可疑非预期严重不良反应(suspected unexpected serious adverse reaction,SUSAR)的处置与报告等安全性评价、数据管理与统计分析等。

1. 临床试验方案通常由申办方(sponsor)或合同研究组织(contract research organization 或 clinical research organization,CRO)医学部相关专业领域人员与主要研究者(PI)商定初稿后,组织各中心主要研究人员共同讨论商定而确定,试验方案需经组长单位和/或分中心伦理委员会(ethics committee,EC 或 institutional review board,IRB)批准后方可实施;研究方案是整个临床试验的指导性文件,在多中心临床试验中,起着指导和协调整个临床试验进行的作用,试验过程中,可对方案进行必要的修改。所有的试验期间的监查、质控、稽查均以它为依据。

2. 在临床试验开始前通常组织研究者会议。

研究者会议(方案讨论会或方案协调会)主要是各参研单位的研究者和/或研究护士、机构管理人员、统计专家等一起召开,就研究方案、病例报告表(case report form,CRF)、知情同意书(informed consent form,ICF)等试验相关的关键内容共同商讨并形成一致意见的会议,由申办者或 CRO 公司负责召集并组织实施。

研究者会议包括：试验药物前期研究的结果与基本情况介绍、方案设计依据的介绍及其他。主要目的是确定一个科学的且在各中心临床研究过程中具有可操作性的方案，对试验的药物和流程初步地了解，确定试验的关键点和商讨其可操作性，对可能出现的试验问题进行预估和防范。

方案介绍是重点，同时还包含了方案的讨论过程，这也是研究能否成功的关键；其次是药物及前期相关研究数据的介绍，国内外同品种/类似品种相关临床数据和/或临床研究数据，包括有效性及安全性数据；同时包括监查计划、药物包装、试验要求等。对于方案的入选/排除标准、治疗方案、安全性观察、随访及要做的实验室检验检查项目是讨论的重点，对可能出现的争论焦点进行估计，同时要有相应的对策准备，方案讨论会前申办方或CRO 对试验相关重要事项应有充足的文献准备。

药物临床试验启动后，对于试验周期较长，样本量较大，前期临床试验过程中监查、稽查时经常发现存在的问题，或对试验药物的有效性或安全性需进行预判以确定试验继续进行或中止时，可召开中期会议。重点关注以下事项，如各中心的病例完成情况，包括发药数、完成数。监查员中期监查报告，主要针对前期发现的问题，尤其是在诊断标准上各中心的把握尺度是否一致，各中心存在的困难以及解决意见，方案或病例报告表是否有需要修订的地方，下阶段的安排等。根据需要，部分药物临床试验项目也可经第三方或数据与安全监察委员会（data and safety monitoring board，DSMB）对前期临床研究数据进行中期统计分析，决定临床研究是否进一步进行时，以减少风险。

3. 根据各中心的相关制度和标准操作规程（standard operating procedure，SOP），研究方案得到伦理批准并签署相应的研究协议后，在相同时间段内开始临床试验。

4. 各中心临床试验样本数及中心间的分配，应符合统计分析的基本要求。

5. 根据临床试验方案召开启动会，培训参加该试验的研究者并由主要研究者对试验参与人员进行分工授权，必要时进行电子数据采集系统（electronic data capture system，EDC）的录入培训。

6. 各中心按照方案及相关的制度、SOP 要求管理试验用药物。

7. 建立标准化的评价方法，对于试验中所采用的实验室检查和临床评价方法均应有统一的质量控制，实验室检查也可由第三方独立中心实验室完成以减少中心间差异，但第三方检测应通过室间质评和/或相关认证；且对于临床试验过程中涉及受试者的重要安全性观测指标，建议中心实验室检查的同时在各中心开展同期检查，以最大程度地保障受试者安全。

8. 临床研究的数据资料应进行集中管理与分析，同时应建立数据传递、管理、核查与质疑查询反馈程序；数据管理必须规范，缺失数据应尽量减少，以保证统计分析的质量。国际上，国际人用药品注册技术协调会的《药物临床试验质量管理规范》（以下简称 ICH E6 GCP）对临床试验数据管理有着原则性要求。对开展临床试验的研究者、研制厂商的职责以及有关试验过程的记录、源数据、数据核查等都直接或间接地提出了原则性的规定，以保证临床试验中获得的各类数据信息真实、准确、完整和可靠。美国 21 号联邦法规第 11 部分（21 CFR Part 11）对临床试验数据的电子记录和电子签名的规定（1997 年），使得电子记录、电子签名与传统的手写记录与手写签名具有同等的法律效力,从而使得美国食品药品管理局(FDA)能够接受电子化临床研究材料。2016年7月,国家食品药品监督管理总局发布了《临床试验数据管理工作技术指南》和《药物临床试验数据管理与统计分析的计划和报告指导原则》,对我国临床试验的数据管理工作起到规范化和指导性作用。

9. 多中心试验涉及多个试验中心,研究者较多,虽然试验启动前对试验相关人员进行了严格培训,对于一些评定量表(或治疗效果的评价),必要时应进行一致性检验,其中主要包括:几位评分者对同一病例的独立检查评分,一个评估者对同一病例多次评分,然后用合适的统计分析方法处理在多中心试验进行的各阶段都需进行上述检验,以保证评分的可靠性。

10. 各中心研究者应遵从试验方案,发生方案违背时应向伦理委员会书面报告,并在统计分析报告、总结报告中详细列出。当中心连续发生重大方案违背时,可考虑终止在该中心的研究。

二、质量控制

药物临床试验特别是多中心临床试验是一项复杂、庞大的系统工程,应建立健全质量保障体系,对试验的各环节进行相应的质量控制,包括临床试验全过程是否符合GCP要求,试验产生的数据与结果是否科学、真实、可靠,受试者权益是否得到充分保障。因此,建立药物临床试验的质量保障体系是保证药物安全、有效、质量可控的重要手段。在药物临床试验过程中,如何保证试验的质量,是贯穿于全过程、全体系的核心。

重点应把控好以下环节:
● 制订科学、符合伦理、具有可操作性的试验方案。
● 明确有关人员的资格和职责(研究者、申办者、监查员)。
● 临床试验的条件、流程及方案的一致性。
● 按试验方案及时随访、发放试验药物、评估有效性及安全性。
● 试验资料的记录、报告和保存。
● 试验用药物的准备、接收、贮藏、发放、使用和回收。
● 制定的SOP具有可操作性和严格遵循SOP。
● 研究者、专业和机构多环节质量保证体系的建立。
● 监查员按照监查计划,尽职尽责地对项目实施全过程进行监查。

对于多中心临床试验,监查员是不可缺失的组成部分。监查员应同主要研究者、各中心质控人员、生物统计学家一起,根据研究计划,在试验启动前、试验进行中、试验完成后,或者一切必要的阶段访问各试验中心,对试验的进展、试验过程中产生的各类原始数据、药物的使用情况等进行监查,以保证试验质量。访视前应向试验中心机构办公室、PI或Sub-I发出监查预告及相关内容的通知,访视后需写出书面监查报告,作为文件保存。为了保证每位参加试验者严格执行研究方案,还可以印制一个小手册或小卡片,上面列有研究者需要进行的工作,如试验的患者入组、出组、排除标准,以及试验操作的流程表,明确入组后何时需检查什么项目等。

保证多中心临床试验的质量,应注意以下方面:

1. 人员培训 临床试验研究项目启动时,应召开研究团队的启动会,包括 PI、Sub-I、研究护士、药品管理员、质量控制人员、临床协调员(clinical research coordinator,CRC)及相关辅助科室人员等。针对临床试验方案、知情同意、CRF、不良事件/SAE 处置报告以及试验项目实施过程中的注意事项、控制节点的培训,培训试验项目各种实验室检查的流程,使临床试验严格按照方案执行,加强对试验中涉及的辅助科室检验检查项目人员关于保障数据可靠性、完整性、可溯源性的培训,控制各种可能导致试验数据误差的人为可控因素。减少试验中漏查、超窗现象,提高临床试验质量。必要时进行 GCP 培训。

多中心临床试验,还应关注以下几点:

(1)对相关人员的培训,使流程图中同一环节的操作标准统一。

(2)对于盲法试验,应保证盲态贯穿试验全过程,随机不等于随意;在开放试验中,试验组与对照组应注意入组的随机。同时不能一个人负责试验组,一个人负责对照组,以防数据的偏移,力求试验数据的客观可信。

2. 受试者的选择

(1)严格按照入选/排除标准筛选,入组试验的病例应为符合入选/排除标准的患者。

(2)患者的入组在充分知情同意的前提下,提高受试者的依从性,使患者能按试验方案进入治疗。

(3)退出治疗的患者:从伦理学角度来说,受试者有权在任何时候无条件退出临床试验,但应尽量降低脱落率。对于退出试验的受试者也应依据方案进行跟踪随访,关注其安全性数据,并按试验方案的要求进入相应的数据集进行统计分析。

3. 试验药物的管理 目前,国内不同研究机构试验药物管理方式有所不同。试验药物的管理在遵守法律法规的前提下,严格按照各中心的试验药物管理制度、SOP 进行,包括试验药物接收、保管、分发、使用、回收及销毁等。试验药物的贮藏条件应符合要求,药物管理员应每天作好相应的记录,发生超温时应及时通知监查员(CRA),并向申办方书面或邮件报告,在未得到申办方同意继续使用前,超温药物应隔离保存。定期对试验药物的效期、包装进行检查,同时,药品管理员、质控员应对专业保存的药物进行检查,检查试验药物的使用、回收记录是否完整,药物贮藏是否符合要求,药物的发放是否严格按照方案实施,是否遵守 GCP 原则,药物使用过程是否规范、有记录可查,全过程有痕可循。有条件时对试验药物实行中心化管理。

4. 试验过程的质量控制

(1)知情同意:受试者对于试验项目、试验药物的相关内容是否充分知情,知情同意书是否为最新版本;知情过程是否规范,知情流程是否符合逻辑,知情同意书是否有代签,受试者、研究者签名是否符合逻辑;知情同意书版本更新时及时报伦理委员会批准与否和随访中的受试者是否及时签署等。

（2）原始病历：在电子诊疗系统普及的今天，原始病历对于在门诊患者开展药物临床试验相关信息的记录显得尤为重要。试验过程中原始病历应及时填写，避免"写回忆录"现象，防止原始病历不"原始"。例如：某研究者以临床工作繁忙为由，没有对原始病历进行及时填写，在试验即将结束时才对病历写回忆录，可能遗漏了试验过程中的与有效性或安全性有着重大关系的数据点，从而影响了试验结果的真实性，可能导致整个研究失败，给申办方造成损失。

（3）CRF：CRF 是否及时填写，记录是否与原始病历、检验检查报告结果一致，数据是否遗漏，修改是否规范均是影响原始资料质量的重要因素。eCRF 的实施，对于多中心药物临床试验的质量提升的作用是肯定的。

（4）AE/SAE/SUSAR：不良事件/严重不良事件/可疑非预期严重不良反应的记录与报告，对于试验药物的安全性评判尤为重要。但在临床试验中，存在因地域、经验、专业或水平的差异导致不同中心、不同研究者对于同时医学现象的判断结果不一，尤多见于不良事件临床症状描述、不良事件与试验药物相关性判断。同时，由于沟通不充分、医院信息系统（hospital information system，HIS）权限等因素，受试者在其他医院或其他科室就诊的信息不能掌握，AE 漏记的现象时有发生。

（5）合并用药的记录：临床试验的合并用药完整的记录，对于试验药物的有效性与安全性的准确判定具有重要意义。但对于多中心临床试验，往往存在合并用药记录时中心间差异较大，有的中心的研究者将受试者在研究过程中使用的所有药物均记录在案，甚至将受试者注射操作时使用的酒精也作为合并用药予以记录；但与此相反，个别中心受试者长时间住院观察合并用药记录为"无"的现象也不鲜见。

2015 年 7 月 22 日，CDFA《关于开展药物临床试验数据自查核查工作的公告》（原国家食品药品监督管理总局公告 2015 年第 117 号），拉开了对药物临床试验数据自查核查的大幕。经过 2 年的时程，共有 2 033 个品种进入目录（表 1-3）。

表 1-3　药物临床试验数据自查核查品种情况

公告	总局公告注册申请数/个	撤回药品注册申请数/个	不需核查品种数（免临床）/个	已核查品种数/个	待查品种数/个
2015 年 117 号公告	1 622	1 210	208	202	2
2016 年 81 号公告	181	63	36	36	46
2016 年 142 号公告	82	30	1	37	14
2016 年 171 号公告	55	9	12	30	4
2016 年 202 号公告	14	3	1	4	6
2017 年 42 号公告	35	1	—	4	30
2017 年 59 号公告	44	—	—	—	44
合计	2 033	1 316	258	313	146

在已核查的 313 个药品注册申请中，有 38 个注册申请的临床试验数据涉嫌数据造假，其中新药注册申请 16 个，仿制药注册申请 17 个，进口药注册申请 5 个。原总局已发布公告，

对其中 30 个注册申请做出不予批准的决定,并对其中涉嫌数据造假的 11 个临床试验机构及合同研究组织(CRO)予以立案调查。其余 8 个注册申请的核查资料正在按程序处理。

现场核查发现缺陷的总体情况,经对 313 个药品注册申请的现场核查报告进行分析(表 1-4),共发现 5 111 条缺陷项。其中临床部分 4 583 条,平均每个临床试验机构发现问题 6 条;生物分析部分 528 条,平均每个生物样本分析单位发现问题 4.4 条。依据《药物临床试验数据现场核查要点》对缺陷进行分类,发现缺陷条款数量最多的部分依次为:临床试验过程记录及临床检查、化验等数据溯源方面(占 28.1%)、方案违背方面(占 12.0%)、试验用药品管理过程与记录方面(占 11.6%)和安全性记录、报告方面(占 10.1%),共发现缺陷 3 161 项,占 61.8%(图 1-2)。

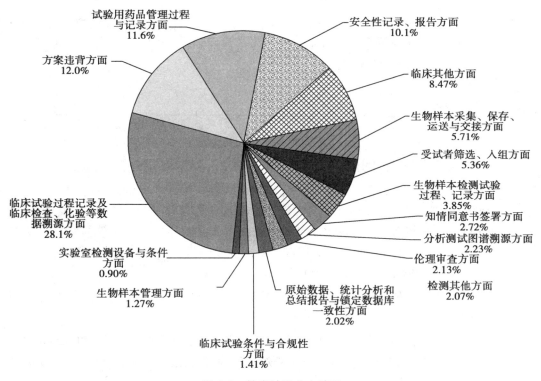

图 1-2 核查缺陷分布情况

随着此次专项行动的启动,研究各方包括申办方、研究机构、第三方服务单位[CRO、SMO(site management organization,现场管理组织)及分析测试单位]及其从业人员,对于临床试验数据的规范性、真实性的重视程度得到了很大的提高。

表 1-4 药物临床试验中常见的问题

问题类型	比例/%
临床试验过程记录及临床检查、化验等数据溯源方面	28.10
方案违背方面	12.00
试验用药品管理过程与记录方面	11.60

续表

问题类型	比例/%
安全性记录、报告方面	10.10
临床其他方面	8.47
生物样本采集、保存、运送与交接方面	5.71
受试者筛选、入组方面	5.36
生物样本检测试验过程、记录方面	3.85
知情同意书签署方面	2.72
分析测试图谱溯源方面	2.23
伦理审查方面	2.13
检测其他方面	2.07
原始数据、统计分析和总结报告与锁定数据库一致性方面	2.02
临床试验条件与合规性方面	1.41
生物样本管理方面	1.27
实验室检测设备与条件方面	0.90

三、优点与存在的问题

1. 多中心临床试验的优点

（1）在较短的时间内完成试验要求样本量的受试者。临床试验根据统计学计算结果和法规要求，需要一定样本量的受试者以满足临床试验的科学要求。试验规模、受试者人数、试验周期等因素使得试验采取多中心的形式成为必然。

（2）多中心试验有利于扩大受试者筛选人群，可以避免单一研究中心可能存在的局限性。

（3）多中心试验因为有较多研究者的参与，相互合作，能集思广益，提高临床试验方案设计水平，融合某一疾病研究诊断、治疗最新手段与方法的进展，符合相关指南或指导原则，增加方案的可操作性。

2. 存在的问题及对策　从科学性出发，要求临床试验的均一性，减少内部的差异，多中心试验增加了发生这一方面问题的概率。因为研究者人数越多，各研究者对试验的认识、经验和技术水平越可能存在差异性；研究机构越多，各机构的设备条件、制度与 SOP 就越可能有差别，不同研究机构所纳入患者的背景，如民族、文化水平、饮食结构和生活方式也越可能有所差异，众多的差别都能影响临床试验的均一性，增加了试验结果的复杂性。多中心试验应当尽量设法减少各种差异，或减少差别所产生的影响。

在临床试验过程中，需进行大量的实验室检查和临床检查，从常规的血、尿检查，生化指标，肝肾功能，X 线、心电图，到特殊的形态和功能检查。所有检验检查的方法、试剂、材料、正常值范围可能不同，不同的实验室采用不同的方法和材料做同一个检查项目，可能导致其结果难以合并,或很难比较。为了解决这一问题,在临床检验方面,当前主张采用中心实验室的办法消除中心间差异。所谓中心实验室是指专门为多中心试验的特殊需要而建的实验室,其各个检查项目均采用当前国际上公认的方法,所用的试剂质量可靠,检验检查均建立有 SOP 和质控,并经过相关部门的室间质评或权威机构定期的质量检查评估。此外,多中心临床研究还建立了一套相应的标本收集、运输、接受、保存等各个环节的管理制度及相应的 SOP,将各中心的标本运送到中心实验室,然后进行检验,并及时将检验结果报告反馈给相应的研究中心。

中心实验室一方面可以有效地避免不同实验室检验数据的差异,提高临床试验的质量;但另一方面也增加临床试验的经费使用,同时,在生物标本转运过程中有时也可能发生一些问题,如标本的损坏(包括机械的、冷链运输故障)、延误甚至遗失等;其次,中心实验室数据通过网络传输数据,而目前绝大多数医院的网络系统是禁止与外网互通的,也就是说在研究者工作场所计算机是无法直接获得该数据,通常只能通过传真、网络才能获得以上测定结果,研究者获得数据有可能会发生相对延迟现象,对于受试者入组筛选可能带来困难,更有可能给受试者带来安全隐患。此外,血液或其他标本在运送中出入国境还涉及遗传办审批、海关批准的问题,国际多中心试验中心实验室是目前常用的一种形式,且中国境内现已建立有符合国际规范的第三方实验室能满足要求,在进行国内的多中心试验时,可以套用中心实验室概念,在参加该临床试验的各研究机构中选择一处条件较好或经过 ISO17059 认证,尤其有良好质量控制体系,经相关部门定期进行室间质评符合要求的大型综合性医院的实验室担任中心实验室的功能,将评价疗效和安全性的主要项目集中检验。

现阶段,除 Ⅰ 期临床研究外,Ⅱ ~ Ⅲ 期临床试验通常不仅仅是在一个临床研究中心开展,为保证试验进度和试验质量,大多数临床试验为多中心试验。

第四节 双盲临床试验

一、双盲临床试验的基本概念与要点

为了避免研究者和研究对象因主观因素产生的偏倚,临床试验中常采用盲法。盲法试验首先在动物实验中应用,德国医生 Franz 提出了"动物磁性理论",认为掌握该技术的人不仅能通过自己身体的"动物磁性"治疗患者,甚至能够识别任何物品并让其带上磁性。1784 年,法国科学院为了对其进行调查证实,成立了一个由 Benjamin 领衔的调查委员会,采用了盲法试验,将木材、水等物品包封起来让 Mesmer 学派的医生去识别,通过该试验击破了这些医生的谎话。而英国化学家 Humphry 则于 1799 年开展了人类第一个以人作为干预研究对象的盲法试验。盲法试验可分为单盲、双盲和三盲 3 类。

双盲临床试验系指临床试验实施过程中受试者、研究者、参与疗效和安全性评价的相关医务人员、监查员、数据管理人员和统计分析人员均处于盲态。即试验揭盲前各阶段，试验相关人员均不知道药物号相对应的药物为试验药、阳性药物（或安慰剂），且在整个试验过程中，不知道哪一个病例属于试验组或对照组，以避免人为因素对试验结果的干扰。

一个临床试验，当评价药物的有效性及安全性的主要指标采用的是由主观指标为主导和/或评定的指标（如疼痛评分和认知功能障碍评分），并且所用于评定的量表计分容易由主观因素产生偏倚时，首先应考虑采用双盲临床试验设计方案。即使主要指标为客观指标（如某生物标志物、生化指标、血压测量值等），通常也采用双盲试验。

盲法质量评估也是双盲临床试验所需要考虑的。在双盲临床试验中，影响盲法质量的因素主要有当以模拟剂作为对照药时模拟剂制作、药品编盲、治疗措施的某些特点、药物的特殊副作用或伴随症状以及实施过程中的人员分工等。如在双盲双模拟的临床试验中，模拟剂的制作非常关键，由于工艺水平、辅料、模具的不同（模具制作水平、模具的使用新旧、刻痕乃至字体字号的细微差别）可能影响盲态的效果，在制作模拟剂时必须在各方面尽量与治疗药物接近，一个小小的看似不起眼的差异所制作的模拟剂会增加泄盲风险。另外，当进行安慰剂对照时，试验组治疗效应的出现也会增加研究者泄盲的风险。盲法失败时，不仅难以起到应有的控制和减少偏倚的作用，反而会引入更大的偏倚，主要有：①沾染；②干扰；③事件报告偏倚。因此，对于采用双盲法的临床试验，试验结束时有必要进行盲法评价来考察盲法实施的质量。

二、双盲临床试验的实施

双盲临床试验的盲法应自始至终地贯穿于整个试验之中，从分派（assignment）患者入组，研究者对患者的观察治疗，原始病历的记录及病例报告表的填写，研究人员对患者疗效和安全性的评价，监视员的监查，数据的计算机录入和管理，直至统计分析都需保持盲态。在统计分析结束后才能在监视下揭盲，通常进行一次揭盲和二次揭盲以确定试验人群所分配的组别及最终明确哪一组是试验药物和哪一组是对照药物。在这以前任何非规定情况所致的盲底泄露，称为破盲。

双盲试验需要申办者、主要研究者和统计学家制定严格的操作规范，防止盲底编码不必要的扩散。在临床试验进行过程中，一旦全部或大部破盲，试验将被视为无效，需重新实施新的试验。

双盲试验实施过程：

1. 编码 随机化是为临床试验中受试者接受何种药物而引入的一个细微安排的机遇因素，它为以后的统计分析提供了评价疗效和安全性的坚实的统计基础。随机化的目的是使两组之间具有可比性，使得试验组与对照组的各种影响因素，不论是已知的还是未知的，有影响的与没有影响的因素，在两组中的分布都趋于相似。随机化与双盲法同时使用，可使选择受试者和分组时避免因处理分配不当而导致的偏倚。

处理编码又称为盲法编码(blinding code),是用随机化方法写出的受试者所接受处理(试验组或对照组)的随机安排,采用文件形式予以肯定。药物按处理编码进行分配包装以后,处理编码又称为盲底。一般情况下,处理编码是按受试者号排列的编码,也可以是按处理排列的受试者号。

不同的临床试验、不同的试验设计方法所用的随机数字是不相同的。随机数字的产生应该使用专业的统计软件包(如 SPSS,SAS)在电子计算机上产生,而且应有重现性,即当输入产生随机数的种子数后能使这种随机数重现。

随机数字的产生一般采用分层随机化(stratified randomisation),对于多中心临床试验,中心就可作为一个分层的因素,按中心进行分层。分层对于层内的均衡性是有帮助的,病例数过少时,不宜过多分层,否则分层后各个亚组(层次)病例数更少,难以实施统计处理,所以两个以上的分层因素常常使分层难以实施。

除了考虑分层的因素外,还应考虑按分段,即区组(block)随机地安排受试者。这有助于增加每一段的可比性。当受试者的入组随时间有所变化时,按分段的安排也可使每段内各处理组的样本大小完全符合试验方案的要求。分段的长度应对所有的研究者、申办者保密,分段长度不宜太小,太小则会形成不随机,又不宜太大。如果只有 2 个组别(试验组与对照组),分段长度不能为 2,因为这时随机性差,一般可取 4~10。如果有 4 个组别(2 个试验组,阳性对照和阴性对照),分段长度至少为 8。分段长度还与试验的疗程长短有关。如治疗感冒的新药疗程较短,3~5 天就能结束观察,这时患者入组快,分段长短影响不大。再如治疗乙肝的新药,患者入组较慢,分段长度不宜太长。

值得一提的是,中央随机系统越来越广为应用。中央随机系统是为临床试验中随机化分配、受试者管理、药品管理等服务所使用到的一种计算机信息系统,功能之一是受试者登记。目前国际上流行的实现方式是利用计算机电信集成(computer telecom integration,CTI)技术,将计算机、网络和电信技术集成,形成以网络、电话、手机短讯等多种方式为临床研究工作人员提供服务综合业务平台,常称为交互式语音应答系统(interactive voice response system,IVR),或交互式网络应答系统(interactive web response system, IWRS)。

2. 应急信件　根据 GCP 的规定,临床试验必须符合科学和伦理道德原则,力求最大程度保障受试者权益和防止发生伤害。临床试验启动前,试验用药及其相应的应急信件应分发至各个中心的负责研究者处。在双盲试验中,研究者和受试者都不知道使用的是何种药物,当发生紧急情况(如发生 SUSAR 时,或患者需紧急抢救),从伦理学考虑为每一个编盲号设置一个应急信件。信件是密封的,且在封口处盖上封信章,信封上标注某某药物的临床试验,药物编号,并注明非紧急时切勿拆阅,如紧急情况需拆阅时,请写明拆阅人,拆阅原因、日期等。信件内的信纸上写明该病例用药编号(与信封上的用药编号一致),所对应的该药物号药物名称(如试验药或对照药)。应急信件一旦打开,将无法恢复原状。

各中心按入组病例的先后顺序,依据方案规定发放和使用药物,一般地说按用药编号从小到大逐个使用,不可以人为地选择一些编号,而直接使用后面的编号。试验结束后,应急信件随同病例报告表以及各编号多余的药物,一并由监视员回收。但采用中央化随机系统时,则由计算机分配相应的试验号,同时需要揭盲时通过在线方式实现。

3. 全部病例的盲底　整个试验的全部编码及分组结果,称为整个试验的盲底,一般交由药品检验人员,或协调主要研究者,或生物统计学家保存。全部病例的盲底仅仅作为文件保存,不可以随便开阅,而且涉及的保存人员越少越好。关于统计分析结果,研究者和统计学家只知道各组(试验组和对照组)的例数、指标均值、标准差,以及各种统计量和相应的概率(P 值),而并不知道具体每一个病例所接受的是何种药物。

4. 紧急情况个别病例的揭盲规定　在临床试验方案中,需规定在什么情况下,应急信件的拆开程序及相应的规定,获知该用药编号接受的是何种处理。

一般来说,受试者出现严重不良事件,或死亡,或需紧急抢救时,可由该中心的负责研究者报告监视员及主要研究者,决定是否需拆开应急信件。应急信件一旦打开,该用药编号的受试者将被视作为脱落病例(withdrawal 或 drop out),不计入疗效,如为不良事件揭盲,则应计入不良事件处理。必须指出的是,一个应急信件的打开仅仅涉及一个病例的揭盲,整个盲底不会扩散。

5. 破盲情况的监测和报告　在临床试验方案中需要对严重事件(如严重不良事件或死亡)以及事先未预料到的意外情况的破盲做出规定,如何破盲、处理、报告等。

在临床试验结束时,应对破盲的范围,包括意外破盲的发生、其波及范围(如只波及医生、护士或受试者,还是波及全部人员)、发生时间、病例数、处理过程和破盲率做出报告,作为对疗效、安全性评价时的参考。

6. 双盲试验失效的规定　在临床试验方案中,还需规定什么情况下可以宣布双盲试验失效而终止试验。如果在临床试验进行过程中,全部或大部盲底一旦泄密,或者应急信件拆阅率超过某一界值(如 15%)时,意味着双盲试验失败,需要重新启动一个新的临床试验。

7. 盲法试验的报告　随机双盲方法应在临床试验总结报告中详细列出,建议采用流程表形式做出报告,推荐使用临床试验报告的统一标准(consolidated standards of reporting trials,CONSORT)。

第五节　临床试验方案的设计

药物临床试验的主要目标是寻找是否存在其风险/效益比可接受的安全有效的药物,同时也要确定可能由该药受益的特定对象、使用适应证及适宜的用法与用量。为达到以上总体目标,需要设计一系列的临床试验,而每一个临床试验都有其特定的目的,其设计、执行和拟采用的分析方法等细节均应在试验方案中予以明确。临床试验的早期需要进行一系列探索性试验,这些试验也应有清晰和明确的目标。探索性试验有时需要更为灵活可变的方法进行设计并对数据进行分析,以便根据逐渐积累的结果对后期的确证性试验设计提供相应的信息。虽然探索性试验对有效性的确证有参考价值,但不能作为证明有效性的正式依据。临床试验的后期,需要经过确证性试验为评价药物的有效性和安全性提供有力证据。确证性试验是一种事先提出假设并对其进行检验的随机对照试验,以说明所开发的药物对临床是有益的。因此,对涉及药物有效性和安全性的每一个关键性的问题,都需要通过确证性试验予以充分的回答。

临床试验方案是叙述临床试验背景、理论基础和目的、试验设计、方法和组织,包括统计学分析、试验执行和完成条件的书面文件,科学、详尽、清晰的试验方案是保证临床试验取得成功并保证其科学性、可靠性、准确性的重要依据。因此,设计一份合适的临床试验方案在开展临床试验的过程中至关重要。临床试验方案通常应该包括:摘要、背景、试验分期、适应证、主要目的、次要目的、研究假设、评价指标(主要疗效指标、次要疗效指标、安全性指标)、受试者入选/排除标准、用药方案、患者的知情同意、伦理学要求、不良事件(AE)、严重不良事件(SAE)或可疑非预期严重不良反应(SUSAR)的处置与报告、数据管理与统计分析等。

药物临床试验遵循 GCP 的相关法律法规要求,按照药物研究和开发的基本规律,探索目标适应证和给药方案,包括单次给药剂量、给药频率和治疗持续时间的优化,最终确认药物的安全性和有效性,并为药物注册、临床应用以及说明书的撰写提供依据。简而言之,药物临床试验包含了临床药理学研究、探索性临床治疗试验和确证性临床治疗试验,并以确定产品上市的有效性为最终研究目的。

药物临床试验方案的设应遵循相应的"指导原则"或"指南"的基本要求,但并不完全局限于这些要求,可以结合不同人种、不同时期、不同国家或区域的申报要求而制定。目前,有良好随机对照并能充分说明产品有效性的临床试验已经成为产品上市的前提条件。临床试验中统计学假设检验的选择也是确保良好临床试验的关键,目前常用的统计学假设检验类型包括优效性检验、等效性检验和非劣效性检验,其中非劣效性检验的目的是以试验药物的治疗效果在临床上不劣于阳性对照药物的形式证实试验药物的有效性。基于伦理学考虑,以阳性药物为对照的非劣效性统计假设已经成为药物确证性临床试验中常用的比较方法,用于证明产品的有效性,但并不拒绝其他可行的方法(参见本丛书系列《临床试验统计学》中相关章节)。

抗病毒治疗药物临床试验的目的就是在评价新药的抗病毒疗效基础上,观察其延缓疾病进展或达到完全转阴/治愈的有效性及安全性,并判断药物治疗对疾病转归和结局的影响。由于上市前临床试验的周期、受试人群范围和数量存在局限性,在临床试验中以疾病的转归和结局作为主要研究终点难以实现,因此可根据临床治疗学原则和新药的机制选择与理想的主要终点最相关的疗效指标(生物标志物)作为临床试验的主要评价指标,并确定足够长的试验疗程,才能对新药的疗效和安全性做出客观的评价。同时,由于现有抗病毒药物的长期疗效存在一定的局限性和不足,新机制、新靶点药物的临床研究方法也需要进一步探讨,包括研究人群、应答指标、疗程、研究主要终点、治疗终点、巩固治疗时间、停药后随访、治疗中的耐药监测和联合治疗的方案等。因此,在新药临床试验设计时应对这些问题重点加以考虑。

一、Ⅰ期临床试验

(一) 概述

Ⅰ期临床试验是新药人体试验的起始阶段,是从临床前动物实验过渡到人体应用的一个关键环节,属于临床药理学研究。Ⅰ期临床试验包括药物的人体耐受性试验、药动学研究、药物相互作用研究及物质平衡等(表 1-5),对于部分在患者中开展的研究,除提出初步的、安全有效的给药方案外,同时探索目标受试人群,指导下一阶段的临床试验。具体包括:新药在一定剂量范围内安全性数据,药动学数据,包括食物对药物体内处置的影响,探究药物在人体内的主要代谢途径,新药在动物实验中显示的药理作用是否与人相同,确定人体对新药的局部或全身耐受情况。其原则是在最大限度地保护受试者安全的前提下,采取适当、适量的生物样本进行实验室检查分析,同时按方案定期进行体格检查,以取得有关该药的数据。本期试验一般不要求设对照组,但出于某些必要也可设安慰剂对照组。试验样本数一般为数十例,试验对象主要是健康志愿者,也可选择部分患者。整个试验过程必须要有完整的、详细的试验记录,各项试验结果均应进行统计学处理,根据结果由试验单位的试验负责人写出客观公正的正式书面报告。

Ⅰ期临床试验以健康志愿者为主要受试对象,研究人体对新药的反应和耐受性,探索安全有效的剂量,提出合理的给药方案和注意事项,为Ⅱ期临床试验的给药方案提供依据,并对药物在体内的吸收、分布、代谢、排泄等药动学进行研究。完善的临床试验方案与严密的组织工作,是取得高质量临床试验及使试验顺利进行的重要保证;建立灵敏度高、专属性强、误差小的标准化测试方法,完善各种规章制度是完成检测任务的保障;合格的受试对象是临床试验顺利进行的基础。药动学研究对于指导临床安全有效用药具有特殊重要意义,通过药动学参数可了解受试药非血管途径的生物利用度,由药物的消除与清除率可决定受试药的用药间隔时间,根据消除可计算药物血中浓度达到稳态水平所需时间。

当新药从临床前试验转化为首次人体试验(first-in-human,FIH)时,通常这时新药的耐受性和安全性的不确定性是最高的,必须进行充分的风险评估和风险管理。对每一个新药进行风险评估的方法各不相同,具体药物具体分析,没有统一的程式。在接触到每一个新药时,必须仔细研究临床前数据总结,对新药的所有方面(药物分类、种属特异性、作用靶点、效价、剂量/浓度-毒性关系、剂量/浓度-效应关系、基因多态性的影响、动物实验靶器官的表现等)以及试验分组、试验人数、剂量递增模式、给药途径、产生可能不良反应的概率及严重程度等进行考虑和评价。一些对身体重要的器官、系统有可能产生影响的新药、激动剂或具有刺激作用的新药、新作用机制的药物、具有种属特异性的新药、免疫系统靶向剂等被认为是"高风险药物"。对于高风险药物可以通过选择合适的受试者、采取预防措施、降低初始剂量、改变给药途径和速率、在同组受试者的给药顺序间设置合理的时间间隔、降低剂量递增的增量等策略来降低风险。所谓的"高风险药物"是指在试验时需要比一般药物更高度的关注和更专业的技术,并不意味着受试者遇到的危害超出最小风险等级。

Ⅰ期临床试验是必要的,由于物种之差异,动物实验数据不可以直接外推到人,不可直接进行Ⅱ期临床试验。从动物到人体试验,因为种属的不同,人种的不同,动物实验数据是安全的在人体则不一定是安全的。人类对动物和人体的生理差异的认识还存在很多盲区,而动物实验和临床试验也经常出现相左的结果甚至发生一些意想不到的不良反应。近来受到指控的案例大都是因为隐瞒先前动物实验的失败记录而造成了严重的后果。目前进行人体试验前都要求提交充分的动物实验记录以检验其安全性。美国联邦法规中明文规定:"包含风险的试验要首先在动物身上进行,然后在成人身上进行,以探知风险的大小"。但这种做法也存在一定的风险,动物实验阴性或无效但人体试验阳性或有效的可能性是存在的,但没有首先通过动物实验的人体试验又是被绝对禁止的。另外,某些无法通过动物实验结果预见人体试验结果的试验,通常不能也不应获得批准,虽然这在事实上可能妨碍了一些重要试验的进行,并在一定程度上阻碍了医学技术的进步和发展。此外,还存在动物实验结果误导人体试验的可能。针对动物模型的局限性,一种解决的方法是用脑死亡个体代替动物模型。但由于目前我国对脑死亡标准的确立尚在讨论之中,故这种方法的开展还有相当的困难。

表1-5　Ⅰ期临床试验研究分类

研究类型	研究目的	临床试验设计
人体耐受性试验	观察首次人体对新药的耐受程度或剂量范围 不良事件的发生情况,探明 DLT、MTD	单剂量耐受性
	剂量与不良事件发生的关系、程度 为人体药动学和Ⅱ期临床试验提供参考的给药剂量范围	多剂量耐受性
人体药动学试验	观察药物在人体内的处置过程、考察人体药动学的规律 药动学的变化是否剂量相关、合并用药时的药物相互作用,其他因素对药物的影响,药物的代谢途径及物质平衡	单剂量药动学
	多次给药的体内药物浓度蓄积与药动学参数的关系 为Ⅱ和Ⅲ期临床试验的给药方案提供参考	多剂量药动学

(二)适用范围

Ⅰ期临床试验主要目的是研究人对新药的耐受程度,并通过研究提出新药安全、有效的给药方案。一般情况下,Ⅰ期临床试验不要求评价新药的疗效,或与老药的疗效进行对比,当然,亦不排除对新药疗效进行初步探索性观察。其适用范围可参考:《药品注册管理办法》(2007 年 10 月 1 日起施行)及《化学药品注册分类改革工作方案》(2016 年 3 月),规定化药第 1~2 类新药需进行Ⅰ期临床试验。第 3~5 类需进行人体药动学或生物等效性试验。

另外,Ⅰ期临床试验也可以同步考察新药的人体药效学、食物影响、药物间相互作用等。

(三)耐受性试验和药动学研究

1. 耐受性试验 首次人体试验(FIH)是创新性药物研发过程中的重要里程碑之一,它是第一次在人体中探索新化合物是否可以成药,第一次验证在此之前获得的所有动物数据与人体的相关性。在物种差异尚未完全明确的情况下,它是安全性风险最高的一个临床试验(详见典型案例)。因而,在试验设计和具体实施上要格外慎重。

首次人体试验一般以单次、递增的方式给药,其目的是探索人体对新化合物的耐受性,以及新化合物在人体中的药动学特征。有时,它也可显示新化合物在人体中的药效学特征。详见《健康成年志愿者首次临床试验药物最大推荐起始剂量的估算指导原则》(国家食品药品监督管理局 2012 年 5 月 15 日发布)。

人体耐受性试验目的是确定人体最大耐受剂量(maximum tolerated dose,MTD,是指单次给药耐受性试验中最大的安全可耐受剂量)和发现最初出现的人体不良反应的类型与性质。给药方式包括单剂量和多剂量。

Ⅰ期临床试验考虑为Ⅱ期临床试验设计提供支撑数据,Ⅱ期临床试验的剂量如何选择?如何制订给药方案?通过Ⅰ期临床试验得到一个足够大,且符合线性动力学过程的安全剂量范围是Ⅰ期临床试验设计的最基本要求。理想的Ⅰ期临床试验甚至可以通过PK/PD 试验来达到剂量选择的目的,减少Ⅱ期临床试验的工作量。

Ⅰ期临床试验可以选择健康志愿者或患者,试验对象选择的基本原则是 GCP 的原则,即受试者的权益、健康和安全必须高于对科学和对社会利益的考虑。基于此,受试者的选择应该"尽可能不让健康志愿者接受毒性剂量,尽可能不让患者过长时间接受无效剂量"。受试者例数的要求需要考虑试验的目的,对耐受性而言,接近最大耐受剂量(MTD)的高剂量组及多次给药组较多的例数对评价耐受性更加客观。爬坡过程的中小剂量组可根据药物特点进行调整,当受试药物为 Me-too 药物时,可以选择较少的例数快速爬坡;对于评价药动学而言,需要考虑评价效率,一般要求 8~12 例,如果要评价线性动力学过程、食物影响、药物相互作用及 PK/PD 等,则要考虑根据药动学参数的变异情况,按照 80% 把握度的要求计算例数。

从安全性评价的角度来说,可以考虑采用安慰剂对照,通常采用双盲法在每个剂量组设计 2 例左右的安慰剂对照,接受安慰剂受试者合并为 1 组进行统计分析。对于某些 Me-too 药物,可以考虑设计同类药物对照组,以比较研究药物与同类药物的 PK/PD 参数,突出研究药物的特点,为Ⅱ期临床制订方案提供更为客观的数据。

在进行人体耐受性试验前,应掌握两方面的信息,一个是非临床研究评价结论,另一个是研究药物或类似药物已有的临床研究或文献信息。这些信息对于估算人体试验的安全起始剂量,选择监测临床不良反应的指标具有重要意义。

【如何确定人体安全的起始剂量】

耐受性临床试验起始剂量的确定,参考有关指导原则和相关方法(包括定量药理学方法等)。

人体首次临床试验的最大推荐起始剂量(maximum recommended starting dose,

MRSD)，应是预期在人体不出现不良反应的剂量。以起始临床剂量给药时应避免在人体出现不良反应，同时选择的剂量应允许以合理的速度和梯度迅速达到耐受性临床试验的终止目标(如：基于评价耐受性、药效学或药动学特点的判断指标)。

　　起始剂量的设计事关受试者的安全，剂量设计过大可能会导致严重的安全性问题，特别是首次用于人体的研究药物，应该特别谨慎；但是，过小的起始剂量则需要牺牲很多的剂量组才能爬到预定的最大剂量，大大降低试验效率。NOAEL 法是常用的计算起始剂量方法，NOAEL(non observe adverse effect lever)是指临床前安全性评价中没有观察到不良反应的剂量水平。但在现实研究中，应该选用最敏感的动物的长期毒性试验或亚急性毒性试验数据，该方法的基本步骤为：首先根据临床前毒性试验数据确定最敏感动物种属的NOAEL，然后将 NOAEL 折算成人等效剂量(human equivalent dose，HED)，再利用安全系数(safety factor，SF)计算 MRSD：MRSD = HED/SF，SF 一般取值为 10，但可根据临床前毒理学研究数据的结果，经过分析评估后适当增加或降低。对于风险较大的研究药物可以考虑较大的 SF，有结构类似、药理作用机制相同的同类药物上市的研究药物可以考虑降低SF。同时应该结合药理作用加以考虑，因为对于健康志愿者而言，药理作用也可以导致安全性问题。如，对于高风险的生物药物，在考虑使用增加 SF 的同时，要考虑采用最低预计生物效应剂量(minimal anticipated biological effect level，MABEL)来计算 MRSD，与 NOAEL法计算结果进行比较，选择较小的剂量作为最终 MRSD。起始剂量的计算还有 Blachwell法、改良 Blachwell 法、Dollery 法、费氏递增法，这些也是耐受试验中常用的方法。具体见表 1-6。

表 1-6　确定起始剂量的方法

名称	描述	备注
Blachwell 法	最敏感动物的 LD_{50} 的 1/600 或最小有效量的 1/60 以下	—
改良 Blachwell 法	两种动物急性毒性 LD_{50} 的 1/600 及两种动物长毒的有毒量的 1/60 以下	考虑了临床前研究 4 种试验(包括急性毒性和长期毒性)的安全因素，较为妥善，是目前常用的方案
Dollery 法	最敏感动物最小有效量的 1/100～1/50 或同类药物临床治疗量的 1/10 以下	基于药物的有效性
费氏递增法	小鼠急毒 LD_{50} 的 1/100 或大动物最低毒性剂量的 1/40～1/30 为起始剂量	本法简单易行，但起始剂量较大，常用于抗癌药物
NOAEL 法	根据体表面积(或 mg/kg)，将最敏感动物 NOAEL 换算成人体等效剂量的 1/10	SFDA《健康成年志愿者首次临床试验药物最大推荐起始剂量的估算指导原则》，不涉及内源性激素、蛋白或预防性疫苗

　　随着现代研究技术和水平的提升，PK/PD 法、PK 引导法、类似药法和比较法等也越来越多的为研究者采用。

　　爬坡幅度的设计应从起始剂量、临床前药物安全性评价数据、临床前药理作用数据、同类药物临床数据等多方面进行综合考虑。在确定了起始剂量和最大剂量后,需要设计剂量递增方案,以便开展剂量递增的爬坡试验。剂量递增方案(表1-7)的确定要考虑起始剂量与药效学有效剂量和毒性剂量之间的距离、毒动学和药动学特征等因素。通常采用费氏递增法(改良 Fibonacci 法)设计剂量爬坡方案,即当起始剂量为 n(mg/m^2)时,其后按顺序递增的剂量分别是 $2n$、$3.3n$、$5n$、$7n$,此后则依次递增前一剂量的1/3。其特点是开始递增速度快,后期增速较慢,在确保受试者安全的情况下,以合理的速度和梯度迅速达到耐受性临床试验的终止目标。

另外剂量递增设计还有固定比例递增法(表1-8),即剂量按照固定比例递增,但临床实际应用较少。

表 1-7 Ⅰ期临床试验的剂量递增方案对比表

试验次数	1	2	3	4	5	6	7	8	9	10	11	12
费氏递增	1	2	3.3	5	7	9	12	16	21	28	38	50
1/1 递增	1	2	4	8	16	32	64	128	—	—	—	—
1/2 递增	1	1.5	2.2	3.4	5	7.6	11	17	26	38	58	87
1/3 递增	1	1.3	1.8	2.4	3.2	4	5.6	7.5	10	13	18	24

表 1-8 Ⅰ期临床试验的固定比例剂量递增法评价

固定比例	评价
1/1	递增太快,尤其剂量递增后期,受试者安全受严重威胁
1/2	递增前期慢,浪费临床资源;后期快,受试者安全受较大威胁
1/3	递增太慢,浪费较多资源,更多受试者暴露在风险之中

对于剂量递增,也可根据具体药物的自身特点,设计更具针对性的剂量递增方案。剂量递增的基本原则:初期递增幅度可较大,后期递增幅度应较小。递增系数过小,会增加不必要的受试者例数;递增系数过大,会增加受试者的危险性。安全性大或毒性小的药物剂量递增幅度可大,有的可成倍递增;安全性小或毒性较大的药物剂量递增幅度应小。

方案设计时,爬坡最大剂量的设计要基于两方面的考虑,即满足后期临床试验要求的考虑和保证受试者安全的考虑。从满足后期临床试验的要求来考虑,最大剂量设计应该足够大,以便后期多次给药耐受性试验可以设计足够大的剂量进行试验,获得足够大的MTD 为Ⅱ期临床试验剂量选择提供足够的空间。从保证受试者安全来考虑,首先应该明白人体耐受性试验设计理念和临床前安全性评价试验设计理念是完全不同的。前者是要获得一个足够大的安全可耐受剂量,后者则不仅要寻找安全无毒剂量,还要发现有毒剂量、毒性反应的类型及毒性反应与剂量的相关性等。基于这一考虑,在设计最大剂量时应尽量避免发生毒性反应,一旦发现有毒性反应的前兆就应该终止试验,避免对受试者造成伤害。通常情况下,最大剂量可以设计为动物长期毒性试验中毒剂量的1/10 或者动物长期毒性试验中最大耐受量的 1/5~1/2。如与研究药物结构类似、药理作用机制相同的同类药物已经上市,则可以通过药理活性、安全性数据、分子结构、药动学参数等数据估算研究药物的最大临床给药剂量,最大爬坡剂量可以设计为估算的最大临床剂量的 2~5 倍。剂量爬坡时应注意从小剂量组到大剂量组逐步进行,每位受试者只参与一个剂量组试验,完成最大剂量组的爬坡后,未发现毒性反应,则最大剂量组定义为 MTD,如某一剂量组出现定义的剂量限制性毒性(dose limited toxicity,DLT)或者毒性的前兆,则应该终止试验,停止试验的前一个剂量为 MTD。DLT 是在临床前安全性评价中发现的剂量依赖性毒性反应,随剂量的增加,毒性反应出现的频次及严重程度增加。耐受性试验中,常常使用 DLT 作为终止试验的依据,因此试验设计时应根据安全性评价结果定义 DLT,并根据临床专业知识设计合适的实验室检查、生命体征观察、不良事件观察等手段和方法及时发现 DLT 或者 DLT 前兆,最大程度地保护受试者。对于治疗指数小的药物,治疗作用剂量就会出现 DLT,这种情况下应该放宽终止条件,如规定一定比例的受试者出现 DLT 才终止试验,这种实验设计不适合于健康志愿者试验,只适合于对毒性反应不太敏感的肿瘤患者试验。

【耐受性试验终止的考虑】

应在人体耐受性试验前设定耐受性试验终止标准,即出现哪些不良事件或者达到什么暴露浓度时,剂量递增试验应终止。

设定终止标准时应考虑到,在健康志愿者进行试验时,志愿者的健康保障是首要考虑的重点;当试验人群为适应患者时,根据药物拟订的目标适应证人群的特点,确定终止试验的标准。另外,对于一些具有潜在高风险的药物,还要特别关注来自动物实验的安全性数据与人体安全性之间是否可能存在种属差异。特别是对于生物制剂以及基于新机制、新靶点、新信号通路等研发的药物。

【单次和多次给药耐受性研究】

在药物首次用于人体时,一般应首先计算和确定 MRSD,然后再进行该剂量的单次给药耐受性试验。对于存在潜在严重安全性风险的药物,应考虑到由于可参考的安全性数据有限,动物实验结果与人体之间可能存在的差别等,首次人体耐受性试验应在少数个体进行试验,如生物大分子药物,首例耐受性试验应从单个受试者开始,在得到了安全性数据后再决定进行以后的试验,以降低风险和保护受试者。试验实施机构应具备相应的设施设备和人员。

一般情况下,多次给药耐受性试验通常在单次耐受性试验获得结果后再开展,并且通常在获得了单次给药的人体药动学试验结果后进行。单次耐受性试验和单次药动学试验结果应能够指导多次给药耐受性试验的设计,如剂量选择及给药方式的确定,给药与进餐的关系,不良反应的性质和程度等。

单次给药药动学试验常常伴随单次给药耐受性试验一同开展。其目的是获得 MTD 及以下剂量组药动学参数,并了解各剂量在体内过程是否符合线性动力学规律。基于这一目的,试验设计时除了前面所述的受试者例数考虑以外,还应该参考药动学研究的有关指导原则,以确保试验数据的可靠性。实际工作中,经常以低剂量组药动学研究结果来修订高剂量组药动学研究方案,以期获得更合理的试验设计。如前所述,采用患者进行试验时,为了尽量避免受试者长时间暴露于低剂量下,常常采用高于最低有效剂量的剂量进行多次给药耐受性试验及药动学试验。这种情况下,可以在第一次给药后采集样本进行单次给药药动学研究。为了获得准确的消除相参数,在保证受试者权益的前提下可以适当延长第一次给药和第二次给药的间隔,但是不必生搬硬套指南的要求,以牺牲受试者的权益为代价来达到3~5个半衰期的采血时间。

药物代谢途径和物质平衡试验也常常伴随单次给药耐受性进行设计,也有研究在后期单独开展的药物动力学研究进行。在线性动力学范围内设计一个较大的剂量组进行试验即可。除了采集血样外,还要采集尿样和粪样。血样采集方法与其他剂量组相同,尿样至少采集至给药后7个半衰期,粪样则至少采集到结束尿样采集后48小时。目前主要采用 LC-MS/MS 进行初步代谢途径研究,获得代谢产物的对照品后还要进行物质平衡研究。低剂量的稳定同位素标记化合物(如^{14}C、^2H 标记化合物)对人体是安全的,采用这些同位素标记药物进行代谢途径和物质平衡研究是可行的方法。

【典型案例】

2016 年 1 月,位于法国西部雷恩市的 Biotrial 实验室在为一种新的口服药物(BIA 10-2474)进行Ⅰ期临床试验期间发生事故,导致参与试验的 6 名志愿者入院治疗。这 6 人是年龄 28~49 岁、本来健康状况良好的男性。事故造成 1 人死亡,5 人住院,其中 3 人有可能有不可逆损伤。

BIA 10-2474 是一种脂肪酸酰胺水解酶(FAAH)抑制剂,该试验药物由葡萄牙制药企业 Bial 研制,但并未公布其组成成分,其用于治疗情绪紊乱、焦虑症以及与神经退行性疾病(如阿尔茨海默病)相关的运动功能障碍。这种药物的主要成分是人脑中天然合成的一种化合物,与大麻中的主要成分大麻素类似,但法国卫生部部长玛丽索尔·图雷纳此前已否认药物成分中含有大麻。根据原本计划,共有 128 名年龄在 18~55 岁的男性和女性志愿者参与Ⅰ期临床试验,旨在验证药物对人体的安全性,至事件发生时有 90 人服用了药物。雷恩大学医疗中心在新闻公报中说,已与其余 84 名服用过该药物的志愿者联系,其中 10 人于 16 日下午前往该中心接受检查,未发现与 6 名入院患者相同的症状。

该事故可能由试验药物本身所致,也可能是由试验方案设计不当、试验过程管理不够规范造成,当然也有其他可能,比如药物含有杂质、医院给药剂量有误等。另外这些参与临床试验的受试者可能连续参加多个临床试验,不排除他们上次使用的药物体内仍有残存,和 BIA 10-2474 发生严重的药物相互作用,但试验药物剂量不当的可能性较大。

2. 药动学与药效学研究

(1)药动学(pharmacokinetic,PK)研究:药物在人体内的吸收、分布、代谢和排泄特征的研究通常贯穿整个研发计划。初步确定这些药动学特征是临床药理学研究的一个重要目标。药动学研究可参照《化学药物临床药代动力学研究技术指导原则》。

药动学可以通过多项独立研究进行评价,也可以作为药效学、安全性和耐受性研究的组成部分进行评价。药动学的研究在评价药物的系统暴露、分布、清除率、预测原型药物或其代谢物可能的蓄积及潜在的药物间相互作用等方面尤为重要。

进行单次给药的药动学研究,旨在了解药物在人体的吸收速度和程度、给药剂量与药物浓度的关系、药物的半衰期等特点。在获得药物单次药动学研究结果后再进行多次给药的药动学研究,以了解重复给药后药物的吸收程度、药物达到稳态浓度的时间、药物在体内的蓄积程度等。

为了解药物剂量与浓度的关系,通常进行低、中、高 3 种剂量的单次和多次给药的药动学研究,剂量在 MRSD 与最大可耐受剂量之间,且低剂量组多考虑试验药物的规格来设置,中剂量组参考临床常用剂量设置。

对于口服药物,一般均应研究食物对药物生物利用度的影响,这对于可能改变释放行为的药物更为重要。一般情况下,在单次给药药动学研究中,应选择一个合适的剂量进行食物对药物影响的研究。

特殊人群药动学信息也应考虑在研究范围之内。例如:脏器功能障碍(肾脏或肝脏疾病)患者、老年人、儿童、妊娠期及哺乳期妇女及人种亚组等。

(2)药效学(pharmacodynamics,PD)评价:如前文所述,根据开发药物特征,药效学研究和血药浓度效应研究可以在健康志愿者或患者中进行。如果有适宜的测定方法,在患者中依据药效学数据可以对药物活性与潜在有效性进行早期评估,而且还能为随后开展的,在目标适应证人群中进行的给药剂量和给药方案的确定提供依据。详见《药物临床试验的一般考虑指导原则》(国家食品药品监督管理总局 2017 年 1 月 18 日发布实施)。

3. 药物相互作用研究 药物相互作用(drug-drug interaction,DDI)是指某种药物作用时间或强度因此前或同时服用其他药物的影响而发生的可以量化的改变,发生相互作用的药物可以通过相同或不同的给药途径造成影响。

药物相互作用除了发生在代谢过程中外,也可能发生在吸收、分布和排泄过程。目前,越来越多的报告显示药物相互作用与转运体相关,因此,它们也是新药开发过程中应该考察的因素之一。药物相互作用还可能改变药动学/药效学(PK/PD)的相互关系。详见《药物相互作用研究指导原则》(国家食品药品监督管理局 2012 年 5 月 15 日发布),也可参考欧盟 EMEA/CPMP 1998 年 6 月颁布实施的《药物相互作用研究指导原则》。

(1)代谢相关的药物相互作用:许多药物的代谢消除(包括大部分通过 P450 酶系的代谢),可因合并用药而受到抑制、激活或诱导。因药物相互作用引起代谢的变化会相当大,可能导致药物或其代谢物在血液或组织中浓度水平以 1 个数量级或以上的速度降低或升高,也可能导致毒性代谢物的生成或毒性原型药物暴露量水平的升高。这些暴露量水平的较大变化可使一些药物和/或其活性代谢物的安全性和有效性特征发生重要的变化。此种变化不仅对于窄治疗窗(narrow therapeutic range,NTR)的药物最为明显,也最容易预期,而且对于非窄治疗窗(non-NTR)药物有时也可能发生(例如 HMG-CoA 还原酶抑制剂)。

(2)转运体相关的药物相互作用:与转运体相关的药物相互作用的文献越来越多,其中的实例包括转运体的抑制或诱导,如 P-糖蛋白(P-gp)、有机阴离子转运体(OAT)、有机阴离子转运多肽(OATP)、有机阳离子转运体(OCT)、多药耐药相关蛋白(MRP)和乳腺癌耐药蛋白(BCRP)。有关与转运体的相互作用实例包括地高辛与奎尼丁、青霉素与丙磺舒,以及多非利特与西咪替丁等。在各种转运体中,P-gp 是研究最充分的转运体,可在新药开发中用于评价药物相互作用。

如在抗丙型肝炎药物的治疗中,合并用药情况多,包括 HCV 感染的肝外表现或合并症可能需要合并用药;其次,丙型肝炎直接抗病毒药物(direct-acting antiviral agents, DAAs)的药物特点,包括 DAAs 药动学和 DAAs 需要联合用药(二联/三联/四联)可能存在相互作用;此外,HCV 抗病毒适用人群扩大,包括老年人、器官移植、肝硬化和肾功能不全者,上述人群均应密切监测药物相互作用。

因而在 DAAs 的早期临床研究时,通常进行药物相互作用的研究,DAAs 可能影响OATP、P-gp、BCRP 等转运蛋白或细胞色素酶 CYP 家族。影响药物代谢的最常见途径是通过诱导或抑制 CYP450,进而导致药物暴露水平异常。绝大多数蛋白酶抑制剂,尤其是作为 CYP450 强抑制剂的利托那韦,以及非核苷类似物抑制剂易与其他药物发生相互作用;但绝大多数核苷酸类似物 NS5B 聚合酶抑制剂和 NS5A 抑制剂,他们对 CYP450 没有或仅有轻微影响,因此,与其他药物之间相对较少发生明显的药动学相互作用。

4. 生物利用度和生物等效性研究　生物利用度(bioavailability,BA)是指药物活性成分从制剂释放吸收进入全身循环的程度和速度。一般分为绝对生物利用度和相对生物利用度。生物等效性(bioequivalency,BE)是指在同样试验条件下试验制剂和对照标准制剂在药物的吸收程度和速度的统计学差异。详见国家食品药品监督管理总局药品审评中心(CDE)在 2015 年 11 月发布的《以药动学参数为终点评价指标的化学药物仿制药人体生物等效性研究技术指导原则(征求意见稿)》,美国 FDA 在 2013 年 12 月发布的《以药动学为终点评价指标的仿制药生物等效性研究指导原则(草案)》,以及 2014 年 3 月发布的《新药(IND/NDA)进行生物利用度和生物等效性研究的指导原则(草案)》。

根据药物特点,通常采用"两制剂、单次给药、交叉试验设计";对于半衰期较长的药物,可选择"两制剂、单次给药、平行试验设计",即每个制剂分别在具有相似人口学特征的两组受试者中进行试验;重复试验设计适用于部分高变异药物(个体内变异≥30%),是指将同一制剂重复给予同一受试者,可设计为部分重复(单制剂重复,即三周期)或完全重复(两制剂均重复,即四周期),对于高变异药物,可根据参比制剂的个体内变异,将等效性评价标准作适当比例的调整,但调整应有充分的依据。受试者的选择一般应符合相关要求,入选受试者的例数应使生物等效性评价具有足够的统计学效力。筛选受试者时的排除标准应主要基于安全性方面的考虑。当入选健康受试者参与试验可能面临安全性方面的风险时,则建议入选试验药物拟适用的患者人群,并且在试验期间应保证患者病情稳定。食物与药物同服,可能影响药物的生物利用度,因此通常需进行餐后生物等效性研究来评价进食对受试制剂和参比制剂生物利用度影响的差异。对于口服常释制剂,通常需进行空腹和餐后生物等效性研究。但如果参比制剂说明书中明确说明该药物仅可空腹服用(饭前 1 小时或饭后 2 小时服用)时,则可不进行餐后生物等效性研究。

2015 年 11 月,CFDA《关于征求化学仿制药 CTD 格式申报资料撰写要求意见的通知》中对于"生物等效化学仿制制剂 CTD 格式主要研究信息汇总表和申报资料撰写要求(生物等效性试验)",对该类研究的方案内容,CDE 作了详细的规定,具体如下:

(1)研究背景:包括立题依据、说明试验药物临床应用情况、参比制剂的选择依据、申报规格说明、研究内容(概括总结本项研究的试验目的、试验设计、随机方法、随机表、受试者入选条件、筛查指标、受试者试验前教育内容与要求、试验过程、清洗期、试验后安全性评价指标等)。

(2)试验设计的理由:包括研究总体设计、药动学特征、既往研究、详细设计方案(包括交叉/平行/重复设计、单中心/多中心试验、受试者人群选择、受试者入选/排除/剔除及试验期间管理的关键点、随机分组方法、给药剂量、给药方法、采样方法、检测物质、安全性评价等内容)。

(3)受试者选择:受试者入选/排除标准、受试者剔除标准、受试者脱落处理原则。

(4)试验过程:给药、试验制剂信息(试验制剂接收、发放和保管)、受试者给药方法、研究给药剂量的确定、给药时间的设置、设盲(说明受试者服药信息是否对临床试验人员和检测人员设盲)、试验前和试验过程中的其他治疗药物、服药依从性等。

(5)药动学参数和安全性评价指标:用于评价的药动学参数和安全性评价指标、样品采集与储存、主要药动学参数、药物浓度检测。

(6)质量保证。

(7)统计方法及样本量确定:数据统计分析、样本量的确定等。

(8)试验过程中的异常情况处理,说明试验过程中出现计划外的异常情况的处理原则。

(9)方案修订情况。

二、探索性临床试验

首次在患者中进行以探索有效性为目的的临床试验时,可认为是探索性临床试验的开始。探索性临床试验通常对受试者进行严格筛选,以保证受试者人群的同质性,并对受试者进行严密监测。

探索性临床试验的一个重要目标是为确证性临床试验确定给药剂量和给药方案。早期探索性临床试验常采用剂量递增设计,以初步评价药物剂量与效应关系。针对所探讨的适应证,后期探索性临床试验常采用公认的平行组剂量效应设计。探索性临床试验所使用的药物剂量,通常低于临床药理学研究所提示的最大耐受剂量,如果高于该剂量,应补充开展相应的临床药理学研究,以提供必要的数据支持。

探索性临床试验的其他目的包括对可能在下一步临床研究中设定的研究终点、治疗方案(包括合并给药)和目标人群(例如:轻度、重度疾病比较)的评价,这些目的可通过亚组数据和多个研究终点分析来实现,其分析结果可用于进一步的探索性临床试验或确证性临床试验。

　　一般情况下,探索性临床试验是新药首次应用于目标患者,观察药物的初步有效性、安全性数据。合理、科学、伦理和可操作性强的试验方案设计,不仅能够在早期研究中探明新药进一步临床研究的价值和为目标人群带来福音,同时还能够为确证性临床研究提供支撑数据,为后期研究合理的临床定位、治疗适应证、受试对象的选择、给药剂量、给药方法、试验周期、有效性评价指标、安全性指标等。

　　该期临床试验设计可以考虑为多种剂量、多种给药方案、试验治疗和标准治疗对比的研究,为后期临床研究设计提供具有借鉴意义的数据。在整个新药临床试验中起到承上启下的作用。

　　目前,部分药物的探索性临床试验也设计为 2 个阶段来进行,即Ⅱa 期和Ⅱb 期(表 1-9)。

表 1-9　Ⅱ期探索性临床试验分类

分期	研究目的	试验设计
Ⅱa 期 (早期概念探索性研究)	确定新药对患者的最佳服用剂量、MTD 等;为Ⅱb 期提供更为精准的剂量和治疗方案	剂量递增设计
Ⅱb 期 (早期对照研究)	评估新药的有效性和安全性;评估研究终点、受试群体的选择,为Ⅲ期临床试验设计提供依据	平行剂量-效应设计

　　探索性试验可以采用多种设计方法,如同期对照、自身对照、开放试验、三臂试验(阳性药、安慰剂、试验药)、剂量-效应关系等的研究;其受试者为目标适应证患者,样本量须根据设计类型、统计学基本要求、法规要求等经过计算而得。通常情况下,该期样本量介于Ⅰ期临床试验与确证性临床试验之间。

　　值得关注的是,2017 年 12 月,CFDA 发布了《临床急需药品有条件批准上市的技术指南(征求意见稿)》,其中第二条"临床急需药品有条件批准上市是指对用于治疗严重危及生命且尚无有效治疗手段的疾病的创新药,在规定申请人必须履行特定获得正规批准的条件下,基于以下情况而批准上市……(二) 根据早期或中期临床试验数据,可合理预测或判断其临床获益且较现有治疗手段具有明显优势,允许在完成确证性临床试验前有条件批准上市……"在评估患者利益/风险比后,可"有条件批准"该类新药基于早期和中期临床研究数据提前上市销售;在批准有条件上市时,申请人应就要求的确证性临床试验方案与监管机构达成一致意见并开始实施。

三、确证性临床试验

　　确证性临床试验的研究目的是确证有效性和安全性,为支持注册提供获益/风险关系评价基础,同时确定剂量与效应的关系,通常采用随机、对照、双盲的试验设计。

　　以阳性药物为对照的非劣效临床试验为确证性临床试验中常用的比较方法,用于证明试验药物的有效性。其应用前提包括了如下要求：①已经进行并基本完成了全面的药学研究、非临床安全有效性研究，质量可控性有一定基础，临床试验有一定的安全性保证，并已经获得药品监督管理机构的临床试验许可；②已经进行并基本完成了比较全面的临床药效学研究，人体耐受范围确定，人体药动学信息基本全面，量效关系清晰；③已经基本完成了探索性临床治疗试验，可以初步对目标病种、单次给药剂量、给药频率和治疗持续时间或观察周期进行判定，但需要进一步进行确证。

本类临床研究设计是为了确证探索性临床研究所获得的临床研究数据，证明药物对目标适应证和受试人群是安全有效的。确证性研究的目的在于为获得上市许可提供足够的证据，研究内容涉及量效关系的进一步确认，或对更广泛人群、疾病的不同阶段或合并用药等情况的研究。对于预计长期服用的药物，药物延时暴露的试验通常在本期进行，尽管此类研究可能开始于早期临床试验。确证性临床研究为完成药物使用指南（正式药品信息）提供了最后一份所需要的信息。

进入确证性临床研究阶段，意味着在探索性临床试验的基础上，对目标适应证的疗效进行确证。此时的研究在试验的设计、实施、分析、报告、评价等方面均已经有了探索性临床研究的基础，主要体现在：适应证目标人群、疗效和安全性主要观察指标、疗效评价标准、治疗指数和变异、可能影响疗效和安全性的重要因素、依从性和脱落率等方面。在确证性临床研究阶段，应该充分考虑和利用已经在探索性试验中收集到的各类信息，降低试验的风险。

常见的确证性临床试验采用平行组设计，而较少采用交叉、析因等研究类型。一般应该采用多中心试验，主要有两方面的理由：首先，多中心临床试验可以加快患者入组的速度，加快试验进程，其次是多中心临床试验可以使入选对象具有更好的代表性，更接近于上市后的使用人群。

选择受试人群应考虑到研究阶段和适应证，确证性临床研究的入选人群不同于早期临床研究的入选人群，在早期试验中研究对象（患者或健康志愿者）的组群变异可以用严格的筛选标准限制在狭小的范围内，但当研究向前推进到确证性临床研究阶段时，受试人群应扩大以反映目标人群。此时应该尽可能入选更宽范围的患者，包括不同年龄阶段、性别、不同严重程度、合并不同疾病、合并使用不同药物等人群。当试验药物为创新药物且有生殖危害存在时（如试验涉及有诱变效力或有生殖系统毒性的药物），试验方案应提供合适的避孕措施或有相应的要求。

根据探索性试验的结果，选择合适的剂量进行研究，并在此期研究中确定药物对于适应证的量效关系。此期临床研究结束后，应该能为药品上市提供清晰的指导临床的用药方法，其中至少应该包括剂量范围和给药方法。

确定合理的起始剂量，最好根据患者的身材大小、性别、年龄、合并疾病以及合并治疗做出具体的调整，或提供可靠的依据表明不需要作任何调整，需要综合考虑已知的药动学和药效学变异。根据具体情况（如疾病、药物毒性反应），起始剂量的范围可以从有一定有益作用的小剂量至全效或接近全效的剂量。

确定合理的、以治疗反应指导的剂量调整步骤以及应当采用的给药间隔,同时还应当根据患者特征进行相应的调整。如果有个体的量效数据,应当根据典型个体的量效曲线的形态(对于疗效和不良反应)进行调整,如果没有个体的量效数据,应当根据群体(组)平均量效反应曲线的形态和需要检测出这些作用变化所需的时间进行调整。

确定最大受益剂量,超过此剂量患者疗效不能进一步增加,或不良反应的增加不能被接受。

试验应选择适宜的对照组,包括安慰剂、无治疗对照、阳性对照或受试药物不同剂量组间的对照,对照组药物的选择取决于试验目的。确证性临床试验大多应该包含阳性药物对照,以比较新药与目前标准治疗的疗效和安全性。一个合适的阳性对照应当是:①公认的、广泛使用的;②有良好循证医学证据的;③有效性预期可重现的。试验设计中还应充分考虑相关的临床进展。

对新药与现行标准治疗药之间的比较研究,可以观察到与现有药物相比,新药的相对疗效和特点,这种研究一定要采用合适的方法分析试验的敏感性。有多种办法可以帮助分析试验的敏感性,如在用于观察有效性的长期研究,也可在了解长期用药的安全性中,在给药末期可采用安慰剂对照的随机撤药研究以了解试验的敏感性,并评价可能的撤药反应。另一种办法为阳性药对照的长时间试验在开始时即将患者随机分为 3 组进行治疗(试验药、阳性对照药和安慰剂),这种有安慰剂对照的试验也可支持试验敏感性,安慰剂组试验时间的长短要考虑伦理方面的问题。

如在抗慢性乙型肝炎的临床试验中,在有相同治疗目标药物上市的情况下,建议首选采用阳性对照的设计。选用任何一个阳性对照药都应说明依据和理由。一个合适的阳性对照药,应当是当前临床普遍使用,其疗效得到设计良好的优效性试验确认并定量,而且可以在新的阳性对照试验中保持其原有的疗效。为此,在进行新药的临床试验设计时,既要考虑阳性对照药原有效性试验的重要设计特点(入选标准、用药方案、主要终点等),还应充分考虑到有关的临床和统计实践的进展。在已有效抗乙肝病毒药物上市的前提下,在长期临床试验中采用安慰剂对照,以及在晚期肝病患者中使用安慰剂对照是不合乎伦理要求的。但在某些特殊目的试验中,使用安慰剂对照确定药物疗效的试验设计是可接受的,仍然建议在安慰剂对照之外,同时设置阳性药物对照,进行三臂设计的临床试验,以便合理评价和对比新药的疗效及安全性。以 HBsAg 消失为主要治疗目标的临床试验,目前可以采用安慰剂对照,并根据受试人群的选择情况,考虑联合使用核苷(酸)类似物(NAs)药物作为基础治疗。

试验规模受研究疾病、研究目的和研究终点的影响。样本大小的统计学评价应该根据治疗作用的预期量值、数据的变异度、指定的错误发生概率和对信息、人群子集或次要终点的期望。在一些条件下,确定药物的安全性需要较大的数据库。探索性试验的结果为此期临床试验样本量的计算提供了基本的数据。

研究终点是用于评价与药动学参数、药效学测定、药物疗效和安全性等药物作用有关的效应变量。主要终点应反映临床相关作用,并应根据研究的主要目的选择;次要终点评价药物其他作用,可以与主要终点相关或不相关。研究终点及其分析计划应在设计方案中预先特别指明。研究的终点因药物开发的不同阶段而不同,可以预期这些终点的量效关系可能是不同的。对于上市申报必须研究的终点的选择因具体情况而异。

替代终点是与临床重要结果相关的终点,但其本身并不是临床利益的衡量指标。当替代终点极可能或已知可以合理地预测临床结果时,替代终点可以作为主要终点。

用于评价研究终点的方法,主观或是客观,都应经确证并符合准确度、精密度、回收率、可靠性及响应(不同时间的灵敏度)的合适标准。应预先定义终点观察和定量方法,观察方法应客观、适时、适地。

应该根据探索性试验的结果确定合适的给药周期,对于观察长期给药的疗效和安全性的试验,应该根据主要的试验目的和需要获取的数据信息,决定合适的治疗周期。确证性临床试验中,主要终点的设定决定于新药的治疗目标。如慢性乙型肝炎患者为目标人群的临床试验,其治疗目标应该是最大限度地长期抑制 HBV 复制,减轻肝细胞炎症性坏死及肝纤维化,延缓和减少肝衰竭、肝硬化失代偿、肝癌及其他并发症的发生,从而改善生活质量和延长生存时间。肝衰竭、肝硬化失代偿和肝癌是慢性乙型肝炎的重要临床结局,也是首选临床终点。但慢性乙型肝炎的进展是一个缓慢的过程,对于常规的临床试验不具有可操作性。组织学应答或包含组织学应答的联合应答在既往新药的临床试验中已经成为广为使用的替代终点。但应注意到,组织学评价需要受试者至少经受两次肝活检以评价疗效,需要权衡获益与风险。目前已经有大量的临床研究数据支持 HBV DNA 减少和组织学改善之间的关系,新药只要能够成功抑制病毒载量即可改善其组织学结局。因此,在新分子的确证性临床试验中,可以选择病毒学应答作为主要替代终点,疗程至少应为 48 周,并进行持续应答的观察。HBsAg 消失对于临床治疗是一个重要的目标,也可以作为临床试验的主要终点,但需结合持续病毒载量的抑制考虑,建议采用治疗后 6 个月的评价。已经有证据证明,HBsAg 的消失是一个良好的与预后改善相关的替代指标,例如与减少包括肝硬化、肝衰竭和肝癌等乙型肝炎并发症相关,还与治疗的持续抗病毒应答有关,HBsAg 消失的患者在停止治疗后复发风险低。在选定主要终点后,仍需要次要终点数据的支持,包括必要的组织学、病毒学、血清学、生化学及联合指标。需要计算各指标的应答率及经时变化,同时进行事件及发生时间分析(例如病毒反弹包括耐药及发生时间分析、应答发生时间分析、疾病缓解发生时间分析等)。参考《慢性乙型肝炎抗病毒治疗药物临床试验技术指导原则》(2018 年版)。

每个研究都应当有足够把握度以显示试验药物的有效性(非劣效或优效)。要根据具体情况和统计学原则确定合理的界值,保证足够的样本量,并要详细说明确定的依据。另外,在确定样本量时,还必须考虑安全性评价的需要。

确证性临床研究应该基本确定药物在受试人群中可以接受的安全性。不同的适应证可能需要不同的安全性数据库,应特别着重研究该药物由于作用机制而可能发生的潜在副作用或不良反应。对于危险性高的患者组,如老年患者、肝肾功能不全等患者,应特别关注。

一般而言,对于长期用药,通常需要 1 500 名患者(其中应包括 300~600 名患者 6 个月,100 名患者 1 年)的安全性数据。

对试验结果采用合适、正确的统计学方法进行分析,有助于试验结论的得出。针对不同的试验设计类型可以采用不同的分析集进行分析,其目的是使偏倚达到最小,并控制 I 类错误的增加。所选择的统计模型应能反映目前医学和统计学关于所分析的变量及试验设计的知识。

在不同试验中要注意结果的稳健性,在一系列试验开始时,即采用疾病通用的诊断标准、共同定义医学参数,采用共同的疗效判断标准、统一实验室生物样本分析方法、统一试验的管理模式等,对于数据进行整合分析具有很重要的意义。

确证性临床研究要能为药物的获益/风险评估提供上市前的最后依据,不同严重程度的疾病,获益/风险平衡的掌握可能完全不同。在临床研究中观察和证明药物独特的作用机制、优良的剂型特点、依从性更好的给药途径和方法、与标准药物相比更好的疗效和/或安全性,都将有助于评价研究药物的获益/风险比。在获益/风险评价中是否需要进行以临床终点(非替代终点)为目标的临床研究,需要根据不同的疾病和各适应证相关的临床研究技术指导原则要求进行。

第六节　抗病毒与抗结核药物新药临床试验指南 的适用范围与法律基础

一、适用范围

抗病毒与抗结核药物的新药临床试验为研究未曾在中国境内上市销售的药物在临床、药理和/或其他药效学方面的作用、不良反应和/或吸收、分布、代谢及排泄,其目的是确定相关治疗试验药物的安全性和有效性。新药在上市之前,需要进行 I ~ III 期临床试验;上市后,需进行IV期临床试验,I ~ IV期临床试验是对药物的疗效、安全性及风险效益进行科学性、真实性及可靠性的评价研究。

由于保护受试者安全和保证药物临床研究质量是方案设计的最基本原则,我们应当认识到由于不能及时更新,按照本书设计的临床研究试验可能与当下的知识更新有所冲突。因此,根据本书设计的方案必须符合已更新且被广泛认可的相关感染病诊疗指导原则。

二、法律基础

药物临床试验是指任何在人体(患者或健康志愿者)进行的药物的系统性研究,以证实或发现试验药物的临床、药理和/或其他药效学方面的作用、不良反应和/或吸收、分布、代谢及排泄，目的是确定试验药物的安全性和有效性。

由于临床研究的方法、手段、目的的特殊性，例如，需要人类受试者的参与、临床试验的资料和结果需要经过药品监督管理部门的审批等，临床研究与一般的科学研究不同，需要满足更多的条条框框，遵循更多的原则。概括地讲，抗病毒与抗结核药物的新药临床试验必须遵循下列 3 项基本原则：伦理道德原则、科学性原则、药物临床试验质量管理规范（GCP）与现行法律法规。

本节将对此三项基本原则进行扼要介绍。

（一）遵循伦理道德原则

在完成大量的非临床研究之后，为了最终证实或揭示一种潜在药物对人体的作用、安全性和不良反应，必须在人体（健康志愿者或患者）开展临床试验。临床试验的最终目的是减轻患者的痛苦，提高人民大众的健康水平，造福于人类。作为在人体内研究药物的有效性和安全性的手段，临床试验可能会给参加试验的受试者带来潜在的风险，有时甚至是致命的伤害。因此，严格遵循伦理道德准则，保护受试者的权益、健康和安全是临床试验不容忽视的首要原则。

在涉及人体研究的科学研究中，必须坚持对人类受试者的安全、健康和权益的保护。为此，在国际上曾先后制定过多项涉及人类受试者的伦理学准则，其中最重要也最具有普遍性指导意义的是 4 个指导原则的文件，即《纽伦堡法典》《赫尔辛基宣言》《贝尔蒙报告》及《涉及人类受试者生物医学研究的国际伦理准则》。在药物临床试验过程中，要求药物临床试验既要确保试验的科学性和可靠性，同时又要符合伦理要求，使受试者的安全、权益和隐私得到保障。

（二）符合科学性原则

药物的有效性、安全性最终必须通过临床试验来证实。但是临床研究的结果可能由于各种偏倚或误差的影响，而导致不可靠、不客观的评价结果。为了得到确切、可靠、客观的临床研究结果，就必须要求临床研究的全过程，包括计划、设计、实施、数据处理、分析和结果总结各环节都必须遵循严格的科学性原则。临床研究的科学性，一方面是指任何临床试验均应具有明确的试验目的，而且要基于人类已经取得的科学知识和方法以及临床前研究及前期临床研究取得的各项信息或成果，采用先进和可靠的研究手段与标准，周密地准备、设计和计划，规范地实施，准确可靠地记录，科学地评价，恰如其分地报告。合理的药物开发的核心在于科学地提出问题并用适宜的研究来回答这些问题。另一方面是指临床研究应当遵守生物统计学的 4 项基本原则，即对照（comparison）、随机（randomization）、盲法（blinding）、可重复（replication）。无疑，随机对照的双盲试验已愈来愈被人们推荐为临床试验的金标准。

药物研究的一个重要逻辑是：先前的研究结果应影响后续研究的计划。例如，Ⅰ期临床试验的研究结果是Ⅱ期临床试验方案的制订依据，而Ⅰ期临床试验的计划和设计应当基于临床前药理学、药动学和毒理学的研究结果。开发计划还应经常随着研究结果做适当的改变,例如临床疗效验证的研究结果可能揭示需要开展更多的人体药理学研究。

(三) 遵循 GCP 和现行法律法规

1. 遵循 GCP 为了保证临床试验过程的规范可靠,结果科学可信,同时保障受试者的权益和生命安全,我国 2015 年修订发布的《中华人民共和国药品管理法》明确规定:药物的临床试验必须严格按照《药物临床试验质量管理规范》,即 GCP 进行。

GCP 是国家药品监督管理部门对临床试验所作的标准化、规范化管理的规定,是有关临床试验的设计、组织、进行、监查、稽查、记录、分析和报告的标准。遵守该标准可保证试验结果的准确、可靠,并保护受试者的权利和隐私。

各国或组织的 GCP 均对进行药物临床试验的质量保证过程给予了详细的规定。GCP 要求进行试验前,必须以合适的方式得到受试者的书面知情同意书,而且每次试验均要求得到伦理委员会的审核和批准,这样有助于受试者(包括健康志愿者和合适的患者)的合法权益和生命安全在研究过程中得到可靠的保护。而且 GCP 对临床研究的方案设计、研究者和申办者(新药研究开发者)和监查员的职责、临床试验的进行和资料的收集、审核、整理、统计分析和保存、试验结果的报告等过程进行了严格的规定,因此可以保证临床研究的科学性、可靠性和准确性。可以说 GCP 是开展临床试验的准则和质量标准,必须严格遵循。

2. 遵循现行法规 一个经临床前及临床研究证实其安全性、有效性,具有临床应用前景的药物,其研究资料只有经过药品监督管理部门的审评认可后才能获准上市。因此,除了 GCP 外,药物临床试验还必须严格按照其他有关现行法规的要求实施,其结果方可获得认可。我国与药品临床试验有关的法规主要包括:

- 《中华人民共和国药品管理法》。
- 《中华人民共和国药品管理法实施条例》。
- 《药品注册管理办法》。
- 《药物临床试验机构资格认定管理办法》。
- 《药品注册现场核查管理规定》。
- 《药品不良反应报告和监测管理办法》。
- 其他有关的规定和技术指导原则等。

(徐平声 范学工 程泽能 刘征波 郭 洁)

参 考 文 献

[1] 国家食品药品监督管理局.药物临床试验质量管理规范.(2003-08-06)[2018-06-15].http://samr.cfda.gov.cn/WS01/CL0053/24473.html.

[2] World Medical Association.Declaration of Helsinki.(2013-10-19)[2018-07-09].https://www.wma.net/policies-post/wma-declaration-of-helsinki-ethical-principles-for-medical-research-involving-human-subjects/.

[3] 全国人大常委会.中华人民共和国药品管理法.(2015-11-04)[2018-06-15].http://www.npc.gov.cn/npc/c12489/201511/be6e921517e947459a0f232e70eda96a.shtml.

［4］国家食品药品监督管理局.药物临床试验机构资格认定办法(试行).(2004-02-19)［2018-06-15］.http://samr.sfda.gov.cn/WS01/CL0058/9346.html.

［5］中国共产党中央委员会办公厅,国务院办公厅.关于深化审评审批制度改革鼓励药品医疗器械创新的意见.(2017-10-08)［2018-06-15］.http://www.gov.cn/zhengce/2017-10/08/content_5230105.html.

［6］国家食品药品监督管理局.药品注册管理办法.(2007-07-10)［2018-06-15］.http://samr.cfda.gov.cn/WS01/CL0053/24529.html.

［7］国家食品药品监督管理总局.化学药品注册分类改革工作方案.(2016-03-09)［2018-06-15］.http://samr.cfda.gov.cn/directory/web/WS01/images/MjAxNsTqtdo1MbrFuau45ri9vP4uZG9j.doc.

［8］国家食品药品监督管理总局.慢性乙型肝炎抗病毒治疗药物临床试验技术指导原则.(2018-02-09)［2018-06-15］.http://samr.cfda.gov.cn/directory/web/WS01/images/MjAxOMTqtdoyObrFzai45ri9vP4uZG9j.doc.

［9］中华医学会肝病学分会,中华医学会感染病学分会.慢性乙型肝炎防治指南(2015年更新版).中国病毒病杂志,2015,5(6):401-424.

［10］Global health sector strategy on viral hepatitis 2016—2021.WHO.2016.WHO.Global health sector strategy on viral hepatitis 2016—2021.(2016-06)［2018-06-15］.http://apps.who.int/iris/bitstream/10665/246177/1/WHO-HIV-2016.06-eng.pdf? ua=1.

［11］EMEA.Guideline on the clinical evaluation of medicinal products intended for treatment of hepatitis B.(2006-02-23)［2018-06-15］.https://www.ema.europa.eu/documents/scientific-guideline/guideline-clinical-evaluation-medicinal-products-intended-treatment-hepatitis-b_en.pdf.

［12］ICH.E8：general considerations for clinical trials.(1997-12-17)［2018-06-15］.https://www.ich.org/fileadmin/Public_Web_Site/ICH_Products/Guidelines/Efficacy/E8/Step4/E8_Guideline.pdf.

［13］国家食品药品监督管理总局.药物临床试验的一般考虑指导原则.(2017-01-20)［2018-06-15］.http://samr.cfda.gov.cn/directory/web/WS01/images/MjAxN8TqtdoxMbrFzai45ri9vP4uZG9jeA==.docx.

［14］杨焕.治疗慢性乙型肝炎创新性药物的临床试验设计及关注要点.中国临床药理学与治疗学,2008,13(2):121-130.

［15］陆芳,高蕊,唐旭东,等.如何制定临床试验的数据和安全监察计划.中国临床药理学与治疗学,2010,15(5):584-857.

［16］李娅杰.美国FDA对抗菌药物临床试验方案的考虑及其借鉴.中国临床药理学杂志,2008,24(3):275-279.

［17］EMEA.Guideline on the clinical evaluation of direct acting antiviral agents intended for treatment of chronic hepatitis C.(2009-04-23)［2018-06-15］.https://www.ema.europa.eu/documents/scientific-guideline/guideline-clinical-evaluation-direct-acting-antiviral-agents-intended-treatment-chronic-hepatitis-c_en.pdf.

［18］EMEA.Overview of comments received on draft guideline on the clinical evaluation of direct acting antiviral agents intended for treatment of chronic hepatitis C.(2009-04-23)［2018-06-15］.https://www.ema.europa.eu/en/documents/other/overview-comments-received-draft-guideline-clinical-evaluation-direct-acting-antiviral-agents/chmp/ewp/30039/2008_en.pdf.

［19］国家食品药品监督管理总局.抗菌药物非劣效临床试验设计技术指导原则.(2012-05-15)［2018-06-15］.http://samr.cfda.gov.cn/directory/web/WS01/images/v7m++tKpzu+3x8HT0KfB2bSyytTR6cnovMa8vMr11ri1vNSt1PIucmFy.rar.

［20］国家食品药品监督管理总局.生物等效性研究报告 CTD 申报资料撰写说明.(2010-09-25)［2018-06-15］.http://www.sda.gov.cn/gsyjz10387/gsyjz10387.rar.

［21］国家食品药品监督管理总局药品审评中心.中药肝损伤临床评价指导原则(征求意见稿).(2018-03-16)［2018-06-15］.http://www.cde.org.cn/attachmentout.do? mothed=list&id=6988.

［22］国家食品药品监督管理总局药品审评中心.药物临床试验期间安全性数据快速报告的标准和程序.(2018-04-27)［2018-06-15］.http://www.cde.org.cn/attachmentout.do? mothed=list&id=7037.

［23］吴茂林,邓婧.探索性新药临床试验研究及其引发的思考.中国医药导报,2012,9(5):152-153.

［24］刘昌孝.转换医学在新药研究开发中的应用.现代药物与临床,2010,25(5):321-326.

［25］国家食品药品监督管理总局.化学药物临床药代动力学研究技术指导原则.(2005-03-18)［2018-06-15］.http://samr.cfda.gov.cn/directory/web/WS01/images/u6Rp9KpzuB2bSy0qm0+ravwabRp9HQvr+8vMr11ri1vNSt1PIucGRm.pdf.

［26］国家食品药品监督管理总局.药物临床试验的电子数据采集技术指导原则.(2016-07-29)［2018-06-15］.http://samr.cfda.gov.cn/directory/web/WS01/images/MjAxNsTqtdoxMTS6xc2ouOa4vbz+LmRvY3g=.docx.

［27］国家食品药品监督管理总局.药物临床试验数据管理工作技术指南.(2016-07-29)［2018-06-15］.http://samr.cfda.gov.cn/directory/web/WS01/images/MjAxNsTqtdoxMTK6xc2ouOa4vbz+LmRvY3g=.docx.

［28］国家食品药品监督管理总局.药物临床试验数据管理与统计分析的计划和报告指导原则.(2016-07-29)［2018-06-15］.http://samr.cfda.gov.cn/directory/web/WS01/images/MjAxNsTqtdoxMTO6xc2ouOa4vbz+LmRvY3g=.docx.

［29］国家食品药品监督管理总局.以药动学参数为终点评价指标的化学药物仿制药人体生物等效性研究技术指导原则.(2016-03-18)［2018-06-15］.http://samr.cfda.gov.cn/directory/web/WS01/images/MjAxNsTqtdo2MbrFzai45ri9vP4zLmRvY3g=.docx.

［30］国家食品药品监督管理总局.国际多中心药物临床试验指南(试行).(2015-01-30)［2018-06-15］.http://samr.cfda.gov.cn/WS01/CL0087/114002.html.

［31］国家食品药品监督管理总局药品审评中心.药物相互作用研究指导原则.(2012-05-15)［2018-06-15］.http://www.cde.org.cn/attachmentout.do? mothed=list&id=5051.

［32］国家食品药品监督管理总局药品审评中心.健康成年志愿者首次临床试验药物最大推荐起始剂量的估算指导原则.国家食品药品监督管理总局.(2012-05-15)［2018-06-15］.http://samr.cfda.gov.cn/directory/web/WS01/images/vaGtbPJxOrWvtS41dK17TOwdm0ssrU0enSqc7v1+60883GvPbG8Mq8vMHBv7XEucDL49a4tbzUrdTyLnJhcg==.rar.

［33］魏晶,王瑜歆.药品不良反应报告因果关系评价方法概述.中国药物警戒,2011,8(10):600-603.

［34］茅益民,曾民德.非酒精性脂肪性肝病和酒精性肝病的药物治疗研究进展及临床试验设计.肝脏,2006,11(6):437-438.

［35］姚晨,黄钦,杨志敏.我国临床试验生物统计学指导原则与国际 ICH E9 比较研究.中国卫生统计,2012,29(4):529-534.

第二章

慢性乙型肝炎抗病毒药物临床试验设计与实施

第一节 概　　述

乙型肝炎病毒（HBV）感染呈世界性流行，据世界卫生组织报道，全球约20亿人曾感染过 HBV，其中3.5亿人为慢性 HBV 感染者，每年约有100万人死于 HBV 感染所致的肝衰竭、肝硬化和原发性肝细胞癌（hepatocellular carcinoma，HCC），占当前肝移植病例的5%~10%。不同地区 HBV 感染的流行强度差异很大，2006年全国乙型肝炎流行病学调查表明，我国1~59岁一般人群乙肝表面抗原（HBsAg）携带率为7.18%，5岁以下儿童的 HBsAg 阳性率仅为0.96%。据此推算，我国现有的慢性 HBV 感染者约9 300万人，其中慢性乙型肝炎（CHB）患者约2 000万例。2014年，我国再次对人群进行了乙型肝炎血清流行病学调查。全国1~4岁儿童的 HBsAg 流行率降到了0.32%，5~14岁青少年 HBsAg 的流行率降到了0.94%，与2006年相比下降明显。

HBV 是血源传播性疾病，主要经血、母婴及性接触传播。由于对献血员实施严格的 HBsAg 筛查，经输血或血液制品引起的 HBV 感染已较少发生；经破损的皮肤黏膜传播主要是由于使用未经严格消毒的医疗器械、侵入性诊疗操作和手术，不安全注射特别是注射毒品等；其他如修足、文身、扎耳环孔、医务人员工作中的意外暴露、共用剃须刀和牙刷等也可传播。母婴传播主要发生在围生期，多为在分娩时接触 HBV 阳性母亲的血液和体液传播，随着乙型肝炎疫苗联合乙型肝炎免疫球蛋白的应用，母婴传播已大为减少。

HBV 感染时的年龄是影响慢性化的最主要因素。在围生期和婴幼儿时期感染 HBV 者中，分别有90%和25%~30%将发展成慢性感染，而5岁以后感染者仅有5%~10%发展为慢性感染。围生期和婴幼儿期 HBV 感染的自然史一般可人为地划分为4期，即免疫耐受期、免疫清除期、非活动或低（非）复制期和再活动期。自发性乙型肝炎 e 抗原（HBeAg）血清学转换主要出现在免疫清除期，年发生率为2%~15%，其中年龄小于40岁、谷丙转氨酶（GPT）升高以及感染 HBV 基因 A 型和 B 型者发生率较高。HBeAg 血清学转换后，每年有0.5%~1.0%发生 HBsAg 清除。

由于免疫耐受期的存在，CHB 初期的临床表现十分隐匿，大部分人没有症状，仅能通过实验室检查发现异常。症状明显者可表现为乏力、食欲减退、消瘦、肝区不适或隐痛,体征主要有面色晦暗、肝掌、蜘蛛痣、肝脾大、男性乳房发育等。CHB 的发病率和死亡率与持续的病毒复制和进展为肝硬化和/或肝癌有关。未经治疗的 CHB 患者纵向研究表明,在确诊之后,进展为肝硬化的 5 年累积发病率为 8%~20%,未经治疗的代偿期肝硬化患者肝脏失代偿的 5 年累积发病率约为 20%。CHB 患者中 HBV 相关的 HCC 年发病率较高,当肝硬化明确时,HCC 年发病率为 2%~5%。

CHB 的治疗目标是通过持续抑制 HBV 复制,减轻肝细胞炎症坏死及肝纤维化,延缓和减少肝脏失代偿、肝硬化、HCC 及其并发症的发生,抗病毒治疗是达到这一目标的关键。目前两种不同类型的药物用于 CHB 的治疗,普通或聚乙二醇干扰素(IFN 或 PEG-IFN)和核苷(酸)类似物(NAs,包括拉米夫定、阿德福韦酯、恩替卡韦、替比夫定和替诺福韦)。这两类药物能有效抑制 HBV,改善肝脏炎症和纤维化,部分患者停药后仍能有效维持持续应答,但仍存在阴转率低、易复发等诸多弊端。对于 HBeAg 阳性慢性乙型肝炎,干扰素或聚乙二醇干扰素治疗 12 个月后 HBV DNA 阴转率为 25%~44%、HBeAg 消失或血清学转换率为 18%~34%,但 HBsAg 阴转率仅为 3%~7%。NAs 治疗 1 年的 HBV DNA 低于检测下限的比例为 30%~75%,HBeAg 消失或血清学转换率为 10%~20%。对于 HBeAg 阴性慢性乙型肝炎,PEG-IFN 治疗 12 个月、停药 6 个月的病毒学应答率约为 20%,HBsAg 消失率约为 3%;NAs 治疗 1 年的 HBV DNA 低于检测下限的比例为 50%~90%,而在治疗最初的 4~5 年 HBsAg 消失十分少见。HBsAg 消失的"理想"目标难以实现的原因在于存在于肝细胞内的共价闭合环状 HBV DNA(cccDNA)难以清除。而随着 NAs 治疗疗程的延长,耐药问题的出现成为最终控制 HBV 感染的最大障碍。

目前针对 HBV 治疗的新药很少,正在研发的药物有抑制 HBV 进入肝细胞、降低感染力的多肽类药物以及抑制 HBV 核衣壳形成的非核苷类抑制剂。其他免疫调节剂如治疗性疫苗,目前仍处于开发过程之中,其应用经验还非常有限。联合不同机制的抗病毒药物,可以促进病毒的清除及预防耐药的发生,提高抗病毒治疗应答。

目前还没有统一的终点可以用于评估各种不同治疗方案的治疗应答情况。慢性乙型肝炎治疗的最终目的是通过最大限度地抑制 HBV 复制,诱导肝病缓解,避免发展到肝硬化和 HCC 阶段。但目前还缺乏公认的、能可靠预测疾病长期缓解的替代标志物。HBV DNA 载量是评价抗病毒治疗应答最常用的指标之一。近年研发的高灵敏实时定量聚合酶链反应(PCR)方法已经改变了无复制性感染的概念,为治疗应答的监测提供了良好的手段。但由于 HBV DNA 检测方法缺乏统一标准,以及患者人群的不均一性等诸多问题,各试验之间的可比性较差。在干扰素试验中,HBeAg 消失被确定为提示疾病长期改善的重要终点,但是这一终点在应用 NAs 抗病毒时就显示出局限性,因为 NAs 是通过抑制 HBV 复制,而不是清除 HBV 来发挥抗病毒作用,因此 HBeAg 消失等治疗应答终点对于此类药物而言,是无法预示疾病缓解或长期受益情况的。虽然现行药物对 HBsAg 的清除作用有限,但在抗病毒治疗过程中均有不同程度的 HBsAg 下降,通过监测 HBsAg 下降情况来判断药物疗效,预测长期预后可能是今后的研究方向。除以上评估指标外,有些临床试验还通过病理组织学检查观察肝脏炎症和纤维化程度,评估抗病毒治疗的长期疗效,而通过测定肝脏组织中 cccDNA 来监测抗病毒治疗的疗效,可能是将来监测疾病治愈的有效指标。

慢性乙型肝炎的抗病毒治疗还有许多问题没有解决,如并不是所有的慢性乙型肝炎患者都适合抗病毒治疗,目前所有的抗病毒药物均是针对免疫清除期或再活动期患者。对于 HBeAg 阳性免疫耐受期患者和 HBeAg 阴性血清 HBV DNA<20 000U/ml 的患者,何时开始治疗及选用何种治疗策略等这些重要问题还没有解决;如何确定有治疗指征和与疾病进展相关的病毒血症水平,抗病毒治疗的疗程、疗效评价时间点和何时停药等仍然存在许多争议。评估宿主遗传和病毒标志物以确定预后和优化患者治疗,病毒替代标志物的使用问题,以及当 HBV DNA 水平低于高灵敏 PCR 法检出下限时,病毒抑制对于预防疾病进展及改善长期疗效的意义等,有待更多设计完善的临床研究去探索。目前看来,想凭借一种药物来长期控制甚至治愈慢性乙型肝炎几乎是不可能实现的。随着人们对疗效预测方面认识的加深,除了疾病本身所处的阶段之外,根据病毒(如病毒的基因型和病毒变异等因素)和宿主个体因素来制订个性化的治疗方案成为今后的研究方向。此外,开发多种药物的联合治疗可能是合理的策略,因为这样既能有相加或协同的抗病毒作用,又能降低耐药发生率。解决部分或全部这些问题可能会改变临床研究的设计要求和患者选择标准。

本章节旨在帮助申请人顺利地完成治疗慢性乙型肝炎的抗病毒药物的临床开发。内容主要针对慢性乙型肝炎的临床试验在设计上的几个核心问题,包括治疗的适应证、诊断标准和定义、血清学和病毒学标志物的使用,以及疗效终点的选择和安全性评估等。

理解本章节内容须与公认的最新治疗指南相结合。由于开发 HBV 治疗药物的领域正处于不断更新的过程中,本章节的内容也会不断修改,以便符合国内现行政策的规定和国际药物研发现状。

第二节　受试者特征及选择

一、慢性乙型肝炎的定义和诊断标准

HBV 感染后,在免疫功能不足的人群,不能诱生足够的细胞免疫和体液免疫去清除病毒,使 HBV 感染持续存在,病程超过 6 个月即可诊断为慢性 HBV 感染。根据 HBV 感染者的血清学、病毒学、生化学及其他临床和辅助检查结果,可将慢性 HBV 感染分为:慢性乙型肝炎、乙型肝炎肝硬化、携带者及隐匿性慢性乙型肝炎,其中慢性乙型肝炎患者常为试验药物的目标人群,有些研究也根据试验要求纳入部分肝硬化患者。

慢性乙型肝炎的定义:慢性乙型肝炎是指由乙型肝炎病毒感染所引起的,病程至少持续 6 个月,肝组织表现为慢性炎症或坏死,临床上可有相应的症状、体征和肝生化检查异常,也可以无明显临床症状,仅有肝组织的坏死和炎症。病程呈波动性或持续进行性,如不进行适当治疗,部分患者可进展为肝硬化。

根据慢性乙型肝炎患者 HBV e 抗原状态的不同,可分为"HBeAg 阳性慢性乙型肝炎"和"HBeAg 阴性慢性乙型肝炎"。"HBeAg 阳性慢性乙型肝炎"定义为:血清 HBsAg、HBeAg 阳性,抗 HBe 阴性,HBV DNA 阳性,GPT 持续或反复升高,或肝组织学检查有肝炎病变。"HBeAg 阴性慢性乙型肝炎"定义为:血清 HBsAg 阳性,HBeAg 持续阴性,抗 HBe 阳性或阴性,HBV DNA 阳性,GPT 持续或反复异常,或肝组织学检查有肝炎病变。慢性乙型肝炎在临床表现方面轻者可无症状,重者表现为乏力、食欲差、厌油、腹胀、黄疸等。根据生物化学试验及其他临床和辅助检查结果,上述两型慢性乙型肝炎也可进一步分为轻度、中度和重度(表2-1)。

表 2-1　慢性乙型肝炎的实验室检查异常程度参考指标

项目	轻度	中度	重度
GPT 和/或 GOT/(U/L)	≤正常值的 3 倍	正常值的 3 倍	>正常值的 3 倍
总胆红素(TBil)/(μmol/L)	≤正常值的 2 倍	正常值的 2~5 倍	>正常值的 5 倍
白蛋白(ALB)/(g/L)	≥35	32~35	≤32
A/G	≥1.4	1.0~1.4	≤1.0
γ-球蛋白/%	≤21	21~26	≥26
凝血酶原活动度(PTA)/%	>70	70~60	40~60
胆碱酯酶(ChE)/(U/L)	>5 400	4 500~5 400	≤4 500

轻度:病情较轻,可反复出现乏力、头晕、食欲有所减退、厌油、尿黄、肝区不适、睡眠欠佳、肝稍大有轻触痛,可有轻度脾大。部分病例症状、体征缺如。肝功能指标仅 1 或 2 项轻度异常。

中度:症状、体征和实验室检查介于轻度和重度之间。

重度:有明确或持续的肝炎症状,如乏力、食欲差、腹胀、尿黄,体征方面有肝病面容、肝掌、蜘蛛痣、脾大,谷丙转氨酶(GPT)和/或谷草转氨酶(GOT)反复或持续升高。凡 ALB ≤32g/L,TBil>5×ULN,PTA 40%~60%,ChE<2 500U/L,四项中至少有一项者,可诊断为重度慢性肝炎。

病理组织学检查对乙型肝炎的诊断、病变炎症和纤维化分级、评估药物疗效以及预后判断等方面具有重要的意义。慢性乙型肝炎的病理学特点是明显的汇管区及其周围炎症,炎症细胞聚集常引起汇管区扩大,并可破坏界板引起界面肝炎,肝细胞可出现变性、坏死,肝脏炎症坏死可导致肝内胶原过度沉积,形成纤维间隔。如病变进一步加重,可引起肝小叶结构紊乱、假小叶形成,最终进展为肝硬化。肝组织炎症程度的分级、纤维化程度的分期诊断在国内则常用炎症活动度 GS 评分系统进行分级分期(表 2-2),在国际上主要使用 Knodell HAI 系统评价肝组织炎症和坏死程度(表 2-3),用 Ishak 评分系统(亦称改良的 HAI 分级积分系统)或 Metavir 系统评价肝纤维化分期(表 2-4)。肝组织学指标对判定肝脏病变比生化学指标更准确,是评价抗病毒疗效的重要指标。近年来,肝脏弹性检测技术的发展如 Fibroscan、Fibrotouch 为肝纤维化的无创诊断提供了新的评估手段。

表 2-2　慢性肝炎分级分期标准(GS 评分系统)

炎症活动度(G)		纤维化程度(S)	
级	汇管区及周围	小叶内	期	纤维化程度

级	汇管区及周围	小叶内	期	纤维化程度
0	无炎症	无炎症	0	无
1	汇管区炎症	变性及少数点、灶状坏死	1	汇管区纤维化扩大,局限窦周及小叶内纤维化
2	轻度碎屑坏死	变性,点、灶状坏死或嗜酸小体	2	汇管区周围纤维化,纤维间隔形成,小叶结构保留
3	中度碎屑坏死	变性、融合坏死或见桥接坏死	3	纤维间隔伴小叶结构紊乱,无肝硬化
4	重度碎屑坏死	桥接坏死范围广,多小叶坏死	4	早期肝硬化

表 2-3　肝组织炎症和坏死程度 Knodell HAI 评分系统

评分	汇管周围坏死	肝小叶内变性和灶性坏死	汇管区炎症	肝纤维化
0	无	无	无	无
1	轻度片状坏死	轻度[嗜酸小体、气球样变性和/或 <1/3 结节中散在的肝细胞坏死灶]	轻度(<1/3 汇管区)	汇管区纤维性扩大
3	中度片状坏死(累及<50%汇管周围)	中度(累及 1/3~2/3 肝小叶或结节)	中度(1/3~2/3 汇管区)	桥状纤维连接
4	明显片状坏死(累及>50%汇管周围)	明显(累及>2/3 肝小叶或结节)	明显(>2/3 汇管区)	肝硬化
5	中度片状坏死+桥状坏死	—	—	—
6	明显片状坏死+桥状坏死	—	—	—
10	多小叶坏死	—	—	—

表 2-4 Ishak 评分系统和 Metavir 评分系统

Ishak 系统		Metavir 系统	
得分	说明	得分	说明
0	无纤维化	0	无纤维化
1	少量汇管区纤维化	1	肝门束扩大,但未形成间隔
2	大量汇管区纤维化	2	肝门束扩大,有小的间隔形成
3	纤维化扩展到门管区,偶见门-门(P-P)桥接	3	间隔很多,无肝硬化
4	纤维化扩展到门管区,有明显的 P-P 桥接和门静脉-中心静脉(P-C)桥接	4	肝硬化
5	显著的桥接(P-P 和/或 P-C),偶见结节形成(不完全肝硬化)	—	—
6	肝硬化	—	—

研究发现,HBV 基因型和病毒复制与清除、病毒变异、临床表现、预后及某些抗病毒药物的疗效有一定的关系,如 HBV 急性感染后,A 型易成为慢性持续感染,而 D 型在急性肝炎中常见,基因 C 型较基因 B 型更易引起肝硬化和肝癌,基因 C 和 D 型对干扰素的治疗反应比基因型 A 和 B 型要差等,提示不同基因型具有不同的致病性。治疗前基因型的检测对于抗病毒药物的选择和疗效分析具有一定的指导意义。

二、治疗的适应证(目标人群)

慢性乙型肝炎患者是否需要抗病毒治疗取决于患者的 GPT 和 HBV DNA 水平,如果患者的 GPT 水平长期正常,无论患者的 HBV DNA 水平如何,患者处于免疫耐受期或非活动期,肝组织学无明显异常,或仅有轻度的炎症坏死,无纤维化,此类患者不需抗病毒治疗。若出现 GPT 持续或间歇升高,HBV DNA 复制活跃,肝组织学表现为中度或严重炎症坏死,有部分肝纤维化表现,患者已进入免疫清除期或再活动期,这些患者可进展为肝纤维化、肝硬化,甚至肝衰竭。对于这类患者应及时给予抗病毒治疗,通过抑制病毒减轻肝脏炎症,改善肝功能。

抗病毒治疗的一般适应证包括:①HBeAg 阳性者,HBV DNA ≥10^5copies/ml(相当于 20 000U/ml);HBeAg 阴性者,HBV DNA ≥10^4copies/ml(相当于 2 000U/ml);②GPT ≥2×ULN,如用 IFN 治疗,应使 GPT ≤10×ULN,血清总胆红素<2×ULN;③GPT<2×ULN,但肝组织学显示 Knodell HAI>4,或炎症坏死≥G2,或纤维化≥S2。注意排除由药物、酒精和其他因素所致的 GPT 升高,也应排除应用降酶药物后 GPT 暂时性正常。

代偿期乙型肝炎肝硬化患者的治疗指征为:不论 GPT 是否升高,HBeAg 阳性者 HBV DNA ≥10^4copies/ml,HBeAg 阴性者为 HBV DNA ≥10^3copies/ml。对于 HBV DNA 可检测到但未达到上述水平者,如有疾病活动或进展的证据,且无其他原因可解释,亦可进行抗病毒治疗,治疗目标是延缓或降低肝功能失代偿和 HCC 的发生。对于失代偿期肝硬化患者,只要能检出 HBV DNA,不论 GPT 或 GOT 是否升高,都应及时使用核苷(酸)类药物抗病毒治疗,以改善肝功能并延缓或减少肝移植的需求。

根据不同的新药和不同的治疗方案,其适应人群不同。一般有以下几类:

(1)初治患者(first treated):既往未经过任何已批准或在研的抗 HBV 药物治疗[干扰素、核苷(酸)类等]。Ⅰ~Ⅲ期临床试验通常选择初治患者。

(2)复发患者(recurrent):治疗结束时出现病毒学应答,但停药后 HBV DNA 重新升高或阳转,伴有 GPT 和 GOT 升高。长效干扰素或核苷类药物的临床试验,可以选择该类人群。但不建议短效干扰素临床试验选择这类人群。

(3)原发无应答(primary treatment failure)人群:目前干扰素的原发无应答还未很好界定,核苷(酸)类药物的原发无应答是指在依从性良好的情况下,治疗 3 个月 HBV DNA 下降$<1\log_{10}U/ml$,或者治疗 6 个月 HBV DNA 下降$<2\log_{10}U/ml$,长效干扰素的临床试验可以选择核苷(酸)类药物治疗原发无应答人群。

(4)部分应答(partial virological response)人群:指血清 HBV DNA 阳性,但较基线下降$\geq 2\log_{10}U/ml$。核苷类药物联合治疗或干扰素与核苷类药物联合治疗临床试验可选择该类人群。

(5)病毒学突破(virological breakthrough)人群:在未更改治疗的情况下,HBV DNA 水平比治疗中最低点上升 $1\log_{10}U$ 值,或一度转阴后又转为阳性,可有或无 GPT 升高。核苷类药物联合治疗临床试验可以选择该类人群。

(6)耐药(drug resistance)人群:在抗病毒治疗过程中,检测到和 HBV 耐药相关的基因突变,称为基因型耐药(genotypic resistance)。体外试验显示抗病毒药物敏感性降低并与基因耐药相关,称为表型耐药(phenotypic resistance)。针对一种抗病毒药物出现的耐药突变对另外一种或几种抗病毒药物也出现耐药,称为交叉耐药(cross resistance)。核苷类药物联合治疗临床试验可以选择该类人群。

三、入选标准

入选标准的设定主要依据拟进行临床试验药物的目的和目标人群。以下为受试者入选的一些基本标准的举例,针对不同的药物和方案会有一些其他标准。

1. 年龄和性别的入选标准　大部分临床试验会选择成年人,例如:18~65 岁的男性或女性受试者,并且他们有能力理解和签署知情同意书。但根据试验目的的不同,年龄在 18 岁以下的受试者也可纳入,但需取得监护人的同意并由监护人签署知情同意书。而年龄大于 70 岁者由于合并症较多会导致试验结果的影响因素较多,一般不纳入。大部分试验对性别没有要求,除非是针对妊娠期妇女的临床试验。

2. 体重指数(BMI)的入选标准　一些试验会设定 BMI 的入选标准,例如 BMI$\geq 18kg/m^2$ 且$\leq 32kg/m^2$。

3. 确定存在慢性 HBV 感染　例如筛选时 HBsAg 阳性,且要求提供 6 个月前 HBsAg 阳性的实验室检测结果。

4. HBeAg 和 HBV DNA 水平的确定　一般要求筛选时,对于 HBeAg 阳性者,血清 HBV DNA $\geq 10^5$copies/ml;对于 HBeAg 阴性者,血清 HBV DNA $\geq 10^4$copies/ml。若研究对象是肝硬化人群,则 HBV DNA 水平不必遵循上述标准。

5. GPT 水平　对于慢性乙型肝炎患者,一般要求筛选时血清 GPT 升高 $\geq 2 \times$ULN 但 $\leq 10 \times$ULN,且记录表明筛选访视期前 6 个月内但与筛选访视日间隔 ≥ 14 天,有 GPT 异常的结果(应使用当地研究单位检测实验室的参考范围),并排除药物、饮酒或感冒等非 HBV 原因导致的 GPT 升高。也有部分试验将 GPT 下限降至 1.5×ULN,而如果受试者为肝硬化人群,则不将 GPT 或 GOT 是否升高作为入选标准。

6. 既往抗病毒治疗情况的界定　例如:纳入初治患者则明确规定既往未接受过任何已批准或在研的针对 HBV 的药物治疗,如干扰素、核苷(酸)类等。临床试验纳入经治患者,需要明确定义纳入哪一类经治患者,如复发患者、无应答患者、部分应答者、耐药患者等。

7. 评估是否存在肝硬化　一些试验会纳入肝硬化的患者,最佳标准为肝组织活检,可以界定为筛选前 1 年或 2 年内的肝组织活检显示有无肝硬化。或者通过肝脏弹性测定、PLT 计数、APRI 指数、内镜检查、肝脏超声检查等综合评估,但是必须给出明确的判定标准。对于存在桥接纤维化或肝硬化的受试者,一些试验需要通过进一步超声检查、CT 或 MRI 扫描,证实无任何疑诊 HCC 的表现。

8. 其他病毒感染情况　例如:一些试验明确规定,抗 HCV、抗 HDV 和抗 HIV 血清检测阴性。

9. 对于非妊娠安全级的药物,必须明确规定:育龄期女性受试者或者有育龄期女性伴侣的男性受试者必须同意从治疗前 2 周一直到最后一次使用药物后至少 6 个月(或者按照当地法规要求更长时间)使用两种有效避孕方法。

在开展任何临床试验之前,应向受试者说明该试验的详细情况,并为受试者提供一份书面知情同意书供其阅读。如果受试者或其监护人同意参加该项目,应在试验研究者在场的情况下签署知情同意书并注明日期。受试者必须能够理解并同意依从规定的给药方案,能参加定期安排的研究访视,与研究者就不良事件和合并用药进行准确的沟通。所有临床试验要求受试者同意在此研究过程中不参加其他任何的临床研究或进行其他的抗 HBV 治疗。

四、排除标准

排除标准指不应该被纳入研究的条件。制定排除标准的目的在于:①排除其他情况对于研究结论的影响,如同时伴有其他疾病或合并症,已接受相关治疗,可能影响对疗效指标的观察。②从受试者安全角度考虑,如被纳入研究则有悖于医疗道德,或对患者也是不安全的,如妊娠期妇女、婴幼儿、未成年人、高龄患者以及过敏体质、病情危重或疾病晚期患者。③排除估计不能依从方案步骤或准时随访者,如不愿意接受研究措施或因患精神疾病不能合作者。临床试验中有明确的排除标准,满足任何排除标准的潜在受试者将不能参与临床试验。所有的Ⅱ期和Ⅲ期临床试验都要求受试者在基线的均一性,因此均设有严格的排除标准。但是,根据不同试验的目标人群不同,排除标准也不相同。一般有:

1. 筛选时 GPT 大于正常值上限 10 倍以上者,或有肝病急性病情加重导致一过性的肝脏失代偿病史者。

2. 既往有肝功能失代偿的病史者或目前具有失代偿肝病的临床表现者,如腹水、静脉曲张破裂出血或肝性脑病等,或者 Child-Pugh 评分为 B 级和 C 级患者。以下指征(但不限于这些指征)提示存在失代偿性肝病:①血清白蛋白<35g/L;②凝血酶原时间延长超过正常值上限 4 秒或 PTA<60%;③血清总胆红素>34.2μmol/L;④有肝性脑病病史;⑤有食管静脉曲张出血史;⑥腹水。如果进行肝移植前的临床试验,则该条不受严格限制。

3. 合并 HCV、HDV 或者 HIV 感染者。如果入选标准中包括抗 HCV 阴性、抗 HDV 阴性和抗 HIV 阴性,则合并 HCV、HDV 或者 HIV 感染的受试者需要排除。如果专门进行 HBV 和 HCV 共感染,或者 HBV 和 HIV 共感染者的临床试验,则该条件不受限制。

4. 存在其他肝脏疾病的病因。例如甲型肝炎、丙型肝炎、丁型肝炎、戊型肝炎、药物或酒精相关性肝病、自身免疫性肝炎、血色素沉着病、Wilson 疾病、α_1-抗胰蛋白酶缺乏症、非酒精性脂肪性肝炎、原发性胆汁性肝硬化或任何其他被研究者认为具有临床显著意义的非 HBV 病因的肝病。

5. 存在试验药物禁忌证的受试者。根据具体的试验药物确定,如 IFN-α/PEG-IFN α 的禁忌证包括:妊娠、精神病史(如严重抑郁症)、未能控制的癫痫、未戒断的酗酒或吸毒、未经控制的自身免疫性疾病、失代偿期肝硬化、有症状的心脏病、器官移植(除角膜、头发或皮肤移植之外)、慢性阻塞性肺疾病、重度感染(细菌性、病毒性、真菌性,包括急性结核)、有严重视网膜病史或其他证据(所有受试者在基线前 6 个月内都进行眼科检查)。

6. 任何其他研究者认为可能由于新药或者联合的药物治疗,导致加重的有临床显著意义的疾病。

7. 恶性肿瘤病史。通常试验不纳入筛选访视前 5 年之内有恶性肿瘤病史的受试者。一些研究会进一步明确,这些恶性肿瘤史不包括皮肤鳞状细胞癌和基底细胞癌、宫颈原位癌,或者其他研究者认为已治愈,且复发风险很小的恶性肿瘤。

8. 具有实验室检查异常指标的受试者。针对使用 IFN-α/PEG-IFN α 的临床试验,通常出现以下实验室检查结果的要排除:

(1)血小板计数<80×10^9/L。

(2)白细胞计数<3.5×10^9/L,中性粒细胞绝对计数<1.5×10^9/L。

(3)血红蛋白,女性<100g/L,男性<110g/L。

(4)肌酐>132.6μmol/L。

（5）GPT 和/或 GOT>10×ULN。

（6）血清总胆红素>2.0×ULN。

（7）甲胎蛋白（alpha-fetoprotein，AFP）>100ng/ml；AFP>50ng/ml 且<100ng/ml，但不存在肝硬化，进一步进行超声检查、CT 或 MRI 扫描，如有疑诊 HCC 的表现。

（8）HbA1c≥8.5%。

（9）ANA 滴度>1：160。

（10）促甲状腺激素（TSH）<1×LLN 或>1.5×ULN。

9. 受试者存在其他任何严重的或活动性身心疾病或者在筛选病史、体检、实验室检查或 ECG 记录期间有临床显著意义的发现，被研究者认为可能影响患者的治疗、评估或对研究方案的依从性，包括任何未被控制的具有临床意义的肾脏、心脏、肺、血管性、神经性、消化性、代谢性疾病（糖尿病、甲状腺疾病和肾上腺疾病），免疫缺陷疾病或肿瘤。

10. 使用禁止的伴随治疗 如需要长期或延长使用可能具有肝毒性的药物（包括但不限于氨苯砜、红霉素、氟康唑、利福平等抗结核药）或肾毒性药物（包括但不限于非甾体抗炎药、氨基糖苷类、两性霉素 B、膦甲酸等）。

11. 可能影响研究药物吸收的任何胃肠道疾病或外科手术术后受试者。

12. 妊娠、计划妊娠或哺乳期女性受试者或者其伴侣妊娠或计划妊娠的男性受试者。

13. 已知对临床试验药物或药物剂型的任何其他成分过敏或超敏的受试者。

14. 研究者认为，受试者当前或既往存在的酒精和/或毒品或麻醉剂滥用，将损害其安全性和/或对研究方案的依从性。如筛选前 1 年内每日饮酒超过 20g 的女性或每日饮酒超过 30g 的男性，近 1 年内有药物滥用史，研究者认为不能遵从该研究的治疗方案或影响结果。

15. 在研究药物给药前暴露于任何不能使用的药物。如筛选前 6 个月内接受过免疫抑制剂或其他免疫调节剂治疗（包括胸腺肽），全身细胞毒性药物，包括细胞毒性药物，包括中草药在内的有效抗病毒治疗（已知对抗 HBV 有效，如更昔洛韦、泛昔洛韦、洛布卡韦、苦参素、膦甲酸、FTC、DAPD、LFMAU、HBIG）。一些试验会明确给出多长时间内暴露于任何不能使用的药物，则需要排除。

16. 正在参加其他试验的患者，或在筛选前 12 周内或在药物 5 个半衰期内使用了其他研究药物，以更长的时间为准。

17. 研究者认为受试者依从性差。

五、退出标准

应从研究者和受试者两方面考虑，研究者认为继续治疗将对患者造成严重安全性风险时则必须停用研究药物，受试者将退出研究；或者受试者自己要求停止试验，亦可从中途撤出。

出现以下情况时要求退出研究：

（1）受试者纳入后发现不符合入选标准。

（2）受试者自己要求退出，撤回知情同意书。

（3）出现与药物相关的严重不良事件。

（4）受试者依从性差或不能遵守试验要求。

（5）服用研究规定的任何禁用药物。

（6）从医疗或受试者利益方面考虑不宜继续进行试验。例如研究者认为由于安全性原因（如不良事件）停止试验药物使用以符合受试者的最大利益。

（7）受试者怀孕，或者发生了不依从避孕要求的情况（对于参与研究的女性受试者）。

（8）受试者发生了试验方案中定义的需要停药退出的不良事件，例如受试者发生了严重的皮疹、过敏反应、肝脏疾病的重度恶化、GPT/GOT明显升高、胆红素明显升高、肝细胞癌等。

（9）试验期间同时参加其他临床研究者。

（10）因入狱或强制隔离以治疗精神疾病或身体疾病（如传染性疾病）而失去自由提供同意的能力。

（11）因任何原因对受试者破盲（紧急或非紧急）。

（12）申办者要求中止试验。

（13）研究者认为需要中止试验。

患者由于任何原因提前退出，研究者必须确定其提前退出研究的一个主要原因，并记录在研究完成的 CRF 上。所有提前终止使用研究药物的受试者，如果未撤回知情同意书，必须返回研究中心进行终止使用药物访视、随访访视和最终评价访视，需要填写 CRF 的临床试验终止部分。如果受试者在治疗已完成但研究尚未完成之前退出，必须在 CRF 中记录退出的原因。如果受试者失访（即没有表示打算退出研究但又未在研究访视时出现从而导致状况不明的患者），研究者应尽一切努力与受试者取得联系，确定停药/退出的原因，必须记录进行追踪的方式，例如打电话的日期、挂号信日期等，从而显示其已尽职。

六、脱落病例和剔除病例

（一）脱落病例

所有签署了知情同意书并筛选合格进入试验的患者，无论何时何因退出，只要没有完成方案所规定观察周期的受试者，均称为脱落病例，包括研究者要求其退出的受试者和主动退出的受试者，以及失访患者。在受试者脱落后，研究者应尽可能与患者联系，完成所能完成的评估项目，并填写试验结论表，尽可能记录最后一次服药时间。对因不良反应而脱落的，经随访最后判断与试验药物有关者，必须记录在 CRF 中，并通知申办者。脱落病例不能被替换。对于任何脱落病例，研究者必须在 CRF 表中填写脱落的原因，一般情况有以下几种：

（1）不良事件，出现严重的合并症和并发症，专家组认为需要退出。

（2）严重不良事件。

（3）缺乏疗效。

（4）失访（包括受试者自行退出）。

（5）受试者妊娠。

（6）被申办方中止。

（7）虽然完成试验，但服药量不在应服量的 80%~120%。

（8）专家组认为需要退出的其他情况。

（二）剔除病例

出现以下情况的病例需要从临床试验中剔除：误诊，符合排除标准，未曾用药者，无任何检测记录者，由于使用某种禁用的药物以致无法评价药效等。剔除的病例应说明原因，其 CRF 表应保留备查。不作疗效统计分析，但至少接受一次治疗且有记录者，可参加不良反应分析。

第三节　有效性评估方法

一、疗效评估方法

治疗应答

由于乙型肝炎本身具有多样化的病程特点，进展到"真实"（长期）终点（肝衰竭、肝硬化、HCC 和死亡）的时间很长，结局多变，再加上目前诊断技术的局限性，所以很难用确切的标准来判断各种治疗方法是否成功。就目前来看，HBsAg 向抗 HBs 的血清转换是预测病情长期缓解最合适的替代标志物。对干扰素治疗患者进行长期随访后发现存在以下规律，如果 HBV 复制能得到有效抑制，特别是还伴有 HBeAg 血清转换的话，就有可能改变乙型肝炎的自然病史。对于新出现的核苷（酸）类似物类药物来说，以主要依靠 HBeAg 血清转换的方式来判断疗效的做法是缺乏依据的，重新定义这类药物的治疗目标已经成为亟待解决的现实任务。我国 2015 年版《慢性乙型肝炎防治指南》指出，慢性乙型肝炎治疗的总体目标是：最大限度地长期抑制 HBV 复制，减轻肝细胞炎性坏死及纤维化，延缓和减少肝脏失代偿、肝硬化、肝癌及其并发症的发生，从而改善生活质量和延长存活时间。因此，对新药的评价和分类将以药物诱导和维持长期病毒抑制的能力为依据。由于组织学应答和缓解肝病这一最终治疗目标相一致，所以目前仍然认为组织学应答才是最客观的疗效指标。虽然最新研究结果表明，病毒载量的下降和组织学改善相关，但是关于病毒替代标志物与清除病毒防止疾病进展和出现远期结局的作用关系还有待进一步确定。

1. 病毒学应答　病毒学指标指血清 HBV DNA，此观察指标可说明体内乙肝病毒复制情况或水平，反映体内病毒的载量。病毒载量（HBV DNA）是决定肝炎自然病史中的一个重要因素,HBV DNA 定量检测不仅是体现 HBV 复制和抗病毒药物的疗效评价最直接、最可靠的指标,而且是反映疾病进程的重要信号之一。

HBV DNA 应采用定量检测法进行测定,由于目前已上市的 HBV DNA 检测方法有所不同,其试剂的敏感性以及检测范围都有差异,临床上专家推荐采用具有高灵敏度及较低检测下限和较大检测范围的检测方法,此外患者自始至终应坚持在同一中心实验室采用同一种检测方法,病毒载量应采用国际单位(IU)来计算,以利于实现对 PCR 检测的质量控制。因此,在临床试验中血清 HBV DNA 的检测应采用当前国际公认的、灵敏的检测方法,在经过充分的方法学验证的中心实验室统一进行。需注意中心实验室的资质,推荐在经过国家卫生健康委员会临床检验中心认证和评估的实验室进行检测,建议参考国际标准化组织《医学实验室质量和能力的专用要求》(ISO15189)和我国《全国乙型肝炎实验室检测工作技术规范》进行实验室内的质量控制。

在慢性乙型肝炎的临床试验开始之初,需要先以 PCR 法确定基线 DNA 水平,在之后的抗病毒治疗过程中,继续使用 PCR 法来测定实际应答情况和伴随病毒耐药出现的病毒反跳情况。多数研究结果表明,一旦血清 HBV DNA 保持在低于 $10^4 \sim 10^5$ copies/ml 的水平,GPT 就会趋近正常值,肝脏组织学就会出现改善。在临床试验中,可以采用 10^5 copies/ml 和 10^4 copies/ml 分别作为 HBeAg 阳性患者和 HBeAg 阴性患者的治疗阈值。由于慢性乙型肝炎的病情容易波动,必须不断监测试验受试者的 HBV 复制状态。在第 24 周、第 48 周或之后,病毒载量低于检测定量下限的患者百分比是一个很合适的病毒学应答指标。目前可以选择的病毒学次要终点较多,如较基线时改变均值,以及病毒抑制程度低于既定水平患者比例,或者低于 PCR 检测下限的患者比例。病毒学终点的选择应当有充分的依据。

为了明确病毒抑制水平和病毒应答之间的关系,建议认真记录早期应答的动态变化过程,这不仅是针对剂量探索性研究,也是确证性研究所要求的。如果用病毒抑制水平来表示病毒学应答,检测的时间点必须预先确定,并有充分的依据。应当对病毒动力学和持续应答之间的潜在关系进行探索性研究。

一旦建立检测肝脏和其他组织中 HBV DNA 的标准化方法,即可利用这些检测方法来监测和预测治疗的疗效。同理,以肝内病毒 cccDNA 检测作为终点的可能性也值得考虑。鼓励收集这些参数的各种数据。

针对病毒学特点,除了记录量化的 HBV DNA 水平之外,还应对 HBV 基因型(A-H)和分子水平的突变(如前核和核启动子突变)进行详细描述。

鼓励在临床试验中研究以下问题,并在试验设计中予以说明。如:评价伴随持续病毒学应答(sustained virological response,SVR)、HBeAg 血清学转换及伴随疾病缓解的病毒载量水平;评价组织学和病毒学结果之间的相关性;研究伴随疾病进展的病毒载量水平和治疗前后病毒株体外药敏试验结果之间的相关性。

2. 血清学应答

(1)HBeAg 消失:考虑到慢性乙型肝炎的自然病史特点,以往的干扰素研究以治疗结束出现 HBeAg 消失、伴或不伴抗 HBe(即完全 HBeAg 血清转换),且持续 6 个月及以上作为治疗成功的终点。然而,采用 HBeAg 消失作为终点的局限性也已显现:①HBeAg 消失不适用于 HBeAg 阴性的肝炎患者;②HBV 的基因型差异也会对 HBeAg 血清转换的重要性产生影响,因为不同的基因型具有不同的前核区突变的倾向性,作为提示疾病长期改善的标志物,有时并不可靠(如基因型为 B、C 和 D 的患者)。

对于 HBeAg 阳性的乙型肝炎患者来说,HBeAg 血清转换确实是判断 α-干扰素疗效的一个有价值的终点。随着具有直接抗病毒活性的新型核苷(酸)类似物的出现,HBeAg 终点持久性欠佳的特点已经带来了诸多问题。与干扰素试验相比,因为应答需出现在治疗中,而不是治疗后,所以核苷(酸)类似物的试验很难确定评估 HBeAg 消失的时间。有关治疗结束后应答的长期持久性的数据还非常少。因此,核苷类药物治疗期间出现的 HBeAg 消失和慢性乙型肝炎自然病史及干扰素治疗后的长期随访研究中出现的 HBeAg 消失在长期意义上是不一样的。引入核苷(酸)类似物治疗 HBV 感染后,有必要在开展这类药物的试验时,采用更灵敏的方法来检测血清 HBV DNA,使病毒学终点的定义更加明确。

先前用作治疗成功的替代终点的数据应当作为次要终点,如 HBeAg 阳性患者的 HBeAg 消失、HBV DNA 抑制到检测不出的水平、GPT 恢复正常;HBeAg 阴性患者的 GPT 恢复正常、HBV DNA 抑制到测不出水平。出现这些终点并不能保证基础肝病一定会有长期持久的改善,或者有良好的长期预后,但是临床实践中还在广泛使用这些数据,所以仍有一定价值。

鼓励对 HBeAg 血清转换的患者和未出现 HBeAg 血清转换的患者之间的病毒抑制程度进行比较研究。

(2)HBsAg 消失:HBsAg 是乙型肝炎病毒 S 基因表达的一种病毒包膜蛋白质,其本身没有传染性。HBsAg 阴转或血清转换是宿主实现免疫控制的标志,它代表患者的 HBV 复制得到了持续控制,肝组织的炎症明显减轻,疾病进展减缓,肝硬化和肝细胞癌的发生率明显降低。

慢性乙型肝炎理想的治疗终点是,无论是 HBeAg(+)还是 HBeAg(-)的慢性乙型肝炎,经过有效的抗病毒治疗出现持续的 HBsAg 消失,伴或不伴 HBsAg 血清学转换。对于代偿性肝病来说,无论应用哪种抗病毒药物,达到此终点即可停止治疗。因此,HBsAg 的检测无论是在 HBV 感染的诊断方面,还是在抗病毒治疗的疗效监测方面都有重要意义。

近年来的研究发现,HBsAg 与肝组织中 cccDNA 水平呈正相关,HBsAg 下降速度和幅度可预测抗病毒治疗的长期疗效,慢性乙型肝炎患者经过抗病毒治疗,其 HBsAg 下降速度和幅度是不同的。HBsAg 水平下降速度快、幅度大表示其治疗效果好,同时还可据此预测患者的持久应答以及长期随访时 HBsAg 的清除率。此外,有研究还发现干扰素抗病毒治疗过程中,与 HBsAg 持续高水平的患者相比,HBsAg 水平持续下降患者,治疗 1 年停药随访中复发比例明显较低,提示在治疗中 HBsAg 水平可区分持续应答者和复发者。

因此,在未来的治疗中,不仅在治疗过程中要监测 HBsAg 的定量水平,在治疗结束后还应继续监测,以便早期发现复发患者。

虽然 HBsAg 阴转是有临床意义的肝病消退的可靠标志,但是由于它的低出现率限制了其在新药治疗评价中的使用。到目前为止,即使在非常大的队列研究中,HBsAg 阴转的出现率过低以致很难将其确定为治疗终点。由于 HBsAg 阴转是慢性乙型肝炎治疗的目标,更好地理解预测这一结果发生的预测因子应作为今后研究的焦点。

3. 组织学应答　对病毒性肝炎的病变进行组织学分类有很多系统,如 Knodell 组织学活动指数(HAI)、Metavir 评分和 Ishak 评分。评分系统必须能够对坏死性炎症的疾病活动程度和纤维化分期进行单独评估。申请人应当提供其评分系统的选择依据。初次组织学评估通常由当地的病理医生完成,他们通过对坏死性炎症的分级和纤维化分期来决定患者是否满足入选标准,随后应由中心的病理学家完成专家主要的评估。进行肝活检评估的病理医生不应当知道治疗的随机分配情况,以及肝活检样本采集的时间。

在大多数试验中,组织学改善的定义是 HAI 评分下降 2 分或以上。然而这一定义没有对 HAI 评分下降和长期临床改善之间关系进行严格的评估。不仅如此,肝活检的抽样误差加上观察者之间的差异,都会造成 HAI 评分增加或下降 2 分或以上的情况。对于大样本量患者的统计分析来说,改善 2 分或以上可能合适。还可以探索其他备选方法,例如初始评分的下降比例(如较基线下降 50%)、下降达到预先确定的数值(如 2、3 或 5 分)或达到预先确定为轻微或良性的水平(如低于 3 分)等。但纤维化加重(增加≥1 分)一般是疾病进展最重要的中期终点。只要纤维化程度有所加重,就应当否定坏死性炎症评分所得出的组织学改善结论。对肝硬化及桥状纤维化患者的数据应当进行单独分析。

近年来人们发展了多种肝纤维化血清学检查指标及其组合模式,如血清 PⅢIP、HA、LM、Col-Ⅳ 以及 Fibrotest 等,对肝纤维化的综合判断起到积极作用。但是,这些血清学方法尚存在特异性与敏感性等问题,尚不能代替肝组织病理活检,许多研究者一直在寻找其他非侵入性的诊断肝脏疾病的方法,近年利用瞬时弹性成像(transient elasography)技术测量肝脏硬度(liver stiffness measurement,LSM)来评估肝纤维化的程度,是一种无创、无痛、快速、简单、客观的定量检测肝纤维化的方法。但这一检测方法也有其自身局限性,例如患者存在急性肝损伤、肥胖、腹水、肝外胆汁淤积等情况时,会影响诊断的准确性。目前一些提示 HBV 活动和纤维化的无创性标志物相关的临床试验正在进行中,这些标志物有可能最终作为肝脏活检的替代标志物。如果申请人在其临床试验中使用这类检测项目时,必须先经过充分的验证(即与肝活检的比较)。

对肝脏组织进行乙型肝炎病毒抗原的免疫组织化学染色可以提供一些数据支持。

4. 生化学应答　生化学应答的指标包括肝脏的酶学指标、血清胆红素水平、血清白蛋白定量等指标,其中血清 GPT 的水平是目前最简单且被广泛接受的代表肝脏炎症最敏感的指标。GPT 的正常化反映肝脏炎症的改善,生化学应答的定义为 GPT 水平下降至正常范围。现有研究表明 GPT 升高能增加不良预后的风险,将 GPT 水平正常作为研究终点是一种实用的指标。由于其对 HBV 感染缺乏特异性和存在随时间波动的特性,GPT 水平不能作为治疗的唯一终点。需要指出的是,GPT 水平正常的患者不能进行生化学应答的评价,也不能纳入统计分析,但可以就 GPT 水平的下降程度进行评价。在某些情况下,如 GPT 水平下降明显,但还未完全恢复正常,或者谷草转氨酶(GOT)水平仍然升高时(如有肝硬化的患者),应当适当调整生化学应答的定义,使之更加切合实际。监测结果中应当包括 GPT 恢复正常的患者比例,以及 GPT 恢复正常的时间。此外还应当对基线期 GPT 和病毒学应答之间的相关性进行探索性分析。

二、验证性试验的疗效终点

(一) 主要疗效终点

临床试验中的主要疗效变量应当事先确定,而且要和研究药物的预期作用有关。目前临床试验中用到的短期疗效指标包括病毒学、组织学和生化学参数,下面显示了这些变量出现应答的定义。由于这些变量都存在一定的不足,再加上缺乏公认的病毒学标志物和严格的应答定义,所以从目前来看,特别是针对非干扰素类抗病毒药物治疗慢性乙型肝炎的验证性试验,主要疗效终点应当是一个包括病毒学、组织学和生化学应答的联合终点,并按"联合应答"进行定义。

"持续应答"定义为治疗停止后病毒学和生化学应答能维持 6~12 个月。HBsAg 消失,抗 HBsAg 抗体(抗 HBs)出现,即可认为达到了"完全应答"。

慢性乙型肝炎抗病毒治疗的应答定义:

(1)生化学应答(BR):血清 GPT 下降至正常范围(或接近正常)。

(2)病毒学应答(VR):指血清 HBV DNA 检测不到或低于检测下限。

(3)血清学应答(serological response):指血清 HBeAg 转阴,或 HBeAg 血清学转换,或 HBsAg 转阴,或 HBsAg 血清学转换。

(4)组织学应答(HR):组织学评分改善,即和治疗前的活检结果相比,组织学活动指数至少下降 2 分,且纤维化程度无加重(≥1 分,或其他合理的标准)。

(5)联合应答:生化学、病毒学和组织学应答。复合终点对 HBeAg 阳性和 HBeAg 阴性的慢性乙型肝炎患者都同样适用。但是 HBeAg 消失不适用于 HBeAg 阴性患者,这类受试者的主要终点包括 GPT 恢复正常、HBV DNA 持续消失和组织学评分改善。

(6)持续应答:治疗停止后,病毒学和生化学应答持续 6~12 个月。

(7)完全应答:在病毒学、生化学和组织学参数出现应答的基础上,HBsAg 消失,抗 HBs 出现。

(8)病毒学失败的时间(继发失败):例如定义为 HBV DNA 水平与最低点相比升高 > $1\log_{10}$IU/ml。

随着领域的研究深入,将来有可能再更新以上这些定义,特别是随着更加灵敏的 HBV DNA 检测方法的诞生,就需要对病毒学终点进行修改。此外,应答标准不一定适用于各种人群,如肝功能失代偿患者。确证性研究中选择其他主要结局指标时必须说明理由。

研究方案中应当预先确定好治疗失败的定义。所有属于临床失败的患者都应当进行病毒学检查(包括治疗前后 HBV 敏感性比较和基因型分析)。在整个临床试验项目中,要严密监测耐药情况的出现。

(二)特殊情况下的备选主要疗效终点

在某些情况下,可以采用评价临床结局的备选指标。以严重甚至有生命危险的肝功能失代偿乙肝患者为例,适合作为研究药物治疗的结局指标有,血清 HBV DNA 和 GPT 较基线变化的时间加权平均值,某个临床体征的缓解时间,或者进展到出现规定事件的时间等。偶尔也将这些备选指标作为主要疗效变量,但这种情况很少。

在耐药的 HBV 患者中开展比较性研究时,可以选择的主要终点有血清 HBV DNA 较基线变化的时间加权均数,以及在某一治疗周期(如 48 周)内的变化中位数。在发生病毒反弹时,应当开展病毒株的基因型分析,检出可能存在的 HBV 野生型回复突变。次要终点应当包含血清 GPT 水平变化的中位数以及是否恢复正常,还有 HBeAg 消失、血清转换以及组织学改变的比率。

(三)验证性试验的次要疗效终点

评估这些终点的目的是核实按主要终点得出的结论是否可靠。研究方案中应当就结局标准进行具体定义,以便确定哪些患者达到了这些标准。需要考虑的次要终点包括,对组成联合终点的指标进行补充分析,比如事件(如病毒反弹、应答、缓解)发生时间分析和出现既定终点的患者比例(如 HBV DNA 下降至测不出水平、GPT 恢复正常、HBeAg 消失或血清转换的患者比例),另外还包括对成功治疗应答的治疗前预测因素的分析(如 HBV DNA 水平、Knodell HAI 评分和 GPT 水平)和基于 HBV 基因型的亚组分析。

(四)治疗应答的评估时间点

研究方案中应当明确说明确定治疗中访视的时间、治疗结束(EOT)时间和其他治疗后访视的时间,以及随访总时间的依据。对照药的预期疗效可用于指导试验的时程安排。在按计划进行每次访视时,应当尽可能收集所有患者的病毒学和生物学随访信息,以便对长期复发率能有一个全面的评价。研究报告中应当对每次访视中的所有缺失数据进行说明。

α-干扰素治疗的好处在于疗程不会无限延长,应答更持久,耐药突变的可能性很小。

对于核苷(酸)类似物来说,必须对应答评估的时间安排有更加清晰的定义。应当在治疗中、治疗结束时和治疗停止后的多个时间点上对抗病毒治疗的应答情况进行测定,并按时间顺序的等级系统进行分类:初始、治疗结束和持续应答。当采用核苷(酸)类似物进行长期治疗时,还应当包括治疗中的应答情况,即"维持应答"(某个时间点,如 1 年、2 年、3 年的病毒学和生化学参数);治疗结束时的应答和治疗后应答不适用于这些情形。研究方案在确定评价应答的标准时,还应当明确指出治疗多长时间后进行应答评价;不同于干扰素等免疫调节剂,治疗结束时的应答和治疗后应答不适用(见随访评价)。

抗病毒治疗的应答时间:

(1)治疗中应答:①初始应答,治疗开始后前 6 个月内出现的应答。②治疗结束应答(EOT),一个计划疗程结束时出现(6个月、12个月或更长)的应答。③维持应答[适用于核苷(酸)类似物],连续延长疗程(如超过1年)后的最后一次随访时仍出现的应答。

(2)治疗后应答:持续应答,治疗停止6个月或12个月后仍存在的应答。

有关"初始应答"检测率和临床初期病毒血症下降程度的数据可以用于比较不同治疗药物的抗病毒活性。最好能把治疗4~8周后的早期病毒学应答(early virological response,EVR)情况也一并记录。"EOT应答"检测率和临床后期病毒血症下降程度对于预测长期疗效或疾病缓解的可靠性还缺乏依据,不能作为主要终点。要确定患者是否对治疗出现了"持续应答",必须随访6~12个月。判断应答持久性的标准应当包括长期持续的病毒学和生化学应答,以及最终出现HBsAg向抗HBs的血清学转换。以后还可能将肝脏中cccDNA的清除也纳入这一终点。

（五）随访评价

在一般情况下,治疗后6~12个月对应答情况开展的随访评价应当由联合主要终点中的参数组成(病毒学、生化学和组织学应答见前述的应答定义表)。目前要求验证性临床试验在基线和随访中各进行一次活检。核苷(酸)类似物和干扰素相比,HBeAg终点的持久性较短,并且需要对其进行密切随访。对于HBeAg阴性患者而言,持续应答应当包括长时间的GPT正常和HBV DNA消失。对于特殊人群(如失代偿患者),随访应答的情况应当根据所采用的终点标准进行调整。

长期治疗期间(如超过1年),部分亚组患者可以间隔一段时间后进行肝脏活检,以确定维持应答情况,这种做法适用于核苷(酸)类似物。应当定期随访HBeAg、血清GPT和HBV DNA水平的转归,以便及时发现各种级别的肝炎活动或病毒反弹。

上市后临床试验中对持续应答的持久性以及肝脏并发症的发生率所开展的长期随访,必须在提出注册申请之时就计划妥当。治疗后较迟出现的复发情况都应当仔细记录。对耐药的随访,见本章第六节。

用于申请治疗慢性乙型肝炎的抗病毒新药,至少要有暂时确定的最佳疗程以及停药时间。停药的标准必须明确,随访的总时间的确定必须有充分的依据。

（六）临床应答

肝功能处于代偿期的患者一般不表现出肝炎症状,所以很难评估患者对治疗的临床应答。因此只能在特定人群中依据临床事件开展疗效评估,如肝功能失代偿患者。应当在治疗过程中定期开展临床结局的评估,还包括治疗后的指定访视期间。研究方案应当从组成联合终点的参数出现有临床意义变化的角度出发,对应答者做出先验性规定。应当按事先确定的标准记录Child-Pugh评分较基线水平的下降情况。研究中应当比较的是评分改善达到一定程度的患者比例,而不是评分本身的变化。对失代偿期肝硬化患者的疗效应当体现Child-Pugh评分的改善和不再需要肝移植的治疗。胆红素、PT、血清白蛋白浓度等规定参数在既定时间点上的改善情况应当作为实验室依据进行记录。这些参数较基线水平改变的中位数(范围),以及数值恢复到正常的患者比例也应当予以记录。

发生规定的临床事件,如自发性细菌性腹膜炎、消化道出血或食管曲张破裂出血,HCC 或肝病引起的死亡等表示疾病出现进展,应当详细记录疾病进展时间。

特别是在治疗过程中以及结束后,应当监测肝炎的发作(GPT 水平升高超过正常值上限 10 倍和超过基线值 2 倍)和一些临床症状。

长期临床结局:尽可能在上市后监测期内开展抗病毒治疗的长期临床结局研究。应当对肝衰竭、HCC 和肝病引起的死亡发生率进行跟踪。

第四节　临床有效性研究

在新药研发过程中,证实新药具备切实的临床治疗效果,是整个研发过程的关键。因此,针对临床有效性进行的研究,除了能验证药物的实际疗效,还能评估药物继续研发的成本-效果比,将有效的研发资源最大化利用。我们已经了解到国内药物临床试验一共分为四期,第Ⅰ期针对人体安全性进行临床药理学评价;第Ⅱ期针对治疗作用进行初步的临床评价;第Ⅲ期针对疗效进行确证和全面评价;第Ⅳ期是在药物上市后扩大范围,重新评价药物对大多数人的疗效以及安全性。由上可以看出,在临床研究的Ⅱ、Ⅲ、Ⅳ期中均涉及疗效评价的问题,即对药物进行临床有效性研究。

一、临床有效性研究的一般原则

(一) 正确认识有效性

设计并实施一项好的临床有效性研究,首先需要正确认识临床有效性,这里提到的临床有效性,不仅是显示出试验组和对照组具有确实的统计学意义,而是需要证明新药具备临床重要效果(clinically important effect,CIE)。有关临床重要效果的定义较为宽泛,包括治疗结束后受试者身体功能的水平是否得到恢复或者提升,受试者各种健康风险是否降低,以及发生研究者与受试者均能认识和接受的良性变化,例如生活质量的提高和长期预后的改善等。

然而即使研究药物具备了临床重要效果,从有效性评价的角度来看,所谓"有效"其实混杂了很多干预因素,这些干预因素可以是单独的,也可以是联合的;可以是长期的,也可以是暂时的。通过研究,我们期望排除这些干预因素,得出结论确认试验药物在特定的剂量和疗程下,在特定的人群中,使受试者获益。同时这种获益应该是可重复的。有时因为干预因素的存在,实际的无效却被误认为有效,而实际的有效却大打折扣。常见的干预因素主要有如下几种:

1. 疗效评价标准欠佳　我国新药有效性的评价标准现在采用的为通用的 4 级评定标准,而没有采用国外的 3 级评定标准,将 3 级标准中的有效拆分为显效和进步两部分。同时在统计有效率时,以痊愈和显效的病例数合并统计。这样的评定方法更适合于研究药物的有效性,将相对较为宽泛的评价标准变得方便质控,每个等级的评价均有明确指征,排除评定的主观偏倚。评价时采用症状、体征、实验室检查、专业特异指标四方面的评价标准。然而在实际研究中,并非所有研究都能制定出最理想的评价标准。

例如慢性乙型肝炎患者在接受抗病毒治疗后,评价所接受的治疗方案是否理想,需要通过症状的缓解,如乏力、纳差、肝区不适等感觉的减轻或消失;体征的消失,如巩膜黄染和肝区叩痛的好转;生化学指标转为正常,如肝功能检测中总胆红素和肝脏酶学转为正常;最重要的是专业特异性指标的好转,针对慢性乙型肝炎来说,即 HBV DNA 的阴转和乙肝标志物血清学的转换。

无论何种类型的抗乙肝病毒新药,在其研究中针对这四方面的评价标准,自然以 HBV DNA 的阴转作为最重要的评价指标。强效快速地抑制 HBV DNA 的复制并保持其长期抑制状态,能减轻肝细胞炎症坏死及肝纤维化,延缓和减少肝脏失代偿,肝硬化,肝细胞癌及其相关并发症的发生,从而改善生活质量和延长存活时间,明显改善预后。而乙肝标志物的血清学转换,尤其是 HBsAg 的血清学转换作为更高一级的治疗目标,针对大部分抗病毒药物来说很难通过有限的疗程达到。当其被用于判断抗病毒药物疗效时,便会出现大部分药物都只能达到显效的状态,在疗效判断时导致其有效性欠佳。

2. 受试者不满足纳入标准　错误的诊断让不满足入选标准的受试者被纳入研究,受试者不具备接受该药物治疗的适应证,最终导致治疗效果与实际情况出现较大差异。例如 HBV 感染者进行抗病毒治疗时,受试者均要求满足慢性乙型肝炎的诊断,有一部分患者尽管乙肝标志物阳性,即我们通常所说的大三阳或者小三阳,同时 HBV DNA 检测复制也是阳性,但是其处于免疫耐受阶段,并没有出现肝脏的炎症损害,即没有发生生化学中转氨酶的增高或者是病理学中肝脏组织炎症细胞的浸润。如果我们将这类患者作为受试者纳入研究,并观察其对抗病毒治疗的反应时,我们就会发现,这部分受试者血清中 HBV DNA 并不能被抑制,而会长期处于复制状态并被诱导出耐药,使得研究中的药物有效性低于药物的实际有效性。

纳入自限性疾病的患者也会对药物的有效性造成影响。婴幼儿时期乙肝病毒的感染多会迁延为慢性感染,围生期 HBV 感染者中,更有高达 90% 的患者会发展成慢性感染。而成人感染 HBV 后,仅有少部分患者会发展成慢性感染。大于 5 岁后感染 HBV,慢性化率就急剧减少至 5%。急性乙型肝炎是一种自限性疾病,对于成年人来说,早期诊断,及时对症处理,注意休息和营养的前提下,大多数患者在 3~6 个月自愈。按照中华医学会肝病学分会和中华医学会感染病学分会联合制定的《慢性乙型肝炎防治指南》(2015 年版),当既往有乙肝病史或 HBsAg 阳性超过 6 个月,现 HBsAg 或 HBV DNA 仍为阳性者,即可诊断为慢性 HBV 感染。患者被 HBV 感染后如果病程没有超过 6 个月,被错误诊断为慢性感染而纳入研究,实际却是急性感染的恢复期,这部分患者接受药物治疗后的效果必然是有效的,便会出现研究中的有效性高于药物实际有效性的情况。

3. 安慰剂效应　疼痛、内分泌紊乱等相关的疾病以及无器质性病变的功能性疾病由于症状主观性强,病历治疗主要通过患者描述获得,受神经激惹及精神状态影响严重。大都存在安慰剂效应。这些疾病在使用安慰剂作为对照时都可能取得与研究药物接近的疗效。而感染性疾病在机体免疫力不能清除病原体时,使用安慰剂并不能获得很好的效果。尤其以病原学指标作为治疗效果的衡量标志时,安慰剂的疗效更是微乎其微。因此安慰剂效应在感染性疾病的有效性研究中通常不会构成干预因素。

4. 合并治疗效果干扰 由于感染性疾病的特殊性,单独使用安慰剂作为对照进行研究意味着放任疾病的发展,往往不能通过新药临床研究的伦理审核。例如慢性乙型肝炎患者如果达到抗病毒治疗的指征而不进行抗病毒治疗,意味着病毒持续复制,反复造成肝脏的炎症损害,随着病变加重而日趋显著,导致肝内胶原过度沉积,形成纤维间隔。如病变进一步加重,还可引起肝小叶结构紊乱和假小叶的形成,最终进展成为肝硬化。病毒的转录复制还能引起肝细胞癌基因的激活,诱导肝细胞癌的发生。因此当一种适用于慢性乙型肝炎的抗病毒药物研究使用安慰剂作为对照时,因为伦理需要往往会加用保肝类药物,常见的有降低肝脏炎症浸润的甘草酸制剂,稳定肝细胞膜的磷脂酰胆碱制剂,以及一些中草药提取物。虽然就目前的研究认为这些药物对慢性乙型肝炎患者的血清标志物和HBV DNA 这类专业特异性指标的影响甚微,但是却能明显改善症状体征以及生化学检查的指标。受试者对辅助药物反应的差异可能会被误认为试验药物之间的差异,影响了试验药物效果的判断。

(二)有效性研究设计的基本思路

1. 确定研究目的 确定研究目的是临床有效性研究需要解决的首要问题。由于药物的临床有效性研究对象和研究数据均来源于临床,得出的研究结果最终要应用于临床,因此研究目的要和药物的临床定位紧密结合,即需要确定药物的临床价值。药物的临床价值是多方面的,包括改善症状、延缓疾病进展、防止疾病复发、提高生活质量、延长预期寿命、降低不良反应等。研究药物定位于不同的临床价值,其研究方案的设计就会有所区别。针对抗乙肝病毒药物,当研究目的是观测药物对病毒的抑制作用时,研究周期可能较短,通常为 1~2 年,监测频率可能较频繁,通常为 3 个月;当研究目的为患者的远期预后时,研究周期可能较长,多为 5~10 年,随访间隔时间也可能较长,后期可以 6 个月随访一次。

2. 确定临床分期 临床分期是根据时间和研究逻辑进行划分,即先前的研究结果影响后续的研究计划。但是随着新的研究数据不断出现,可能会促使开发策略不断改进。例如后续的疗效验证的研究结果可能会提示需要进一步进行人体药理学的研究。因此根据研究目的对临床试验进行分类的系统更适宜,即将研究类型划分为人体药理学研究、治疗探索研究、治疗验证研究和治疗应用研究。虽然同一类试验可能发生在几个不同的分期中,导致研究分期并不能为临床试验的分类提供足够依据,但是由于药物开发是一个逻辑性极强的循序渐进的过程,研究分期和研究类型之间依然存在着重要的线性关系并一一对应,Ⅰ期研究中主要的研究类型为人体药理学,Ⅱ期研究主要为治疗探索,Ⅲ期主要为治疗验证,Ⅳ期主要为治疗应用。

从研究目的来分析,治疗探索、治疗验证和治疗应用都属于有效性研究的范畴。治疗探索是早期小规模研究,所得到的结果用于支持规模更大,目的性更强的后续研究。初始研究对短期安全性和耐受性进行早期评价,提供药效学和药动学的基本信息,这些信息为初始探索性治疗试验提供合适的剂量范围、疗程长短和给药方案。之后的验证研究通常规模更大,时间更长,涵盖人群更广。因此在有效性方面,Ⅱ期临床试验的结果起着关键性作用。Ⅱ期临床早期研究常常通过剂量递增设计评估药物的剂量-效应关系。后期则通过平行剂量-效应设计,确定药物对拟订适应证的剂量关系。

3. 遵循对照原则,设立对照组、对照试验和对照药物　之前已经提到过,非药物因素的干预可以引起疗效的变化,设立对照组后,可以在一定程度上区分这种差别是由药物因素还是非药物因素引起的。假阳性和假阴性的误差在任何一项研究中均存在,只有在设立对照的条件下才能评价各组之间出现的疗效差异是否真的存在。对照试验的类型选择平行对照或交叉对照,则根据研究目的有所区别。

恰当地选择对照药物对于最终疗效的判定同样具有十分重要的作用。对照药物分为阳性对照药和阴性对照药,阳性对照药多为同一类型药物中公认的代表性药物,有相对较好疗效,而阴性对照药则是安慰剂。但是因为试验伦理要求的限制,安慰剂并不适用于所有疾病,尤其是有急重器质性病变的患者。仅在试验药物作用较弱,仅选用神经官能症或是轻至中度功能性疾病的患者作为受试者时,才宜选择安慰剂作为对照药物,通过证实试验药物显著优于安慰剂来确实药物本身的药效。

4. 遵循随机化与盲法原则　随机化可以排除分配误差,使受试者均匀地分配到各试验组。这种分配不以人的意志为转移,能最大程度避免因受试者生理功能的区别引起临床疗效的差别。常用的随机方法很多,小样本的临床探索性研究比较适合采用区组随机表,而扩大样本的临床确证性研究更适用于随机数字表的随机化方法。

正确应用盲法可以使临床有效性研究在简单、便捷的同时获取高质量的试验数据。单盲由于仅对受试者设盲,不能排除研究者的主观偏倚。双盲双模拟适用于两种药物形状特质存在较大差异的情况,虽然科学严谨,但是增加了研究的繁复程度和研究者的操作难度。增加药量后受试者的依从性也会受到影响。如果药物研究的申办方能够提供和所研究药物性质相同的对照药物,则使用双盲进行研究是最方便、高效的研究方法。

二、探索性研究

新药临床试验在探索性研究阶段是为了获取新药(短期)疗效的可靠数据,为后期确证性的临床研究设计打下坚实的基础。即其研究目的是研究药物对适应证的作用,估计后续研究的给药剂量,再为验证研究的设计、终点和方法学提供依据。针对慢性乙型肝炎抗病毒药物来说,研究目的就是证明其具备确实的抗 HBV 活性,能够在有限时间内迅速抑制病毒复制,并在保证研究安全性的同时摸索出对病毒复制抑制作用最强的有效剂量。确定最优剂量能够保证在后期的验证性阶段所研究的剂量副作用最小而疗效最佳,以免长期以非最优剂量进行研究,增加研发风险,承担不必要的研发成本。这就要求我们在探索性研究阶段对量效关系进行深入研究。如果理想的治疗终点无法在短期内达到,则需要使用替代终点,在经过严格界定的小范围人群内进行较短时间的早期研究。

（一）探索性研究试验方案设计要求

1. 基本原则　同其他药物一样,慢性乙型肝炎抗病毒新药的临床试验在探索性研究阶段也需要遵守Ⅱ期临床试验方案设计的基本原则与指导原则。《赫尔辛基宣言》是临床试验的伦理基础,我国颁布并修订的《新药审批办法》为新药临床试验提供了行政指导。参考 WHO GCP 指导原则,我国也颁布了《药品临床试验管理规范》《新药（西药）临床研究指导原则》作为我国 GCP 的指导原则。此外,如果研究药物涉及国外Ⅰ类新药,则还需要符合国际人用药品注册技术协调会（ICH）的 GCP 指导原则。

2. 伦理要点　在基本原则的指导下,设计探索性研究时需要充分考虑受试者的安全、利益、权利和隐私。这就要求在方案设计前认真评估研究的利益和潜在风险;伦理委员会认真审批临床试验方案,病例报告表与受试者知情同意书;每一位研究者都应该具有合格的资质并经过良好的训练,同时还要明确认识自己所承担的医疗职责;最后,完善的临床试验质控体系必不可少。

3. 技术要点

（1）诊断标准:明确的诊断标准是探索性研究中最重要的技术指标,它能保证纳入的受试者具备试验药物所针对的适应证,能直接而真实地反映研究药物的疗效。对抗乙肝病毒新药的研究来说,明确慢性乙型肝炎的诊断至关重要。按照 2015 年版指南,既往有乙型肝炎病史或 HBsAg 阳性超过 6 个月,现 HBsAg 和 HBV DNA 仍为阳性,GPT 持续或反复升高,或肝组织学检查有肝炎病变,即可诊断为慢性乙型肝炎。按照 HBeAg 是否为阳性,慢性乙型肝炎可分为 HBeAg 阳性慢性乙型肝炎和 HBeAg 阴性慢性乙型肝炎。有一部分患者,血清 HBsAg 阴性,但是血清或肝组织中 HBV DNA 持续阳性,并且伴有肝功能异常或组织学改变,这些患者可有抗 HBs、抗 HBe 或抗 HBc 阳性或者血清标志物全为阴性。在排除其他病毒及非病毒因素引起的肝损伤后也可诊断为慢性乙型肝炎,这种隐匿性的慢性乙型肝炎患者虽然也满足慢性乙型肝炎的诊断,但是在纳入为受试者进行研究时,这部分患者在血清学的检测结果多无法为结果提供有效性评价的数据。同时,这部分患者感染的病毒株多为变异株,一部分变异株可能对研究药物存在耐药的情况,例如,发生 rtA181T/sW172 * 突变的病毒株 HBsAg 的分泌受到抑制,肝组织中 HBV DNA 的复制上调,在动物研究中已经发现其对现有的核苷（酸）类似物拉米夫定、阿德福韦酯、替比夫定的敏感性降低,这些生物学特性的改变都会影响对药物有效性的判定,因此是否应该纳入为受试者仍然值得商榷。

（2）疗效观测指标:疗效观测指标用于观测疗效,界定不良反应的发生,在研究中制定正确的疗效观测指标才能客观评价药物有效性,及时发现不良反应,保证研究的顺利进行。

慢性乙型肝炎患者在接受治疗过程中用于观测疗效应该定期检测的指标包括:①生化学指标,包含常见的肝功能指标如 GPT、GOT、胆红素、白蛋白、ALP、GGT、凝血酶原时间、胆碱酯酶、甲胎蛋白等。②病毒学指标，主要是指 HBV DNA。③血清学指标，主要包括 HBeAg、抗 HBe。虽然 HBsAg 的阴转和抗 HBs 的出现是慢性乙型肝炎治疗最理想的治疗终点，但是 HBsAg 的血清学转换对大部分的抗病毒药物来说仍是一个可望而不可即的目标，疗程亦无法确定。因此在短期的探索性研究中，用 HBsAg 的血清学转换来评价疗效显然不合时宜。

除了特异性指标，常规指标的检测也非常重要。这些指标能够监控受试者的生理状态，检验药物对常规生理功能的影响。常规检测指标主要包括血常规、尿常规、肾功能、血糖、血脂、部分肝外酶学指标和电解质。

少数药物在前期人体药理学研究中耐受性良好，而多数药物均会出现不同程度的不良反应，这就需要增加针对这些已知不良反应的监测指标，例如使用干扰素可能会导致甲状腺功能的变化和免疫功能的紊乱，这就需要在干扰素相关的新药探索性研究中增加甲状腺功能指标和免疫学指标。

无论是用于疗效观测还是不良反应监测的指标，其检查频率通常由所研究药物的药理学特性和疾病本身的病理生理学特性共同决定。由于慢性乙型肝炎属于慢性疾病，多推荐疗效观测指标的检测频率为前 3 个月每个月监测 1 次，而后每 3 个月监测 1 次。但根据药物特性不同，可以适当调整其他指标的监测频率。

（3）研究类型和病例数估计：之前已经反复提到，探索性研究最重要的目的之一就是证实研究药物对目标适应证确实的作用。而这种作用受到各种干预因素的影响。遵循随机、对照和盲法能够很好地排除干预因素。因此探索性研究要求必须设立对照组进行盲法随机对照，常采用的是双盲随机平行对照试验。

病例数的估算已经有专门章节叙述，可根据试验要求使用公式求出，这里就不再赘述。需要强调的是，处于Ⅱ期临床试验阶段的探索性研究按规定需进行盲法随机对照试验 100 对，即试验组和对照组各 100 例。

（4）入选标准、排除标准和退出标准：进行慢性乙型肝炎抗病毒药物研究，无论在探索性研究还是确证性研究阶段，首先需要满足的入选标准为患者符合慢性乙型肝炎的诊断；其次为排除年龄对生理功能的影响，多数研究要求患者年龄在 18~65 岁。同时，为方便疗效观测，患者需要达到接受抗病毒治疗的一般适应证：对 HBeAg 阳性患者来说，血清中 HBV DNA ≥10^5，HBeAg 阴性患者血清中 HBV DNA ≥10^4；GPT ≥2×ULN 或者肝脏组织学显示 Knodell HAI ≥4，或者炎症坏死 ≥G2，或者纤维化 ≥S2。就目前已知的几种类型的抗病毒药物来说，干扰素一类的药物有确切的生殖毒性，而部分在动物实验中未显示生殖毒性的核苷（酸）类似物也无法进行在人体中生殖毒性的研究，因此几乎所有研究都要求接受筛选的育龄期女性患者在入组前接受妊娠试验排除妊娠，并且要求所有育龄期患者承诺在用药期间及方案规定的药物洗脱期内采用避孕措施。具体持续时间按照前期药理学研究的数据指导设定。

为排除其他药物的干扰，部分研究要求接受入组筛选的患者在超过半年的时间内未接受过干扰素的治疗，并且在超过 3 个月的时间内未接受过核苷（酸）类似物的治疗。更加严格的临床研究要求所有受试者均为抗病毒治疗的初治患者,有效避免在药物筛选压力作用下发生的病毒株准种的漂移,进而出现的对疗效的可能影响。鉴于探索性研究的受试者应为严格界定的小人群,初治患者更适合被纳入研究。

因而,这类研究的排除标准就更加严格,此阶段的研究希望将受试人群限定为仅患慢性乙型肝炎,无其他合并症的单一疾病患者。因此这个阶段研究的排除标准包括:合并其他如 HAV、HCV、HDV、HEV 等肝炎病毒的感染和 HIV、EBV、MCV 等病毒的感染;合并其他原因导致的慢性肝病如自身免疫性肝病、酒精性肝病、脂肪肝、药物性肝损害等;合并其他系统和器官的严重疾病或功能异常;合并其他系统的恶性肿瘤。同时该阶段研究还希望病毒对肝功能的损害在可控制范围内,因此肝功能失代偿的患者(Child-Pugh 评分系统分级为 B 级以上)和甲胎蛋白过高(通常>100ng/ml)或者进行性增高的这类不能排除肝脏肿瘤的患者均会被排除出研究。此外,由于慢性乙型肝炎的治疗效果与机体免疫状态有关,机体免疫状态有关因素也会被纳入评价,因为任何原因接受过或者即将在研究中接受免疫调节治疗的患者都将会被排除。

尽管探索性研究是短期的,但是由于慢性乙型肝炎疾病的特殊性,多数抗乙肝病毒新药的探索性研究均会设定 48 周的治疗期和 24 周的随访观察期。较长的持续时间意味着并不是所有受试者都会完成研究,中途可能会因为受试者自身意愿或者违背方案而退出;药物导致严重不良反应和提前预知临床价值有限也会使受试者退出研究。极少数情况下会出现研究全面中止,多因为研究中出现严重安全事故,方案存在重大失误,申办方和卫生行政部门的要求等因素。

(5)剂量与给药方法、患者依从性:剂量与给药方法多依靠前期人体药理学研究阶段的研究结果决定。但在此期可以用剂量递增设计初步评价药物量效关系,或用平行量效设计确定药物对可疑适应证的量效关系。部分平行量效研究也会推迟到Ⅲ期做治疗验证时进行。在进行剂量调节时,首先需要确定合理的初始剂量,初始剂量的范围可以从获得最主要效应的最低剂量到获得全部作用的剂量。其次要根据药物效应和患者的特征确定合理的调节步骤和调节间距,最终确定一个推荐剂量。

由于乙型肝炎抗病毒药物的研究时间普遍较长,多超过 1 年。无论是免疫调节药物还是直接针对病毒本身靶位的药物,抑制病毒复制都是长期而持续的过程,这样才能尽量避免对肝脏的病理损害,因此患者依从性对药效影响巨大。研究过程中应密切关注药物剂量和使用方法是否正确,是否有漏用和自行停药的状况。从引起病毒学反弹这一角度来说,慢性乙型肝炎患者在抗病毒治疗过程中自行停药而产生的危害大于试验药物本身可能带来的潜在损害。这一点也需要在入组和随访过程中时刻向患者说明,引起患者重视。在较长的治疗过程中,患者可能将试验药物带回家自行使用,每两次随访之间的监测至关重要。合理设计受试者日志可以达到很好的监测效果。优质的受试者日志能够简单、明确地记录患者的用药情况,主观感受和不良反应,帮助研究者和受试者进行沟通。

(6)数据收集与分析:与试验设计方案一致的病例报告表(CRF),既符合专业要求,也达到统计学要求的数据处理与统计分析方法,完善的总结报告应包括哪些指标的分析结果也应该在研究设计时一并考虑。这些都有章节针对性地一一叙述。

针对慢性乙型肝炎的新药研究目前仍集中在干扰素和核苷（酸）类似物方面,治疗型疫苗也是近年药物开发的重点。由于研究药物类型的不同,各种药物的探索性研究存在区别,以下将分别从不同类型药物的角度对这些研究的区别加以说明。

（二）核苷（酸）类似物的探索性研究

核苷（酸）类似物直接作用于病毒复制周期,通过直接或间接作用于 HBV DNA 多聚酶,导致 DNA 复制的中止,从而达到抑制病毒复制的作用。针对这一类药物进行探索性研究时,其研究目的必然是证明其存在确切的抗病毒活性。进行核苷（酸）类似物的新药探索性研究在满足前述的基本原则和伦理要求的前提下,受试者必须满足指南推荐的慢性乙型肝炎诊断标准,以及基本的入选标准和排除标准。

除在基线了解受试者血常规、尿常规、基本生化指标、B 超、心电图、胸片等情况,应针对患者慢性乙型肝炎的疾病相关情况进行评估。这些指标包括但不限于 GPT、GOT、胆红素、白蛋白这类肝功能指标,还应包括凝血酶原时间/凝血酶原活动度（PT/PTA）、胆碱酯酶（ChE）、甲胎蛋白（AFP）等反映肝脏合成代谢再生情况的指标,病毒学方面的血清抗体和 HBV DNA。如果有条件应尽量进行高精度 HBV DNA 的检测,提高 HBV DNA 载量检测的精确性,并进行 HBV 基因分型和耐药基因检测,了解并预估病毒株准种差异对抗病毒药物可能造成的影响。通过肝穿刺活检获得组织标本进行病理学诊断可以更准确地了解肝脏炎症和纤维化情况,但是鉴于该检查的有创性,在进行试验设计时应充分考虑受试者的可能接受程度。

通常情况下,使用核苷（酸）类似物进行抗病毒治疗时,在头 3 个月应每个月随访 1 次,3 个月后每 3 个月随访 1 次。在探索性研究中考虑到患者的安全性问题,可每个月随访 1 次。疗程多为 48 周。疗效评价多采取三大指标,即生化学应答、病毒学应答、血清学应答。生化学应答为基本目标,即要求肝功能恢复正常;病毒学应答为最重要的目标,即 HBV DNA 转阴,目前多要求低于常规检测下限 $1 \times 10^2 IU/ml$。血清学应答分为 HBeAg 的血清学转换或 HBsAg 的血清学转换,就目前已有的核苷（酸）类似物疗效观测,1 年内只有少部分受试者能达到 HBeAg 的血清学转换,HBsAg 的血清学转换基本无法达到。因此,可以将 HBeAg 的血清学转换作为短期探索性研究的疗效评价标准。

核苷（酸）类似物因其作用靶点为病毒蛋白,总体安全性和耐受性良好。但是在研究中可能出现少见、罕见的严重不良反应。药物可能存在的不良反应、肾功能、肌酸激酶、乳酸脱氢酶等也应酌情被纳入随访评价指标。一旦出现不良反应,应积极给予干预。

短期使用（48 周）核苷（酸）类似物进行抗病毒研究,可能出现无效、应答不佳或是停药后反弹等情况。因此在研究中针对这些情况需要设定备用方案,为了不影响对抗病毒药病毒抑制能力的评估,备用方案多采用保肝抗炎类药物,在治疗过程中长期无法获得生化学应答,或是停药后病毒学反弹再次出现肝功能异常,都应该及时加用。

当 48 周治疗结束时,应再次通过肝组织活检了解肝脏炎症纤维化情况,从而了解治疗前后组织学分级的改善情况。但是同样需要考虑受试者对该有创检查的接受度。

（三）干扰素的探索性研究

干扰素,尤其是 I 型干扰素,主要通过直接和间接两种方式抗病毒。直接抗病毒是通过细胞因子的调控影响病毒复制,而间接抗病毒则是通过调节机体的免疫功能来抑制或是清除病毒。这两种途径都涉及了宿主的细胞因子,因此干扰素抗病毒的功效与机体免疫状态密切相关。

在既往对已上市干扰素的研究中已经发现,具备某些特定基线指标的患者可以在慢性乙型肝炎抗病毒治疗中取得较好的效果。具体为:①治疗前 GPT 水平较高;②HBV DNA$<2\times10^8$copies/ml;③慢性乙型肝炎病程相对较短;④女性;⑤非母婴传播;⑥肝脏炎症浸润较重,纤维化程度较轻;⑦无其他肝炎病毒的合并感染;⑧病毒基因型为 A 型。在探索性研究中,可以酌情将具备这些因素的患者纳入受试者,将受试者限定为最适于使用干扰素治疗的患者,以便于排除不良因素的干扰,最大限度地了解试验药物的抗病毒功效。其中治疗前 GPT、HBV DNA 和基因型是公认的预测疗效最重要的指标。

由于干扰素激活体内多个信号通路的作用,其效应有非特定性,多会引起其他系统的副作用。在干扰素的探索性研究中,从受试者安全性角度考虑,入选/排除标准相对一般核苷类似物要更严格。除在一般原则中提到的入选/排除标准外,为避免免疫过度激活导致重症肝炎,在入选标准中通常要求 GPT 不超过 10 倍正常值上限。针对其容易诱发甲状腺功能异常和胰岛素抵抗的现象,甲状腺功能和血糖也是需要重视的指标。此外,受试者具备正常的免疫功能也是重要的考量标准。

目前已知的干扰素的不良反应主要包括:①流感样综合征;②以中性粒细胞和血小板减少为主的一过性外周血细胞的减少;③出现抑郁、妄想、重度焦虑等精神症状;④诱导自身抗体出现诱发免疫系统疾病,并涉及多系统;⑤其他少见的严重不良反应还包括心、肺、肾等主要脏器间质损害,视网膜病变,听力下降等。

探索性研究的疗程多为48 周。在研究开始时及进行中,除了与核苷(酸)类似物的研究相同的生化学、病毒学、血清学监测指标外,还应密切关注血常规、甲状腺功能、血糖、自身免疫抗体与精神状态。通常开始研究的第 1 个月需要每周监测 1 次血常规,而后每个月监测 1 次至停止使用研究药物。尿常规、肾功能、血糖、血脂、甲状腺功能、免疫指标、肝脏影像学检查(如腹部 B 超)、心电图、检眼镜检查应至少每 3 个月监测 1 次,头 3 个月推荐每个月检查一次。视患者精神状况,适时进行精神量表的评估。肝脏组织学检查也应酌情考虑,多在开始使用研究药物前和停止使用研究药物后进行。

需要注意的是,使用干扰素进行抗病毒治疗停药后的后效应也是干扰素抗病毒疗效的重要组成部分。因此研究需要设置至少 24 周的停药后随访窗口,了解停药后持续生化学、病毒学、血清学应答情况。尤其部分受试者会在停药后较长时间出现 HBeAg 甚至 HBsAg 的血清学转换,值得重视。

（四）治疗型疫苗的探索性研究

免疫耐受是乙型肝炎慢性化的主要机制,治疗型疫苗可以通过改变抗原提呈和加工途径,激活耐受机体的免疫应答而打破免疫耐受状态,为慢性乙型肝炎患者的免疫治疗提供了希望。作为慢性乙型肝炎抗病毒治疗的新选择,治疗型疫苗的开发在近年来受到重视。表 2-5 展示了目前治疗型疫苗的主要种类。

表 2-5　治疗型疫苗的主要种类

种类	原理及作用机制
基因工程疫苗	该类型疫苗是将 HBV 基因组中 HBsAg 的 DNA 序列构建到表达载体上,转入宿主细胞中进行表达,所表达的抗原经纯化后制备成的重组亚单位乙肝疫苗,能使 HBV Tg 小鼠的 HBsAg 发生血清转换
合成肽疫苗	许多细胞毒性 T 淋巴细胞(CTL)肽抗原表位免疫原性较低,而脂质体和 T 辅助细胞(Th)抗原表位均可提高 CTL 抗原表位的免疫原性;合成肽在小鼠实验和人体试验均显示其可明显增强 CTL 识别位点的抗原性,诱导产生对 HBcAg 特异性的 CTL
免疫复合物型疫苗	该类型疫苗将 HBsAg 与抗 HBs 按比例配制成抗原-抗体复合物,该复合物可能更容易被抗原提呈细胞所捕获,从而改变抗原的提呈与加工过程,促进抗原加工,CTL 活化,Th 和抗体的产生
抗体化抗原疫苗	该类型疫苗从 HBsAg 中选择 B 细胞表位,HBcAg 中选择 CTL 抗原表位,破伤风毒素(TT)中选择 Th 抗原表位,然后将其分别克隆在抗体分子 CDR3、CDR1 和 CDR2 中。转染细胞后产生的 IgG 分子中既存在 3 种表位,又存在与天然抗原类似的抗原特性。能诱导 HBV 免疫耐受小鼠产生特异性体液和细胞免疫
抗独特型疫苗	该类型疫苗的多聚抗肽包含了 T 细胞和 B 细胞免疫识别过程中的基本识别表位,能诱导较强的 HBsAg 特异性 T 细胞和 B 细胞的免疫应答
DNA 疫苗	该类型疫苗在宿主体内能模拟自然感染过程表达 HBsAg,提呈天然构象的 HBsAg 可诱导全面的免疫应答。由该型疫苗诱导的免疫应答持续时间长,并能通过核酸或糖蛋白来加强

　　虽然治疗型疫苗也属于免疫调节疗法,但是大部分治疗型疫苗的研究都仅仅在临床探索阶段,还未能进行大规模的临床研究。因此针对这类药物进行临床研究,除了遵循基本原则以及和干扰素类似的研究要点之外,还有其特别之处需要注意。

　　首先,治疗型疫苗属于免疫调节疗法,因此基本入选/排除标准与干扰素类似。在研究时间方面,按照乙肝疫苗预防接种的规律,治疗型疫苗的研究时间多为 6 个月。具体用药时间及用药频率应根据药物本身的免疫活性规律决定,例如在合成肽的 II 期研究中,研究药物使用时间为 28 周,前 12 周每 4 周用药 1 次,12 周以后每 8 周用药 1 次。用药过程中监测指标与干扰素类似。因治疗型疫苗的安全性存在争议,建议每次给药均由研究者操作完成,并且每次均应进行相关指标的监测,除基本生命体征和体格检查外,主要还应包括:血常规、尿常规、血生化、凝血功能、甲状腺功能、免疫指标、心电图。根据前期药理学试验结果,可对检查项目适当增减。

　　在疗效观测方面,治疗型疫苗的目标并不仅是持续抑制病毒,而是通过提高 HBV 特异性细胞免疫水平,打破由 HBV 长期感染引起的机体特异性免疫耐受状态,促进机体重新恢复和激活免疫功能,最终达到清除 HBV 感染的目的。除了基本的生化学、病毒学应答外,血清学应答应作为监测的重点。鉴于血清学转换,尤其 HBsAg 的血清学转换是一个较长期的过程,治疗型疫苗停药后的随访期建议设置为 48 周以上,间隔可为 12 周,以便于充分评估药物的持续病毒学应答情况和远期血清学转换情况。

治疗型疫苗的治疗功效目前并不确切,同时部分满足抗病毒治疗条件的患者入组后接受了安慰剂治疗。为受试者利益考虑,当接受完相对较短期的试验用药后,在较长的随访过程中适当加用保肝药物非常必要。

三、确证性研究

当把论证或确定治疗受益作为研究的首要目的时,意味着确证性研究的开始。确证性研究要求针对药物所申请的适应证,提供随机、双盲、对照的临床研究结果来支持。受试者人群的入选/排除标准相对于探索性研究有适当放宽,更接近或者直接针对药物上市后所要面对的真实人群。阳性对照多采用已批准上市的药物,因对照药遵照的是已上市药物的给药方案,因此研究药物的研究方案多与上市药物类似,并与实际临床治疗中公认的观点和指南一致。

确证性研究包含治疗验证和治疗应用两部分。分别为Ⅲ期和Ⅳ期临床研究阶段最典型的研究类型。

(一)治疗验证

治疗验证不仅要验证探索性研究阶段积累的初步证据,更要为后期获得上市许可进行治疗应用提供充足的证据。尽管有部分研究在这一阶段对量效关系进行进一步考量,但是多数研究在此阶段,研究药物在更广泛人群中,在疾病的不同阶段,或者与其他药物合用时的疗效。此外,这一阶段研究还会延长用药时间对长期服用药物的有效性与安全性做评价。完成此阶段的研究之后,基本可以获得药物完整的产品信息。

根据《新药审批办法》的规定,治疗验证研究阶段的试验组病例数应不少于 300 例。由于未具体规定对照的例数,在无法纳入同样多的对照组受试者时,常根据适应证的多少来考虑对照组入组人数。就慢性乙型肝炎抗病毒药物来说,针对抗病毒这唯一适应证时多设置对照组 100 例,试验组中另 200 例进行无对照开放研究。对照试验的设计要点原则上与探索性研究阶段相同,但此阶段可以设盲也可以不设盲进行随机对照开放试验。

1. 核苷(酸)类似物的治疗验证　在此阶段,由于核苷(酸)类似物本身的安全性,入选/排除标准适当放宽。代偿期肝硬化患者满足抗病毒条件时可以考虑纳入研究。此期疗程也会适当延长,根据目前《慢性乙型肝炎防治指南》(2015 年版),HBeAg 阳性的慢性乙型肝炎患者使用核苷(酸)类似物进行抗病毒治疗,在达到 HBV DNA 低于检测下限(病毒学应答)、GPT 复常(生化学应答)、HBeAg 血清学转换(血清学应答)后,再巩固 3 年仍保持不变,且总疗程至少已达到 4 年者可考虑停药,但延长疗程可减少复发。而 HBeAg 阴性的慢性乙型肝炎患者,抗病毒治疗具体疗程不明确,且停药后肝炎复发率高,建议适当延长疗程降低复发风险。在不排除复发风险的前提下,用核苷(酸)类似物进行抗病毒治疗的疗程均超过 2 年。因此治疗验证研究的时间应至少超过 2 年,有利于观察受试者长期服用研究药物的耐受性及治疗效果。访视频率也会相应缩减,此阶段研究因为已经有前期的安全性数据支撑,可以每 3 个月进行一次随访评估。具体指标可参照探索性研究阶段。

2. 干扰素的治疗验证　由于干扰素的安全性相对核苷(酸)类似物较差,此阶段仍然需要掌握严格的入选/排除标准。根据 2010 年更新的《干扰素治疗慢性乙型肝炎专家建议》以及 2012 年发布的《干扰素治疗慢性乙型肝炎专家建议的若干补充》,虽然以聚乙二醇干扰素 α-2a 为代表的干扰素推荐疗程都是 1 年(48 周或 52 周),但是因为使用干扰素进行抗病毒治疗的患者多追求的是更高的治疗目标,即停药后的持续病毒学应答和 HBeAg 的血清学转换,甚至是 HBsAg 的清除或血清学转换,所以推荐 HBeAg 阳性患者在实现 HBeAg 血清学转换,HBeAg 患者在实现 HBV DNA 持续抑制后,如果有 HBsAg 的持续下降,可以考虑延长疗程。因此,在前期已经获得较充分的关于安全性与有效性研究结果的前提下,在治疗验证阶段可以适当将疗程延长至 72 周,并在停药后进行至少 48 周的随访观察,以便于充分分析试验药物长期使用的安全性和有效性;尤其进一步了解药物在维持持续病毒学应答,获得 HBsAg 阴转方面的优势。具体随访计划与监测指标可参照探索性研究阶段的内容。在已上市干扰素中的研究发现,早期(24 周)HBsAg 的定量变化能预测停药后的持久应答,因此研究中应加强对早期 HBsAg 的定量监测。

3. 治疗型疫苗的治疗验证　多数治疗型疫苗在探索性研究阶段的结果并不理想,治疗验证阶段可考虑不单独用药,进行联合方案的抗病毒有效性研究。因治疗型疫苗为免疫调节剂,与干扰素的联合无优势且增加不良反应,所以二者一般不联用。核苷(酸)类似物作用于病毒蛋白,作用靶点与治疗型疫苗有差异,二者联合能产生协同效应,有效抑制病毒复制。替比夫定因其存在免疫调节作用,多不选作联合药物。

（二）治疗应用

治疗应用的研究是Ⅳ期临床研究主要类型,在药物上市后进行,包含但不再局限于对药物安全性、有效性以及量效关系的论证。虽然这一阶段的研究并不是药物上市所必需,但是对药物的临床应用优化有重要作用。此期研究可以与其他药物联用以了解药物之间的相互作用,并可针对具备许可适应证的特殊受试者进行,从而通过此期研究了解药物在特殊人群中的有效性。

此阶段的研究多为开放性研究,不要求设置对照。研究例数按国家药品监督管理局要求,应大于 2 000 例。有关入选/排除标准和疗效及不良反应的评价标准都可参照探索性研究阶段的设计原则。针对特殊人群,可以进行小样本的随机对照试验,获得在该类特殊人群中的安全性和有效性数据。

无论是何种抗病毒药物,进入治疗应用的研究阶段后,均可按照指南要求的抗病毒治疗标准纳入受试者。例如核苷(酸)类似物在此期可以纳入有抗病毒治疗指征的失代偿期肝硬化患者,干扰素在稳定控制的甲状腺疾病、糖尿病、神经系统疾病的患者中也可尝试进行应用研究。

此期研究还可以进行长期的观察随访。使用核苷(酸)类似物治疗时延长疗程可以降低复发,部分已上市药物进行的临床研究更长达十年,能充分了解药物长期抑制病毒的效果以及受试者的远期预后。对于干扰素来说,在治疗反应良好的患者中延长疗程至 72 周以上甚至 96 周或者更长,并在其后进行超过 48 周的较长随访以观察了解药物的远期疗效。

联合治疗方案在此期临床研究中也很常见,尤其是两个作用于不同靶点的抗病毒药物的联合。进行联合治疗方案的研究其主要目的有二:一是初始优化,为具备抗病毒指征的患者摸索能在有限疗程内达到停药后持续病毒学应答,甚至 HBsAg 血清学转换的方案;二是为部分进行单药抗病毒治疗效果不理想的患者提供疗效更佳的补救方案。治疗方案多为干扰素和核苷(酸)类似物的联合。如前所述,大部分接受核苷(酸)类似物进行长期抗病毒治疗的患者仅能达到部分应答,即仅有病毒学应答和/或 HBeAg 清除/转换,极少能安全停药,保证持续应答。有部分研究已经显示,序贯使用干扰素 48 周能显著提高 HBeAg 和 HBsAg 的清除率或血清转换率,改善远期预后。联合方法多种多样,如两药序贯、初始联合、早期应答不佳联合。方案需要根据患者实际已经用药情况和对药物反应来制订。

第五节　特殊人群中进行的研究

一、儿童患者

我国是乙型肝炎高流行区,中国疾病预防控制中心 2014 年的流行病学调查数据显示,1~4 岁、5~14 岁人群 HBsAg 检出率分别为 0.32% 和 0.94%,这些儿童多数处于免疫耐受期,抗病毒治疗的效果较差。儿童慢性乙型肝炎的抗病毒治疗缺乏详细、全面的数据。近年来,欧美等国家的研究者开展了常规干扰素、拉米夫定、阿德福韦酯、恩替卡韦等在儿童患者抗乙肝病毒治疗中的安全性及有效性临床研究。一项来自加拿大蒙特利尔市的初始治疗平均年龄为 9.6 岁(年龄范围为 1.1~18.4 岁)儿童的长达 10 年的拉米夫定治疗的队列研究提示未见明显不良反应,耐受性较好,并且初始治疗年龄较小及转氨酶升高者治疗应答较好。另一项来自欧美的多中心青少年乙型肝炎患者的随机、安慰剂对照试验发现,替诺福韦在初治或再次治疗中均能快速抑制乙肝病毒,同时有较好的安全性。聚乙二醇干扰素单用或联合恩替卡韦治疗儿童慢性乙型肝炎的临床试验正在进行中。但总体上目前儿童及青少年乙型肝炎的抗病毒治疗尚缺乏较为全面、大样本、前瞻性的随机、双盲、对照的临床试验,包含中国在内的亚洲儿童的资料更少。

儿童各年龄阶段的体质、药物代谢酶、药动学不同,给药剂量较难计算,因此儿童药物临床试验较难实施,儿童用药的参考较少,是目前临床用药中普遍存在的问题,针对慢性乙型肝炎的治疗,在儿童、青少年,甚至更小婴幼儿中的抗病毒治疗经验更少,缺乏循证医学证据。

（一）儿童年龄的定义

儿童的特点是处于生长和发育阶段，因为每个发育阶段的体格生长、受体和器官的发育、药物代谢酶、药物转运蛋白等都有所不同，药物在吸收、分布、代谢和排泄等方面于不同时期存在显著性差异。国际人用药品注册技术协调会（ICH）规定了儿科的5个年龄阶段，分别为①早产新生儿：妊娠不足36周、0~27天；②足月产新生儿：0~27天；③婴儿：28天~23个月；④儿童：2~11岁；⑤青少年：12~18岁。现在关于乙肝治疗的聚乙二醇干扰素或核苷（酸）类似物治疗的临床试验，受试者年龄一般在2~18岁，有部分试验仅涉及青少年（12~18岁）。

（二）儿童的生理与药理特点

儿童的解剖生理、功能代谢、肾清除率、体重与体表面积等方面均与成人存在较大差异。在生理和药理上，儿童与成人存在很大的差别，年龄越小，则差别越大。随着体格发育水平和年龄变化，儿童的药动学与药效学不断变化，不仅影响了药物的疗效，还影响了药物在体内的分布。由于不同年龄的儿童依赖的身体成分和血浆中蛋白水平不同，尤其是10岁之前的儿童，体内体液或者组织所含成分、器官功能呈非线性动态发育变化，直接影响了药物在循环系统中的浓度和分布。另外，新生儿和婴儿体内代谢酶数量和活性变化极大，因此应进行年龄依赖的剂量调整。根据现在临床常用的体重或体表面积进行简单的剂量标准使用药物，会在儿童期的不同阶段导致过量或剂量不足，从而产生药物使用的危险性或无效性。因此儿童的临床试验药物更应进行给药剂量的优化和个体化。儿童乙型肝炎的临床试验，申办者常在自愿、知情同意的情况下进行药动学试验，取得不同儿童的药动学数据资料，进而认识不同年龄段儿童中特定药物的代谢情况，确定不同年龄段的使用剂量。乙肝的治疗疗程较长，可能涉及生长发育、激素代谢及骨质生长等方面的问题，在临床试验实施阶段应进行大样本量、前瞻性的针对不同年龄儿童的药物安全性评价研究，以发现可能发生的严重不良反应。

（三）儿童药物临床试验设计

儿童和未成年人参加药物试验的正确设计通常是先在动物、成人、年长儿童身上试验，最后才在年幼儿童身上进行。儿童乙型肝炎抗病毒治疗的临床试验通常是选择在成人中已经批准使用的药物，在儿童中进行试验，摸索儿童使用剂量、疗效及观察其长期治疗过程中对儿童生长发育等方面的不良反应，即安全性评价。常常先在青少年中开展试验，然后在儿童中使用，进一步扩大适应使用的人群。

1. 入组人群年龄、性别　总体上，大部分关于乙型肝炎抗病毒治疗的临床试验，入组的儿童年龄通常为2~18岁。因各年龄段儿童药物代谢、酶学、药物剂量等不同，通常又分为相应的小组，如2~6岁组、7~12岁组、12~17岁组。一般男女均有一定数量入组。对于试验持续时间较长，有些受试者进入青春期、育龄期，尚需注意避孕方面的指导和教育。

2. 入选标准

（1）一般均需 HBsAg 阳性持续超过入组前6个月以上，并根据不同的疗效判断方法，选择相应的 HBeAg 阳性或 HBeAg 阴性的患儿。

（2）在半年内不能使用免疫调节剂及其他类型的抗病毒药物。

（3）在入组前至少 3 个月发现转氨酶升高（GPT>1.3×ULN，但不能超过 500U/L）。HBV DNA 定量在检测线水平以上;或肝脏组织学检查提示为慢性乙型肝炎。

3. 排除标准

（1）肝硬化,合并感染 HAV、HCV、HDV 或 HIV,或有慢性乙型肝炎以外的慢性肝病相关病史或其他证据;有代谢性肝病或其他证据。

（2）失代偿期肝病（如腹水、肝性脑病、食管静脉曲张出血史等）。

（3）AFP≥100ng/ml 或怀疑肝细胞癌。

（4）自身免疫性肝病、未控制的甲状腺病史或甲状腺功能异常。

（5）未控制的糖尿病。

（6）基线前 6 个月内参加过临床试验或用过上市的抗 HBV 药物、基线前 6 个月内接受过全身抗肿瘤或免疫调节治疗。

（7）有器官或骨髓移植史。

（8）重度抑郁、精神病史或癫痫发作史。

（9）慢性肺病或心脏病伴临床显著功能限制病史。

干扰素的治疗尚需排除严重视网膜病变。另外有一些排除指标,如血小板<150×10⁹/L,白细胞<3×10⁹/L,中性粒细胞<1.5×10⁹/L,血红蛋白<110~120g/L。有一些临床试验设定的界值可能更低。

4. 常见抗病毒药物的剂量 无儿童用药参考剂量的药物,早期的临床试验多集中研究药物的给药剂量、频次、不同剂量的疗效、是否存在安全性方面的问题等。比如拉米夫定早期的药物剂量确定及药动学研究,若年龄为 2~12 岁,按体重口服拉米夫定口服溶液（0.35mg/kg,2 次/d;3mg/kg,1 次/d;1.5mg/kg,2 次/d;4mg,2 次/d）;若年龄为 12~17 岁,则拉米夫定剂量为 100mg,1 次/d。口服后拉米夫定吸收很快,在 0.5~小时内达到最大血药浓度,2~12 岁儿童的抗病毒治疗效果以 3mg/kg,1 次/d,口服最佳。关于恩替卡韦的临床试验,有的研究中 2~12 岁的儿童剂量均为 0.5mg,亦有用体重计算,0.015mg/（kg·d）（最高 0.5mg/d）。有一项关于儿童和青少年口服单次剂量（即 600mg）替比夫定的安全性临床研究尚无明确的结论。阿德福韦酯治疗时,12~18 岁青少年给予 10mg/d 片剂,小于12 岁的儿童给予 2mg/ml 的阿德福韦酯口服混悬剂,7~12 岁儿童给予 0.25mg/（kg·d）,2~7 岁给予 0.3mg/（kg·d）。富马酸替诺福韦酯在 12 岁以上青少年中有较好的耐受性,目前正在进行 2~12 岁儿童的临床观察,按体重给予 150mg、200mg、250mg 或 300mg 片剂口服。聚乙二醇干扰素 α-2a,则是根据体表面积计算,180μg/1.73×体表面积（m²）,或者根据体表面积的范围给予相应的剂量,从 45~180μg。

5. 分组、对照设置 大部分的儿童临床试验选择临床用于成人慢性乙型肝炎治疗的抗病毒药物,如干扰素、核苷（酸）类药物,进行扩大适应证的 Ⅲ 期临床研究,多数选择的是 HBeAg 阳性的儿童慢性乙型肝炎患者,常以安慰剂作为对照组,主要观察抗病毒药物治疗后患者的病毒学应答、HBeAg 转换率及不治疗患者的肝纤维化进展情况。如一项聚乙二醇干扰素治疗儿童 HBeAg 阳性慢性乙型肝炎的研究，根据肝穿刺病理结果，若肝组织表现为早期肝纤维化，则随机分至治疗组 A 或观察组 B，A 组用聚乙二醇干扰素治疗 48 周；若 B 组在观察 48 周结束时未发生 HBeAg 血清学转化，则划分至 D 组，使用聚乙二醇干扰素治疗 48 周；若患者肝穿刺结果为晚期肝纤维化，则分入 C 组，聚乙二醇干扰素治疗 48 周；所有患者均随访观察 5 年。亦有试验为聚乙二醇干扰素与核苷（酸）类药物序贯联合治疗儿童免疫耐受期乙型肝炎患者，初始单用 8 周恩替卡韦，之后再联用聚乙二醇干扰素至 48 周，对照组为非治疗组。因为核苷（酸）类似物的抗病毒治疗的免疫控制作用较弱，抗病毒治疗时间较长，往往试验周期较长，一部分临床试验在对照组结束前期的安慰剂对照阶段的试验后会进行一段时间的治疗。如一项阿德福韦酯治疗 2~18 岁儿童和青少年慢性乙型肝炎的安全性和疗效的临床试验，首先进行 48 周的随机双盲研究，治疗组口服阿德福韦酯，对照组为安慰剂；在 48 周的治疗结束后，两组进入非盲的阿德福韦酯研究，持续 192 周；治疗组和对照组在非盲研究中，每隔 12 周随访一次，若连续两次检测乙肝病毒定量>1 000copies/ml，或 96 周的阿德福韦酯治疗后乙肝病毒定量>1 000copies/ml，则联合拉米夫定治疗；联合治疗时亦每隔 12 周随访一次，若连续两次检测乙肝病毒定量>1 000copies/ml，则终止研究。

6. 疗效观察　大部分慢性乙型肝炎抗病毒药物治疗的试验入组的受试者是 HBeAg 阳性患者，治疗终点是观察治疗结束及随访过程中 HBeAg 血清学转化率，次要的治疗终点是 HBeAg 转阴、HBsAg 转阴、HBsAg 血清学转换（HBsAg 转阴，出现 HBs 抗体），肝功能 GPT 复常，HBV DNA 定量$<10^5$copies/ml，或者$<10^4$copies/ml。

7. 安全性　拉米夫定耐受良好，在长达 3 年的抗病毒治疗过程无明确的与治疗药物相关的严重不良反应。阿德福韦酯长期治疗有潜在的肾功能损害，但在一项包括 173 名受试者、长达 240 周的阿德福韦酯的临床试验中，无肾脏损害的发生，在前 48 周的双盲对照阶段，治疗组严重不良事件的发生率为 6.09%（7/115），对照组为 8.62%（5/58），主要为腹泻、胃炎、发热、转氨酶升高、骨折、头部受伤、迷走神经性晕厥等；48 周后的非盲阶段，两组均接受阿德福韦酯治疗，严重不良事件发生率治疗组为 9.26%（10/108），对照组为 5.56%（3/54），包括胆管系统疾病引起的转氨酶升高、醇类中毒、关节损伤、表皮剥脱、面颅骨骨折、手骨折、道路交通意外、抽搐、抑郁、皮炎等。替诺福韦前期的试验发现腰椎及髋部的骨矿物质密度下降，在治疗过程中定期监测腰椎骨密度。在一项青少年（12~18 岁）替诺福韦治疗的研究发现，在替诺福韦组，未出现骨密度下降超过 6%者，仅有 3 例替诺福韦组及 2 例对照组的儿童出现骨密度下降>4%，这些患者均无骨折及其他骨关节相关的不良反应。在治疗 2~15 岁儿童患者时，恩替卡韦 0.5mg/d 口服平均 23.8 个月后，未发现明显不良反应。

（四）知情同意

儿童的药物临床试验研究应遵循新药临床试验的基本医学伦理学原则，即"知情同意原则、尊重原则、有利原则、公正原则、保密原则"。在医学研究中，知情同意包括签署知情同意书和告知知情同意过程。儿童在很多方面都有别于成人,因此儿童药物临床试验研究应更加注重受试者的知情同意。

由于不同年龄儿童心理认知发育水平的差异,其对治疗措施和试验程序的感受与成人存在一定的差异。因此在对儿童获取知情同意时,应详细、充分地告知受试儿童及其父母关于试验过程中操作的相关信息。在儿童临床试验知情同意书语言设计时,应充分考虑纳入研究儿童的年龄特点与理解能力,使表达知情同意信息的语言能被对应年龄段儿童所充分理解。

1. 儿童的自主权　儿童患者大多缺乏做出临床治疗决策的能力,社会赋予了家长或监护人以儿童利益为出发点采取医疗决策的权利和责任。然而,即使儿童表示同意或赞成参加研究,在具体实施时可能会对具体的治疗干预措施表达出"故意的反对"。因此,如果受试儿童能做出参加研究的决定,在开展儿童药物临床试验研究获取知情同意时,应询问受试儿童是否愿意参与研究,并尊重其意见。

2. 儿童药物临床试验研究知情同意的特殊要求　我国的《药物临床试验质量管理规范》规定知情同意包括 4 个基本要素:必要信息、充分理解、完全自愿和书面签署。

(1)知情告知的信息:针对儿童的知情同意书所提供的信息内容应充分体现和考虑儿童有别于成人的药理、药效和心理认知特点。知情告知的语言应遵守受试者能被"充分理解"的原则。用于儿童的知情同意书语言设计要符合受试儿童的年龄特点和理解水平,确保受试儿童能"充分理解"知情同情书内容,并在其所能理解的范围内尽可能全面地告知受试儿童试验相关信息。针对父母的知情同意书应尽可能详细地介绍试验相关的各种信息。11~16 岁儿童已具备较强的认知能力,但又不完全成熟,知情同意书设计时需相对简化地介绍试验研究内容与程序,如以儿童可理解的语言简单地、概貌性地介绍研究的设计、药物情况及研究过程等内容,而避免使用过于复杂的研究内容和专业术语。7~10 岁儿童的认知水平尚不成熟,知情同意书设计时可以解答"我们需要知道什么?""我将要做什么?""参加研究会伤害我吗?""参与研究对我有用吗?""我是否必须参加些研究,如果我想退出时能否退出?"等相关问题的方式,介绍儿童较为关心并能理解的试验相关信息,不必过多介绍复杂的试验内容与程序等内容。7 岁以下儿童的认知水平较差,一般不能阅读知情同意书,对于此年龄段儿童则是向其父母或监护人列出应向受试儿童解释清楚的儿童在试验中将会遇到的情况的简单指导信息。对于同时纳入各年龄段儿童的研究,则除需有用于父母或监护人的知情同意书外,还需根据纳入受试儿童的年龄特点,分别设计出"11~16 岁""7~10 岁"和"7 岁以下"等不同年龄版本的知情同意书。

(2)知情同意的过程:知情同意不仅必须签署知情同意书,而且是一个研究者与可能的研究对象之间的交流与教育过程,并继续贯穿于研究的整个过程。在这个过程中,研究者应遵守知情同意的"充分理解"原则和充分体现对受试儿童及父母的尊严和自主权的尊重,提供给儿童的知情同意书及告知信息应当以符合他们年龄和理解水平的语言解释试验的有关情况。知情同意的过程应当在安静和单独的环境下进行;受试儿童和父母分别认真阅读知情同意书的内容,对于不理解的内容应提问,充分理解并有充分的时间考虑是否愿意参加试验,所提问题均得到满意答复后,方可签署知情同意书。

（3）同意的决定:在作同意决定时,应遵循受试儿童和其监护人分别"自愿选择"和"书面签署"的原则。我国的《药物临床试验质量管理规范》第十五条规定:"儿童作为受试者,必须征得其法定监护人的知情同意并签署知情同意书,当儿童能作出参加研究的决定时,还必须征得其本人的同意。"涉及儿童的临床试验研究,除了必须向受试儿童的父母或监护人充分说明参加此项研究可能获得的利益和可能遭受的损害,获得父母或监护人的知情同意外,还应充分了解受试儿童的意愿,保证其参加临床试验是真正自愿,避免来自研究者和父母的任何形式的哄骗和胁迫引诱。即使有父母的许可,儿童故意反对参加研究的意见也应得到尊重。试验过程中儿童要中止某项与研究相关的操作,如给药和检测时的不配合,及退出试验的愿望,都必须得到尊重和认真考虑,特别是对于不可能使他们受益的研究。伦理审查委员会应根据参加试验儿童的年龄大小、成熟程度和心理状态进行判断,确保在受试儿童有能力表达同意时,应当获得受试儿童对参加临床试验的知情同意。获得的知情同意书应同时分别有父母和儿童本人的书面签名。

对于非常年幼、认知水平发育不成熟的儿童,如婴幼儿,在临床试验中不能自主地做到知情同意,此时可只需征得父母或监护人的同意。在时间跨度较大的长期研究项目开展后,受试儿童从无行为能力成长为有行为能力并具备给予独立的知情同意的能力时,需按事先确定的时间节点再次行知情同意过程,征求受试儿童是否继续参加研究,并尊重他们的决定。

（五）依从性

受试者依从性差,主要表现为服药的依从性差。上小学和幼儿园的孩子,在学校和幼儿园没有人监督其按时按量服药。因此,为了保证受试者服药的依从性,要在知情同意时即对家长和孩子说明按时服药的重要性,并且有必要将孩子每天每次要服用的药物包装好,便于准时按量服用。

二、包括肝移植患者在内的失代偿期肝硬化患者

失代偿期乙型肝炎肝硬化为终末期肝病,其并发症多,预后差,传统的保肝及对症治疗不能改善患者的生存质量和病死率,因此肝移植治疗是其根本治疗措施。但是,由于多种原因,接受肝移植的患者只是其中的极少数。近年来,核苷类似物上市,其副作用较小,能应用于肝功能失代偿期的乙型肝炎肝硬化患者,许多终末期肝病患者经过抗病毒治疗,肝功能可得到显著改善,甚至有些等待肝移植的患者经过积极的抗病毒治疗后病情改善,已不再具有肝移植指征。抗病毒治疗亦能降低失代偿期乙型肝炎肝硬化患者发生肝癌的概率。目前关于失代偿期乙型肝炎肝硬化患者抗病毒治疗的多中心、随机、双盲、对照的临床试验较少。

在失代偿期乙型肝炎肝硬化患者中,有一部分患者仍处在 HBV 高复制状态,并伴有肝细胞炎症坏死,对这部分患者进行有效的抗病毒治疗可减轻肝组织炎症坏死,改善肝功

能,延缓疾病进展。但是,由于肝硬化患者病程较长,部分患者 HBeAg 阴性,HBV DNA 阴性或呈低水平状态,其治疗的临床门槛应更低,否则长期的低水平较弱的病毒复制及慢性炎症使疾病持续进展。Keeffe 规范中指出,HBsAg 阳性的失代偿期肝硬化患者即使检测不到 HBV DNA,也应进行积极的抗病毒治疗。Nikolaidis 等的研究纳入 20 例等待肝移植的失代偿期乙型肝炎肝硬化患者,均存在 HBV 活跃复制,应用拉米夫定抗病毒治疗后,55% 的患者临床症状显著改善。随访 14 例患者存活,并且等到了肝移植,未做肝移植者平均存活 36 个月(12~63 个月)。Liaw 等对 651 例经肝组织学证实为慢性乙型肝炎肝硬化晚期患者,按 2∶1 比例随机分配入拉米夫定治疗组(436 例)或安慰剂治疗组(215 例),治疗的最长时间为 5 年,观察出现原发性肝癌、自发性细菌性腹膜炎、胃食管静脉曲张破裂出血或肝病相关性的死亡等疾病进展时间,结果显示拉米夫定治疗组原发性肝癌的发生率是 3.9%,安慰剂组为 7.4%,有显著性差异。抗病毒治疗能降低肝癌发生的风险。

(一) 抗病毒药物的选择

我国的《慢性乙型肝炎防治指南》(2015 年版)中建议,对于失代偿期肝硬化患者,只要能检出 HBV DNA,不论 GPT 或 GOT 是否升高,应在知情同意的基础上,及时应用核苷(酸)类似物抗病毒治疗,以改善肝功能并延缓或减少肝移植的需求。因需要长期治疗,应选用耐药发生率低的核苷(酸)类似物治疗,不能随意停药,一旦发生耐药变异,应及时加用其他已批准的能治疗耐药变异的核苷(酸)类似物。因干扰素治疗可导致肝衰竭,因此,对失代偿期肝硬化患者属禁忌证。对于拟接受肝移植手术的 HBV 相关疾病患者,如 HBV DNA 可检测到,最好于肝移植术前 1~3 个月开始服用拉米夫定,每日 100mg,口服;术中无肝期给予乙型肝炎免疫球蛋白(hepatitis B hyper-immune globulin,HBIG);术后长期使用拉米夫定和小剂量 HBIG(第 1 周每日 800U,以后每周 800U 至每个月应用 800U),并根据抗 HBs 水平调整 HBIG 剂量和用药间隔(一般抗 HBs 谷值浓度应大于 100~150mU/ml,术后半年内最好大于 500mU/ml),但理想的疗程有待进一步确定。对于发生拉米夫定耐药者,可选用其他已批准的能治疗耐药变异的核苷(酸)类似物。另外,对于复发低危者(肝移植术前 HBV DNA 阴性,移植后 2 年 HBV 未复发),可考虑采用拉米夫定加阿德福韦酯联合预防。

(二) 试验设计

1. 药物选择　目前拉米夫定在失代偿期乙型肝炎肝硬化患者的抗病毒治疗的观察和经验较多,其他的药物临床观察较少,但是多个指南推荐使用强效抗病毒及低耐药的核苷(酸)类似物治疗。目前可选择的药物有恩替卡韦、替诺福韦等。亦有临床试验是用替比夫定和拉米夫定比较,来观察其治疗后出现终点事件的比例及时间是否不同。

2. 入组标准　①>16 岁;②乙肝病毒的活跃复制,即血清 HBV DNA 定量阳性;③B 超或 CT 明确证实的肝硬化;④肝硬化失代偿期,即 Child-Pugh 评分≥7;⑤有失代偿期肝病的表现,如黄疸、腹水、上消化道出血、肝性脑病等。

3. 排除标准　①超声或 CT 证实原发性肝癌,或者甲胎蛋白升高;②血清转氨酶升高大于 10 倍正常值上限;③HCV、HIV 或 HDV 重叠感染;④其他原因所致的肝硬化;⑤有既往抗病毒治疗史;⑥总胆红素升高>170μmol/L;⑦合并其他系统恶性肿瘤。

4. 分组、对照设计　在核苷(酸)类似物用于临床之初,仅用于慢性乙型肝炎患者,乙型肝炎抗病毒指南中没有关于失代偿期肝硬化患者抗病毒的建议,因此早期的临床研究是以安慰剂为对照组。随着核苷(酸)类似物的广泛使用,较多的研究者发现失代偿期乙型肝炎肝硬化患者抗病毒治疗后存活期延长,延缓了疾病的进展及肝癌的发生,降低了病死率。因此,有的临床试验采用不同的核苷(酸)类似物为对照组,观察其治疗后出现终点事件的比例及时间是否不同。

5. 疗效观察　因为失代偿期乙型肝炎肝硬化患者 5 年病死率较高,因此在进行临床试验的过程中,主要观察的结果是肝功能复常的比例、HBV DNA 定量下降的程度及转阴的比例、Child-Pugh 评分稳定的比例、血清白蛋白水平升高的程度;尚需注意总结肝癌的发生及病死率等。因为失代偿期肝硬化患者抗病毒治疗的时间较长,应观察病毒持续抑制的比例。

6. 安全性　失代偿期乙型肝炎肝硬化患者在临床试验过程中发生严重不良事件的比例较高,一项有关替比夫定与拉米夫定抗病毒治疗效果对比的临床试验,治疗了 104 周,总的严重不良事件发生率为替比夫定组 51.3%(59/115),拉米夫定组 58.62%(68/116),替比夫定组主要为腹水(9.57%)、食管静脉曲张出血(6.09%)、腹股沟疝(2.61%)、肝肾综合征(2.61%)、蜂窝织炎(4.35%)、细菌性腹膜炎(6.96%)、败血症(6.96%)、感染性休克(2.61%)、肝癌(8.7%)、脑病(2.61%)、肝性脑病(13.04%)、胸腔积液(4.35%)等;拉米夫定为胃肠道出血(4.31%)、食管静脉曲张出血(2.59%)、肠胃炎(3.45%)、细菌性腹膜炎(6.03%)、肺炎(2.59%)、尿路感染(2.59%)、高血糖(2.59%)、肝癌(10.34%)、肝性脑病(11.21%)、胸腔积液(3.45%)等。因此在试验进行过程中应注意随访的频率。

三、乙型肝炎病毒和人类免疫缺陷病毒合并感染患者

因 HBV 与 HIV 有共同的传播途径,因此有大量的 HBV 合并 HIV 感染患者。在 HBV 感染患者合并 HIV 感染时,HIV 可使乙型肝炎的慢性化率增高,病毒复制水平高,而且血清 e 抗体及表面抗体血清转换率降低。HBV 合并 HIV 感染患者,尽管 HBV 复制水平增加,但因为 HIV 消耗了大量的 $CD4^+$ 淋巴细胞,严重降低了机体的细胞免疫反应,致使肝细胞损伤减弱,肝脏炎症减轻,转氨酶一般不高,组织学损害亦轻微,但有较大的发展为肝纤维化和肝硬化的风险。如果出现严重免疫系统损伤,$CD4^+$ 淋巴细胞计数<200/mm^3 则预后极差。HIV 相关的免疫抑制进展不会因合并 HBV 感染而加速,但 HBV 感染将使抗逆转录病毒药物治疗易致肝损害。欧洲有关 HIV 的抗病毒治疗指南指出,HIV/HBV 共感染患者出现肝硬化、$CD4^+$ 淋巴细胞<500/mm^3、HBV DNA>2 000U/ml 和/或肝炎活动,需进行抗 HBV 治疗。也有专家推荐在 HIV/HBV 共感染患者中,只要 HBV 复制就应进行抗

HBV 治疗。当患者 HBV DNA<2 000U/ml 和肝功能正常,且未进行高效抗逆转录病毒治疗,建议患者完善肝穿刺病理活检,对于没有或轻度肝纤维化患者,可不进行抗 HBV 治疗,只需密切监测 HBV DNA 和肝功能变化。

(一) 抗病毒药物的选择

因为多数 HBV 合并 HIV 感染的患者乙肝病毒复制水平较高,细胞免疫功能缺陷,肝脏炎症轻,不是干扰素治疗的最佳人群。聚乙二醇干扰素在 HBeAg 血清转换率、HBV DNA 抑制剂转氨酶复常方面显著优于拉米夫定,但因为干扰素的不良反应较多,禁用于失代偿期肝硬化患者,多用于无须抗逆转录病毒治疗的代偿期肝硬化患者和对干扰素预测反应好的患者。若选择核苷(酸)类似物抗病毒治疗,则选择有双重抗病毒作用的核苷类药物。

拉米夫定和恩曲他滨在抗 HIV 和 HBV 过程中具有相似的作用机制,是治疗 HIV/HBV 共感染的重要组成成分。恩替卡韦在单纯 HBV 感染患者中作为首选药物之一,其也具有弱的抗 HIV 作用,当 HIV/HBV 共感染者使用恩替卡韦抗 HBV 亦可导致 HIV 变异。因此,只有使用有效的高效抗逆转录病毒治疗(highly active anti-retroviral therapy, HAART)并充分抑制 HIV 复制后,才能使用恩替卡韦抗 HBV。替比夫定亦可发生 HBV 的 rtM204V/I 位点的变异,导致拉米夫定或恩曲他滨交叉耐药。因此,在 HIV/HBV 共感染者中,如没有充分抑制 HIV 复制则不推荐使用替比夫定抗 HBV。阿德福韦最初是一种抗 HIV 药物,但大剂量的阿德福韦具有肾毒性;而阿德福韦的抗 HBV 的剂量较小,不足以抑制 HIV 复制,也不足以导致 HIV 耐药。替诺福韦在单纯 HBV 感染患者中作为首选药物之一,同时具有很强的抗 HBV 和 HIV 的作用。在 HIV/HBV 共感染者中,替诺福韦和拉米夫定或恩曲他滨联合使用作为抗 HIV 和 HBV 的骨干药物。HIV/HBV 共感染者如首先发现 HBV 感染,但未检测 HIV,若使用替诺福韦,可导致 HIV 发生 K65R 位点的变异。因此,慢性乙型肝炎患者在进行抗 HBV 治疗之前应进行 HIV 抗体检测。

(二) 试验设计

1. 药物选择　目前的临床试验较多的仍是使用核苷类似物治疗,观察不同药物之间的长期抗病毒药物治疗作用。如有的试验观察正规使用标准方案(即替诺福韦酯联合恩曲他滨/拉米夫定)抗 HIV 病毒 48 周后,血清中 HBV 仍在复制的患者加用恩替卡韦 1mg 治疗 24 周的效果和安全性。亦有临床试验使用替诺福韦、拉米夫定、依非韦伦治疗 48 周,观察替诺福韦治疗的有效性和安全性。但核苷类药物抗 HBV 治疗后其总体的 HBeAg 转换率较低,未达到免疫控制,停药后 HBV 可再次活跃复制,但若核苷类药物长期治疗,则存在病毒变异耐药的可能。目前慢性 HBV 感染患者的治疗目标仍是 HBeAg 血清转换,因为若出现 HBeAg 血清学转换,常预示肝病进展延缓,预后相对较好。聚乙二醇干扰素治疗单独 HBV 慢性感染的患者时有免疫调节作用,因此亦有临床试验研究选择既往已联合使用恩曲他滨和替诺福韦酯 6 个月以上的患者给予聚乙二醇干扰素,观察慢性 HBV、HIV 重叠感染时的有效性及安全性。

2. 入组标准

(1) 18 岁以上。

(2) 确诊 HIV 感染。

(3) HBV DNA 定量>10^6copies/ml。

(4) HBsAg 阳性至少 6 个月。

3. 排除标准

(1) HCV RNA 定量阳性或抗 HAV IgM 阳性。

(2) 急性肝炎(GPT>1 000U/L)。

(3) 活动性机会性感染。

(4) 其他慢性肝病史。

(5) 失代偿期肝硬化。

(6) 其他系统的恶性肿瘤使用细胞毒性化疗药物。

(7) 甲胎蛋白升高>3×ULN。

4. 分组、对照设计 因为合并 HIV 感染时机体的免疫功能低下,常使得抗病毒治疗的应答率较低,治疗效果较差。为了明确这种特殊免疫状态下抗 HBV 治疗的效果,有的临床试验选择的受试者均为 HBV 合并 HIV 感染者,在正规的抗 HIV 治疗基础上,选择不同的抗 HBV 治疗药物,观察其不同组别的疗效差异;亦有试验是选取 HBV 感染者,分为合并或不合并 HIV 感染者两组,使用相同的抗 HBV 病毒药物,观察其疗效,能反映机体免疫状态对抗 HBV 治疗效果的影响。

5. 疗效观察 定期随访,检测 HIV 和 HBV 病毒载量,明确在治疗结束时病毒控制在检测线以下的患者比例,治疗后 HIV 和 HBV 病毒载量下降的程度。CD4+淋巴细胞计数在治疗结束时升高程度。

四、乙型肝炎病毒和丙型肝炎病毒合并感染患者

HBV 和 HCV 重叠感染和单一 HBV 或 HCV 感染比较,更容易发展为肝硬化及肝癌,肝衰竭的比例亦较高,预后较差。HBV 和 HCV 重叠感染有 4 种不同的临床模式:HBV 活动伴 HCV 非活动,HCV 活动伴 HBV 非活动,HBV 与 HCV 混合感染,HBV 与 HCV 均不可测。理想的抗病毒治疗是两种病毒均能清除。两种病毒重叠感染的临床表现多样,治疗较单一病毒感染复杂,应在治疗前进行评估,明确肝脏损害以何种病毒引起的损害为主。HBV/HCV 重叠感染的个体其 HCV RNA 水平和单一 HCV 感染的患者水平相当,但其 HBV DNA 水平却比单一 HBV 感染的患者水平低,e 抗原血清转换甚至 HBsAg 清除更易发生,这提示重叠感染更利于 HBV 的抑制,可能 HBV 的复制受到了 HCV 的抑制。因此,在 HBV 高流行区隐性乙型肝炎多见于伴有 HCV 感染者。在以 HCV 感染为主的重叠感染中,HBV 高复制患者的 HCV RNA 往往比 HBV 低水平复制的更低。所以可能这两种病毒相互抑制,当一种病毒处于活动状态,而另一种病毒常处于抑制状态。但是这种模式在

随访或治疗过程中可能发生转变。

（一）抗病毒药物的选择

HBV 和 HCV 重叠感染时抗病毒治疗的主要目的仍是持久地抑制和清除 HBV/HCV 病毒，减少肝组织的炎症反应，阻止肝纤维化的发展，预防肝硬化及肝细胞癌的发生，改善患者生存质量。

1. 干扰素（联合利巴韦林）　干扰素对 HBV 和 HCV 均有抑制作用，对于以 HCV 为主的重叠感染患者，应联合利巴韦林抗病毒治疗。但常规剂量的干扰素对于重叠感染患者的持久病毒学应答较低，必须提高干扰素剂量，如 900 万 U，3 次/周，可明显提高 HCV 的清除及 HBeAg 的转换，甚至发生 HBsAg 转换的比例亦较高。聚乙二醇干扰素联合利巴韦林抗病毒治疗，能显著提高持久病毒学应答，目前是作为重叠感染治疗的首选。

2. 核苷类似物联合干扰素　以 HBV 活跃为主的重叠感染，可应用核苷类似物联合干扰素抗病毒治疗。

（二）疗效观察

HBV 和 HCV 重叠感染的抗病毒治疗，最终目的是抑制病毒感染及肝脏炎症进展，因此观察的指标主要为 HCV 持久病毒学应答，同时监测 HBV 病毒定量及血清学标志变化，如 HBeAg 和 HBsAg 的血清学转换，GPT 复常等生化学指标。

（三）安全性

因 HBV 和 HCV 重叠感染时，抗病毒治疗的药物较复杂，治疗的剂量较单一病毒感染时大，因此必须观察药物的不良反应，如核苷类似物和干扰素等。因抗病毒治疗过程中，两种病毒感染的优势特征有时可能发生变化，因此应注意观察及随访的间隔时间不能太长。

第六节　临床安全性评估

一、不良事件和严重不良事件

研究者有责任发现并记录符合研究方案提出的不良事件和严重不良事件定义的事件。在研究期间，如果要作安全性评估，研究者或研究中心的全体人员有发现不良事件和严重不良事件的责任。

（一）不良事件的定义

不良事件是指发生在服用某种药物的患者或临床研究对象身上的任何一件不利的医疗事件，它与此种治疗不一定有因果关系。因此不良事件可以是任何不愉快的和未预料到的症状、体征、有临床意义的实验室检查异常结果或与应用药物暂时相伴的疾病（新出现的或原有疾病的恶化）。如果是市售药品，还应包括服用后未产生预期疗效（即无效）、滥用和误用。

不良事件包括：原有疾病出现重大的或未预见的加重或恶化；慢性疾病的恶化，原有发作性事件和病情发作频率和/或强度增加；在服用研究用药后发现或诊断的病情，即使它在研究开始前可能已经存在；具有可疑相关性的体征、症状或后遗症；与可疑过量服用研究用药或同时服用的其他药物相关的体征、症状或后遗症（受试者自行过量服用的除外）；在治疗前或治疗后按研究方案所要求而采取的步骤造成的事件（如创伤性检查、受试者原有治疗方案的更改）。

不良事件不包括：内科和外科检查治疗过程，但导致需作这些检查的情况是不良事件；不利医疗事件并未发生的情况；在研究开始时存在或发现的原有疾病或病情出现预期的周期性波动，但并未恶化；正进行研究的疾病或紊乱，或者与疾病或紊乱相伴的预期进展、症状或体征，除非它们比受试者所患疾病的预期更为严重。

（二）严重不良事件的定义

严重不良事件是指发生于任一剂量水平上的任何不良事件：死亡；危及生命的不良事件（危及生命是指受试者正处于因所发生的事件而造成死亡的紧急危险中，这个定义不包括如果以更严重的形式发生可能导致死亡的事件）；入院治疗或住院时间延长（住院是指受试者不适合在门诊或急诊观察或处理，而需正式入院或急诊留观，通常至少要过夜，住院期间出现的并发症为不良事件，但是如果因并发症使住院时间延长或达到其他任何严重的指标，也是严重不良事件，而且当不良事件怀疑是否要住院或有无必要住院时，此事件为严重不良事件）；残疾（残疾是指某人正常生活能力的实质性丧失，不包括有关的细小病症，如单纯性头痛、恶心、呕吐、腹泻、流行性感冒、小的意外损伤等，尽管它们可能对日常生活能力有一定影响，但并不是持续的或长期的生活能力丧失）；服药的受试者其后代出现先天异常；某些需要医学或科学的判断决定在此种情形下是否应作紧急处理的情况：如虽不会导致死亡、立刻危及生命或住院治疗，但对受试者可能造成危害，或可能需要内科或外科治疗以阻止上述定义所列后果之一发生的重要的医疗事件，则可认为是一种严重不良事件，常见的医疗事件例子包括恶性肿瘤，需在急诊室处理的哮喘发作或惊厥，以及药物依赖或药物滥用的发生。

慢性乙型肝炎药物临床研究有时研究设计要求肝活检。肝活检常需住院操作，此情况下住院不是严重不良事件。但是肝活检出现出血等并发症，如果病情轻微，如包膜下血肿，只是疼痛，不危及生命，应报不良事件；如果出血量大，出现休克等危及生命的情况，则为严重不良事件。

（三）临床实验室检查异常作为不良事件和严重不良事件

某些异常的实验室检查结果经研究者判定具有临床意义，如果它们符合不良事件或严重不良事件的定义，则必须将其作为不良事件或严重不良事件予以记录。在服药后发现的，或者在基线评估时存在并在研究开始后加重的有临床意义的异常实验室检查结果及其他异常所见，则应作为不良事件或严重不良事件。但是，与所研究疾病有关的有临床意义的异常实验室检查结果或其他异常所见，除非研究者判定受试者的病情较所预料更为严重，否则不包括在不良事件或严重不良事件中。在研究开始时存在或被发现但未加重的异常实验室检查结果或其他异常所见,也不包括在不良事件和严重不良事件中。只有那些被研究者判定为有临床意义的异常实验室检查结果,才有必要作为不良事件或严重不良事件报告。

例如,有些患者检查见肾功能中血清肌酐下降,实验室检查结果异常,但无临床意义,不作为不良事件。慢性乙型肝炎药物临床试验中,患者在用药后出现肝功能轻度反跳,虽然实验室检查结果有临床意义,但也不是不良事件。然而,如果患者肝功能反跳较预期严重,如 GPT>10×ULN,可报不良事件,如病情持续进展出现肝衰竭,应报严重不良事件。

(四) 不良事件和严重不良事件的记录

在每次访视时,研究者应通过开放式问题的询问来了解不良事件。例如,"上次访视以来你是否有什么新的情况?""上次访视以来,除此研究用药外,你还服用其他药物吗?"等。所有发生于治疗开始后直至随访结束/最后一次复诊期间的不良事件和严重不良事件均应被记录于病例报告表中。而在治疗开始前由于研究步骤带来的不良事件和严重不良事件也应予以记录。

发生不良事件/严重不良事件时,研究者有责任回顾所有相关记录(如病程记录、实验室检查和诊断报告),并将与事件有关的资料记录于受试者的病例观察表中。研究者应尽量依据症状、体征和/或其他临床资料就事件作出判断。此时,症状、体征和/或其他临床资料应作为不良事件和/或严重不良事件另行记录,而不是仅记录为单独的症状和体征。

(五) 不良事件和严重不良事件的评估

不良事件和严重不良事件应作严重程度和因果关系的评估。在研究期间,研究者应依据自己的临床判断,对报告的每起不良事件和严重不良事件的严重程度作出评估。记录在病例观察表中的每起不良事件和严重不良事件应该按下列标准归类:轻度,即引起受试者轻微不适,但不影响日常活动的、容易承受的事件;中度,即对正常日常活动有轻微影响的事件;重度,即妨碍正常日常活动的事件。注意不要混淆重度的不良事件与严重不良事件。重度是用来衡量事件严重程度的一个类别,重度的不良事件不等于严重不良事件。不良事件和严重不良事件都可以评为重度,但只有符合严重不良事件定义的事件,才列入严重不良事件。

研究者必须判断每起不良事件和严重不良事件与所研究药物之间的关系,并依据临床判断来断定其相关性。其他原因,如潜在疾病的自然病史,同时进行的其他治疗、危险因素以及暂时与所研究药物有关的事件均需考虑和检查。在作出评估前,研究者还应查阅临床研究者手册和/或研究药物(如为市售药品)的相关资料。研究者可以根据随访资料更改因果关系的判断。在向注册机构报告的要求中,因果关系的判断是必需的指标之一。因果关系评估格式参考注册机构提供的不良事件报告表。

(六) 不良事件和严重不良事件的随访

一旦报告发生不良事件和严重不良事件,研究者必须对每一个受试者进行随访。对所有在访视前已经记录的和正在随访中的不良事件和严重不良事件,必须在随后进行的访视中跟进。所有不良事件和严重不良事件都必须随访至其缓解、病情稳定、事件原因另有其他解释或受试者失访。问题一旦得到解决，不良事件/严重不良事件的记录将得到适当修正。研究者可以在随访中增加另外的一些检查，这可能有助于阐明不良事件或严重不良事件的原因。这可以包括另外的实验室检查或研究、组织病理学检查或其他医疗专业人士的会诊。

（七）严重不良事件报告的完成与呈送

研究者一旦意识到受试者发生了严重不良事件，就必须按规定在 24 小时内报告伦理委员会及注册机构。严重不良事件的病例观察表应尽可能完整、详细地记录所有能得到的与事件有关的资料，由研究者（或其委托人）签名，并在规定的时间内呈送。即使研究者不能得到有关严重不良事件的全部资料，也不必等到其他资料完备后才完成记录，应立即上报。严重不良事件报告可在获得其他资料后再修正。自初始报告时起，研究者就应依据随访的资料不断进行因果关系的评估。传真发送严重不良事件报告是将此资料呈送至研究项目联络人员的最佳方法。在极少数情况下和没有传真设备的条件时，可采取电话通知，第二天寄送严重不良事件报告复印件。但电话通知不能取代研究者在规定的时间内完成并签署严重不良事件报告。

二、需要专门监测的不良事件

（一）与作用机制有关的不良事件

需要在研究设计中有所体现并进行专门监测的不良事件，往往与慢性乙型肝炎抗病毒药物的作用机制、不良反应或疾病本身可能发生的并发症有关，包括药物不良反应，如替比夫定引起的周围神经病变、肌炎、耐药的监测以及肝细胞肝癌的发生等。

1. 拉米夫定　拉米夫定不良反应发生率低，安全性类似安慰剂。最常见的不良事件为不适和乏力、呼吸道感染、头痛、腹部不适和腹痛、恶心、呕吐和腹泻。在既往临床试验中的不良事件还包括停药后的 GPT 升高、肌酸激酶升高，以及非常罕见的血小板减少症，非常罕见的肌肉功能障碍，包括肌痛、痉挛和横纹肌溶解。上市后临床应用中发现的不良事件有口腔炎、胰腺炎和治疗结束后肝炎加重（消化系统），乳酸性酸中毒和脂肪变性、高血糖（内分泌系统），贫血、纯红细胞再生障碍、淋巴结病、脾大（血液系统），横纹肌溶解（骨骼肌肉系统），感觉异常、外周神经病变（神经系统），呼吸音异常（呼吸系统）以及脱发、瘙痒、皮疹、风疹（皮肤系统）等，可能与拉米夫定存在因果关系。此外，随治疗时间延长，病毒耐药突变的发生率增高（第 1、2、3、4 年分别为 14%、38%、49% 和 66%）。在应用拉米夫定的临床研究访视中，HBV DNA 应每 3~6 个月检测 1 次，必要时做耐药位点检测，如果发现原发性无应答（即治疗至少 6 个月时血清 HBV DNA 下降幅度 $<2\log_{10}$copies/ml）或病毒学突破且患者依从性良好，应改变治疗方案。

2. 阿德福韦　最常见的与阿德福韦有关的不良事件为疲乏，其他还包括胃肠道反应（腹部不适、上腹痛、腹泻、恶心、呕吐、胃部不适）、鼻咽炎、乏力、头晕、头痛、瘙痒、皮疹、脱发、肝区痛、自发流产、失眠、实验室检查异常（肝功能转氨酶升高、肌酸激酶升高、中性粒细胞和白细胞减少、低磷血症),任何单个不良事件的总体发生率均≤2%。慢性乙型肝炎患者使用阿德福韦治疗5年时,约有3%的患者出现轻度肌酐升高,存在多种肾功能不全危险因素的患者发生率更高,甚至出现肾衰竭。因此,治疗过程中应定期监测肾功能。安排受试者治疗开始后肾功能随访每个月1次,连续3次,以后可每3个月1次。

3. 替比夫定 替比夫定组最常见的导致停药的不良事件包括恶心、腹泻、疲劳、肌酸激酶升高、肌痛和肌病。替比夫定治疗52周和104周时发生3~4级肌酸激酶升高者分别为7.5%和12.9%。并且确有报道少见、罕见严重不良反应的发生,如肌炎、横纹肌溶解及肾功能不全等不良反应。此外,尚有周围神经病变、感觉减退及乳酸性酸中毒等罕见不良反应。临床研究中应随访肌酸激酶,如病情稳定,可每3个月1次,并注意询问临床症状及肌力检查。如果全身情况变差、明显肌痛、肌无力等症状的患者,应嘱卧床休息并予密切观察。如果怀疑发生肌病,则应该中断替比夫定治疗;而如果诊断为肌病,则应停止替比夫定治疗。一旦确诊为肌炎、横纹肌溶解或肾功能不全等,应及时停药或改用其他药物,并给予积极的相应治疗干预。

4. 恩替卡韦 恩替卡韦最常见的不良事件为头痛、疲劳、眩晕、恶心、腹痛、腹部不适、上腹痛、肝区不适、肌痛、失眠、风疹和GPT升高。已有使用恩替卡韦引起乳酸性酸中毒及伴肝脏脂肪变性的严重肝大,甚至出现死亡病例的报道。因此,临床研究药物中含有恩替卡韦者应定期监测乳酸,必要时加做血气分析。如出现乳酸性酸中毒,应及时停药或改用其他药物。

在小鼠实验中发现,大剂量使用恩替卡韦,肺部肿瘤发生率增加。但在大鼠、犬和猴子实验中未发现该现象,提示小鼠体内发生肺部肿瘤可能具有种属特异性。此外,在大鼠实验中发现,大剂量使用恩替卡韦,肝脏肿瘤发生率增加,并有脑胶质瘤和皮肤纤维瘤发生。但在关于该药长期安全性的AI463080研究中(研究周期10年,仍在随访期),使用该药与其他核苷(酸)类似物比较尚未发现在肿瘤发生方面存在差异。尽管如此,临床研究中至少应每3~6个月检测AFP和腹部超声显像(必要时做CT或MRI),筛查肝脏肿瘤。

5. 替诺福韦 替诺福韦与阿德福韦结构相似,但肾毒性较小,其抑制HBV的作用优于阿德福韦。临床研究中常见的不良事件包括头晕、腹泻、恶心以及空腹胆固醇升高,上市后的研究还发现有淀粉酶升高和胰腺炎、低磷血症和乳酸性酸中毒、肌病和骨软化症(与近端肾小管病变有关)、肾脏疾病包括肾功能不全、Fanconi综合征(肾小管损伤伴低磷酸血症)、近端肾小管病变、蛋白尿、肾性尿崩症和间质性肾炎。因此,在治疗过程中应定期监测肾功能和电解质,访视间隔可参考阿德福韦。

6. 干扰素 与核苷(酸)类药物总体安全性和耐受性良好不同,干扰素不良反应多,监测频率应相应增加,具体详见慢性丙型肝炎治疗的相关章节,在此不再赘述。

7. 其他药物 胸腺素对慢性乙型肝炎患者有免疫调节治疗作用,但胸腺素联合其他抗HBV药物的疗效尚需大样本随机对照临床研究验证。由于胸腺素皮下注射的安全性和耐受性良好,无须专门监测不良事件。中药及中药制剂治疗慢性乙型肝炎在国内应用广泛,在其临床研究中一般没有不良事件需要专门监测,具体可参考药品说明书。

8. 联合用药 核苷类似物与核苷酸类似物联合使用并不相互影响药物代谢,监测方案与单药使用类似。由于导致外周神经肌肉疾病,应避免替比夫定和干扰素联合应用。其他核苷(酸)类似物与干扰素联合使用,也无药动学的相互作用,无须单独设计专门的监测方案。因为没有依据提示核苷(酸)类似物是细胞色素 P450 酶系统的底物、抑制剂或诱导剂,因此其与其他药物相互作用的可能性很小,故无须在核苷(酸)类似物抗病毒药物和其他药物联合使用的临床研究中,在专门监测核苷酸类似物不良事件的基础上增加其他监测方案。

(二)耐药的发生

1. 概述 在抗病毒治疗过程中,检测到和 HBV 耐药相关的基因突变,称为基因型耐药(genotypic resistance)。体外试验显示抗病毒药物敏感性降低并和基因耐药相关,称为表型耐药(phenotypic resistance)。针对一种抗病毒药物出现的耐药突变同时对另外一种或几种抗病毒药物也出现耐药,称为交叉耐药(cross resistance)。

2. 拉米夫定

耐药性:随拉米夫定治疗时间的延长,在部分患者中可检测到乙型肝炎病毒的 YMDD 变异株,这种变异株对拉米夫定的敏感性下降。

如果患者的临床情况稳定,HBV DNA 和 GPT 水平仍低于治疗前,可持续治疗并密切观察。有少数患者在出现 YMDD 变异后,由于拉米夫定的作用降低,可表现为肝炎复发,可出现 HBV DNA 和 GPT 水平回升到治疗前水平或以上。一些有 YMDD 变异的患者,特别是在已伴有肝功能失代偿或肝硬化的患者,有罕见报告病情进展导致严重后果甚至病例死亡,由于在这种情况下停用拉米夫定也可能导致病情进展,因此对于在使用拉米夫定治疗过程中出现肝功能失代偿或肝硬化的患者,不宜随意停用拉米夫定。所以,如果疑及出现了 YMDD 变异,应加强临床和实验室监测,可能有助于做出治疗决策。

3. 阿德福韦酯

(1)抗病毒活性:在转染 HBV 的人肝瘤细胞系中,阿德福韦抑制 50% 病毒 DNA 复制的浓度(IC_{50})为 0.2~2.5μmol/L。

(2)耐药性:对接受阿德福韦酯治疗仍然可检测到血清 HBV DNA 的患者进行了长期耐药性分析(96~144 周),确定了 rtN236T 和 rtA181V 变异与阿德福韦耐药有关。体外研究发现 rtN236T 变异导致 HBV 对阿德福韦的敏感性降低 4~14 倍,产生这种变异的 6/6 名患者的血清 HBV DNA 发生反跳。rtA181V 变异导致 HBV 对阿德福韦的敏感性降低 2.5~3 倍,产生这种变异的 2/3 名患者发生反跳。与阿德福韦耐药相关的变异发生率 0~48 周为 0(0/629),49~96 周为 2%(6/293),97~144 周为 1.8%(3/163),3 年的累计发生率为 3.9%。

(3)交叉耐药:在 HBV DNA 多聚酶基因上含对拉米夫定耐药相关突变(rtL180M,rtM204I,rtM204V,rtL180M+rtM204V,rtV173L)的重组 HBV 变异株,在体外对阿德福韦敏感。在含拉米夫定耐药相关变异 HBV 的患者中,阿德福韦酯也显示了抗 HBV 作用,其血清 HBV DNA 下降的中位数为 4.3log_{10} copies/ml。含 DNA 多聚酶突变(rtT128N 和

rtR153Q 或 rtW153Q,与乙型肝炎免疫球蛋白耐药相关)的 HBV 变异株,在体外对阿德福韦敏感。体外研究显示,表达与阿德福韦耐药相关的 rtN236T 突变的 HBV 对拉米夫定的敏感性降低 2~3 倍,而与阿德福韦耐药相关的 rtA181V 突变的 HBV 对拉米夫定的敏感性降低 3 倍。

4. 恩替卡韦

(1)耐药性

1)体外研究:在细胞试验中发现,拉米夫定耐药的病毒株对恩替卡韦怕显型敏感性降低 8~30 倍。如果乙肝病毒多聚酶本来就存在对拉米夫定耐药的氨基酸置换(rtL180M 和/或 rtLM204V/I),再加上 rtT184、rtS202 或 rtM250 位点的置换变异,都会造成对恩替卡韦的显型敏感受性降低更多(>70 倍)。

2)临床研究

核苷类药物初治患者:81%的核苷类药物初治患者在口服恩替卡韦(0.5mg/d)48 周后,病毒载量达到 < 300copies/ml。HBeAg 阳性(AI463022 研究,$n = 219$)或 HBeAg 阴性(AI463027 研究,$n = 211$)的核苷类药物初治患者在治疗 48 周后,基因型分析结果表明 HBV DNA 多聚酶的基因没有发生与表型耐药相关基因型变异。在 AI463022 研究中,有 2 名患者发生了病毒学反弹(HBV DNA 从最低上升 $1\log_{10}$),但没有发现与恩替卡韦耐药相关的基因型或表型证据。

拉米夫定治疗失效的患者:22%的拉米夫定失效患者在口服恩替卡韦 1.0mg/d 48 周后,病毒载量达到<300copies/ml。对血清 HBV DNA 在可测出水平的患者进行基因型分析,结果表明在原先就有拉米夫定耐药变异(rtL180M 和/或 rtM204/1)的患者中,有 7%(13/189)的患者在 48 周出现 rtI169、rtT184、rtS202 和/或 rtM250 等位点与恩替卡韦耐药相关的置换变异。在这 13 名发生变异的患者中,有 3 名患者在 48 周之前发生了病毒学反弹(HBV DNA 从最低点上≥$1\log_{10}$),多数患者在 48 周后发生了病毒学反弹。

(2)交叉耐药:在抗乙肝病毒的核苷类似物药物中已发现有交叉耐药现象,在细胞试验中发现恩替卡韦对拉米夫定耐药(rtL180M 和/或 rtM204V/I)的病毒株的抑制作用比野生株减弱 8~30 倍。恩替卡韦对阿德福韦耐药性变异(HBV DNA 多聚酶 rtN236T 或 rtA181V 变异)的重组病毒也完全敏感,体外试验显示,从拉米夫定和恩替卡韦都失效的患者中分离出来的病毒株对阿德福韦敏感,但对拉米夫定依然保持耐药性。

5. 替比夫定　对乙型肝炎的抗病毒药物耐药患者,尚无足够的对照性研究观察替比夫定治疗耐拉米夫定的乙型肝炎病毒感染者的疗效。体外试验中,替比夫定对含有 rtM204V/rtL180M 双重突变或单一 rtM204I 突变的 HBV 病毒株无活性。

尚无足够的对照性研究观察替比夫定治疗耐阿德福韦酯的乙型肝炎病毒感染者的疗效。在细胞培养试验中,替比夫定对含有阿德福韦酯耐药相关的 rtN236T 或 rtA181V 突变的 HBV 病毒株仍然敏感,分别为 0.5 倍和 1.0 倍。

(1)耐药性:在全球注册的Ⅲ期试验(NV-02B-007 GLOBE 研究)的治疗人群分析中,接受替比夫定 600mg/d 治疗的初治患者中,第 52 周时分别有 59%(252/430)的 HBeAg 阳

性患者和 89%（202/227）的 HBeAg 阴性患者的 HBV DNA 达到了检测不到的水平（<
300copies/ml）。那些接受治疗超过 52 周的患者中,分别有 58%（243/418）的 HBeAg 阳性
患者和 85%（190/224）的 HBeAg 阴性患者的 HBV DNA 在 104 周治疗结束时达到了检测
不到的水平。

　　基于对 HBeAg 阳性和 HBeAg 阴性患者替比夫定治疗人群的分析,第 52 周和第 104
周累计的基因型耐药率（发生在 rtM204I/V 点突变）分别为 7% 和 22%。对 182 例可评价
的替比夫定治疗失败患者（有 DNA 扩增且治疗 16 周以上）进行基线配对的基因型分析,
显示 rtM204I/V 点突变与病毒学失败（HBV DNA 复制 ≥1 000copies/ml）和病毒反弹（比
最低值增加 ≥1log$_{10}$）相关。rtM204I 突变是最常发生的突变,在可评价人群中的 79%
（143/182）可检测到,并常伴有 rtL80I/V 和 rtL180M 突变。rtM204I 突变不常伴 rtV27A、
rtL82M、rtV173L、rtT184I/S、rtA200V、rtL229F/V/W 和 rtR289K 的突变。接受替比夫定治
疗的患者中有 16 例发生 181S/T 氨基酸置换。其中 8 例有 rtM204I/V 突变,但没有 rtA181
突变;1 例患者同时发生 rtM204I/V 突变和 rtA181T 突变。

　　替比夫定在基线病毒载量较高患者中的基因型耐药率较高,但是在第 24 周 HBV
DNA 复制<300copies/ml 的患者中基因型耐药率低。HBeAg 阳性患者 104 周时,替比夫定
的基因型耐药率在基线 HBV DNA ≥9log$_{10}$copies/ml 的患者中为 32%（95/293）;在基线
HBV DNA<9log$_{10}$copies/ml 的患者中为 15%（20/136）。HBeAg 阴性患者 104 周时,替比夫
定的基因型耐药率在基线 HBV DNA ≥7log$_{10}$copies/ml 的患者中为 17%（22/132）;在基线
HBV DNA < 7log$_{10}$ copies/ml 的患者中为 5%（5/95）。24 周时 HBV DNA 未能小于
300copies/ml 的 HBeAg 阳性患者,104 周时的基因型耐药率为 41%（97/239）;而 24 周时
未能检测到 DNA 水平（DNA 复制<300copies/ml）的患者,104 周时的基因型耐药率仅为
9%（18/190）。在 HBeAg 阴性患者中,24 周时 HBV DNA 未能小于 300copies/ml 的患者,
104 周时的基因型耐药率为 35%（15/43）,而 24 周时未能检测到 DNA 水平（DNA 复制<
300copies/ml）的患者,104 周时的基因型耐药率为 7%（12/184）。

　　（2）交叉耐药:治疗 HBV 感染的核苷（酸）类似物间存在交叉耐药现象。在细胞试验
中,对拉米夫定耐药的 rtM204I 突变或者 rtL180M/rtM204V 双突变株对替比夫定的敏感性
降低 ≥1 000 倍。对于与拉米夫定耐药相关的 rtM204V 单一突变株而言,替比夫定保留有
类似抗野生株表型的活性（减少 1.2 倍）。替比夫定针对发生了 rtM204V 突变的 HBV 的
疗效还没有得到临床试验的证实。在细胞培养中,含阿德福韦酯耐药相关的 rtA181V 突
变的 HBV 株对替比夫定的敏感性降低 3~5 倍。含阿德福韦酯耐药相关的 rtN236T 突变
的 HBV 株对替比夫定仍然保持敏感。

　　6. 替诺福韦酯

　　（1）耐药性:累积的替诺福韦酯基因耐药检测在 0102、0103、0106、0108 和 0121 等多
项临床研究中定期检测至 240 周,并且和治疗前 HBV 逆转录酶氨基酸序列接受比较,这
些患者都至少接受了 24 周以上替诺福韦酯的单药治疗,并且在研究开始后的每年定期检
测中,HBV 病毒水平依旧高于 400copies/ml（或者是中断替诺福韦酯治疗时）,所有分析采

用治疗分析集分析。在针对之前从未接受过核苷类药物治疗的人群中的 0102 和 0103 研究中,HBeAg 阳性受试者较 HBeAg 阴性受试者有较高的病毒治疗基线水平,并且在单药治疗终点依旧出现病毒血症的比例也明显要高(15% 比 4%)。从这些受试者中分离到的病毒发现了治疗后出现的氨基酸替换。但是并没有出现有意义的替换可以导致替诺福韦酯耐药的发生(包括基因型和表型分析)。

(2)交叉耐药:在 HBV 核苷(酸)类似物逆转录酶抑制剂中,已经观察到了交叉耐药现象,HBV 病毒株表达 rtV173L、rtL180M 和 rt204I/V 替换和拉米夫定及替比夫定的耐药相关,并且和野生株相比,其对于替诺福韦的敏感性出现 0.7 ~ 3.4 倍的波动。其中 rtL180M 和 rt204I/V 替换同时发生可以导致对于替诺福韦的敏感性下降 3.4 倍。HBV 病毒株如果表达 rtL180M、rtT184G、rtS202G/I、rtM204V 和 rtM250V 替换,会导致对恩替卡韦的耐药,和野生株相比及其对于替诺福韦的敏感性是其 0.6 ~ 0.9 倍。

表达阿德福韦相关的耐药替换 rtA181V 和/或 rtN236T 的 HBV 病毒株,和野生株相比较,对于替诺福韦的敏感性也下降了 2.9 ~ 10 倍。而如果病毒株包含了 rtA181T 替换,其敏感性和野生株相比较,替诺福韦的敏感性波动于 0.9 ~ 1.5 倍。

在 0102、0103、0106、0108 和 0121 这几项研究中,152 名初始接受替诺福韦治疗的受试者均是已知发生对于 HBV 核苷(酸)类似物逆转录酶抑制剂耐药的氨基酸替换:14 名是阿德福韦耐药相关的替换(rtA181S/T/V 和/或 rtN236T),135 名是拉米夫定发生耐药相关的替换(rtM204I/V),还有 3 名是同时发生了阿德福韦和拉米夫定相关的替换。

在接受替诺福韦酯治疗随访 240 周后,阿德福韦耐药 HBV 受试者中 11/14 例,拉米夫定耐药 HBV 受试者中 124/135 例,同时发生阿德福韦和拉米夫定耐药 HBV 受试者中 2/3 例获得了病毒学的抑制(HBV DNA < 400copies/ml)。而同时出现 rtA181T/V 和 rtN236T 替换的 5 例患者中,3 例依旧出现病毒血症。

三、评估临床安全性所需的人群暴露程度

(一)关于人群暴露程度的定义概述

任何一个新药的风险评估涉及数量和质量两方面,数量是确保有充足数量的患者纳入临床研究,即安全性数据库的规模;质量是指所进行的评估是否合理,是否纳入和覆盖了合适的所研究人群(目标人群),以及分析结果的方式。

(二)上市前安全性数据库的规模

虽然注册批准前的临床数据库都不可能有很大的规模,不能检出药物在整个人群中上市之后可能发生的所有安全性问题,但批准前的安全性数据库越大越全面,则在开发过程中发现和识别严重不良事件/不良反应的可能性就越大。

支持一个新药上市的安全性数据库规模多大才合适,这取决于新产品特有的诸多因素,包括:①创新性,即新产品是否体现一种新疗法,或者是否与现有的治疗相似;②目前是否有其他替代的治疗方法,与新产品相比那些替代治疗方法的相对安全性如何;③拟治

疗的目标人群和适应证;④拟使用的用药疗程等。

基于 FDA 指南,对以下几种情况应分别进行考虑:

1. 对于拟开发用于威胁生命疾病的新药,特别是目前尚无令人满意治疗的情况下,其安全性数据库通常比那些拟用于治疗非危及生命疾病的新药的安全性数据库要小。如果此类新药的临床前安全性评估或人体临床药理学研究发现了有风险的信号,需要有更多的临床数据充分明确其风险,这种情况下最好使用更大规模的安全性数据库。批准前安全性数据库的规模多大才合理,FDA 建议申请人与相关的药品管理机构审评部门进行具体讨论,就临床试验的设计达成一致意见,其目的是这种试验要能够提供充足的药物安全性和有效性数据,可以支持产品获得批准上市。

2. 对于拟开发短期使用或急性期使用的新药(治疗持续时间或累计用药时间不足 6个月),对于此类药物临床安全性数据库中目标人群的规模难以提供一般性的指导意见。因为这类适应证和疾病的范围比较广,例如从急性脑卒中到轻度头痛都可以作为这种治疗的目标。因此 FDA 建议申请人就此类产品安全性数据库的规模问题与相关的审评部门进行讨论,就具体问题进行具体分析。

由于拟用于威胁生命疾病和严重消耗性疾病的新药,只需相对较小的安全性数据库就能获得批准,但相对来讲其不良反应的不确定性就会一直较大。同理,当新药呈现出对某个人群或某些患者具有独特、临床上显著的受益时,在批准前对其风险的确定程度比较小的情况也能接受。

3. 对拟用于非危及生命疾病的长期治疗(连续治疗 6 个月或 6 个月以上,或者反复间断治疗累计疗程≥6 个月)的新药,ICH 和 FDA 均一致建议,要有 1 500 例左右的患者暴露于受试药物,其中需使用 6 个月的患者至少 300 例,需使用 1 年的患者至少 100 例。并建议这 1 500 例患者必须是在多次给药的临床研究中暴露于所研究药物的患者,因为许多关注的不良事件,如肝毒性、血液系统毒性不良事件,在单剂给药或非常短期的药物暴露时不会出现。并且,300~600 例暴露 6 个月的患者和 100 例暴露 1 年的患者应当是使用有临床意义的相关剂量,例如,一般在治疗范围内的剂量。

(三) 现有核苷类药物临床资料的人群暴露程度

对于核苷类药物来说,目前包括替诺福韦酯在内的上述几个药物都已经在国内上市。

葛兰素史克的拉米夫定成为美国 FDA 在 1998 年批准上市的第一个治疗乙型肝炎的药物;2002 年,吉利德公司的阿德福韦酯获得 FDA 的批准上市(现为葛兰素史克拥有);2005 年,百时美施贵宝公司的恩替卡韦(entecavir,Baraclude,博路定)获得 FDA 的上市批准;2006 年,诺华和 Idenix 公司的替比夫定(telbivudine,Tyzeka,素比伏)也获得 FDA 放行。

2001 年 10 月,美国 FDA 批准替诺福韦酯(TDF)治疗 HIV-1 感染者。2008 年,美国 FDA 批准 TDF 治疗成人慢性乙型肝炎(CHB)。目前,包括中国在内的 100 多个国家已批准 TDF 用于 HIV 感染者的治疗,美国等 30 多个国家和地区批准了 TDF 治疗 CHB。2013 年替诺福韦酯在国内获批乙型肝炎适应证。

因此,这些药物均有已经在市场上使用 5 年以上的经验,从人群暴露程度来说,都已经有上万乃至数十万,甚至更多的使用暴露量,并且制药公司均开展了长期的上市后研究。

当然除了常见的不良反应已经明确记载入药品说明书外,一些少见的,可能长期治疗才能显现的不良反应,需要临床工作者进一步的观察和记录。

四、长期安全性

(一) 生殖毒性与妊娠

1. 拉米夫定 大鼠经口给予拉米夫定 4 000mg/(kg·d)(血药浓度为人临床血药浓度的 80~120 倍),其生育力和停止哺乳后子代的存活、生长、发育未受明显影响。大鼠和家兔分别经口给予拉米夫定 4 000mg/(kg·d)和 1 000mg/(kg·d)(血药浓度约为人临床推荐剂量血药浓度的 60 倍),均未表现出明显的致畸作用。当家兔血药浓度与人临床推荐剂量的血药浓度相近时,出现早期胚胎死亡率升高,但大鼠血药浓度达到相当于人临床推荐剂量血药浓度的 60 倍时,未见此类现象发生。对妊娠大鼠和家兔的研究结果显示,拉米夫定可以穿过胎盘进入胎仔体内。尚无拉米夫定用于妊娠妇女的充分和严格对照的临床研究资料。哺乳期大鼠乳汁中拉米夫定浓度和其在血浆中的浓度相近。

妊娠:本品对妊娠妇女的安全性尚未确立。对动物的生殖研究表明它没有致畸性,对雌性和雄性的生殖能力也没有影响。当给妊娠家兔服用相当于人类治疗剂量的药物时,可增加早期胚胎死亡的机会。拉米夫定可通过被动转运穿过胎盘,新生动物体内的血清药物浓度与母体和脐带内的相似。

目前尚无本品用于妊娠期妇女的资料,因此服药期间不宜妊娠。

对于使用拉米夫定期间不慎怀孕的妇女,必须考虑到停止拉米夫定治疗后肝炎复发的可能,是否终止妊娠,须权衡利弊与患者及其家属商量。

哺乳:口服给药后,拉米夫定在母乳中的浓度与血浆中的相似(1~8μg/ml,即 4.4~34.9μmol/ml),故建议正在服药的妇女不要哺乳婴儿。

2. 阿德福韦酯 当暴露量大约为人治疗剂量下暴露量的 19 倍时,未见对大鼠生育力的影响。大鼠经口给予阿德福韦酯[暴露量分别约为人治疗剂量(10mg/d)的 23 倍和 40 倍],未见胚胎毒性和致畸作用。妊娠大鼠静脉注射给予阿德福韦酯,在能产生明显母体毒性的剂量时(相当于人体暴露量的 38 倍),胚胎毒性和胎仔畸形(全身性水肿,眼泡凹陷,脐疝和尾巴扭结)的发生率增加。在静脉注射剂量相当于人暴露量的 12 倍时,未见不良影响。

阿德福韦酯在妊娠妇女中的应用没有足够的资料。只有在潜在的受益肯定大于对胎儿的风险时,才能考虑在妊娠期间使用阿德福韦酯。因为对发育中的人类胚胎的潜在危险性尚不明确,所以建议用阿德福韦酯治疗的育龄期妇女要采取有效的避孕措施。

本品对妊娠期妇女及 HBV 母婴传播的影响未进行研究。因此,应当遵照标准的推荐方案对婴儿实施预防免疫,以防止新生儿感染 HBV。

目前尚不知阿德福韦是否会分泌到人乳,哺乳期妇女使用本品应避免授乳。

3. 恩替卡韦 在生殖毒性研究中,连续 4 周给予恩替卡韦,剂量最高达 30mg/kg,在给药剂量超过人体最高推荐剂量(1.0mg/d)的 90 倍时,没有发现雄性和雌性大鼠的生育力受到影响。在恩替卡韦的毒理学研究中,当剂量至人体剂量的 35 倍或以上时,发现啮齿类动物与犬出现了输精管的退行性变。在猴子实验中,未发现睾丸的改变。

在大鼠和家兔的生殖毒性研究中,口服恩替卡韦的剂量达 200mg/(kg·d)和 13mg/(kg·d),即相当于人体最高剂量 1.0mg/d 的 28 倍(对于大鼠)和 212 倍(对于家兔)时,没有发现胚胎和母体毒性。在大鼠实验中,当母鼠的用药量相当于人体剂量的 3 100 倍时,观察到恩替卡韦对胚胎-胎鼠的毒性作用(重吸收)、体重降低、尾巴和脊椎形态异常以及骨化水平降低(脊椎、趾骨和指骨),并观察到额外的腰椎和肋骨。在家兔实验中,对雌兔的用药量为人体最高剂量(1.0mg/d)的 883 倍时,观察到对胚胎-胎兔的毒性作用(吸收)、骨化水平降低(舌骨),并且第 13 根肋骨的发生率增加。在对出生前和出生后大鼠口服恩替卡韦的研究中发现,用药量大于人的 1.0mg/d 剂量的 94 倍未对后代产生影响。

恩替卡韦可从大鼠乳汁中分泌。

4. 替比夫定 在生殖毒性研究中,给予替比夫定 2 000mg/(kg·d)(全身暴露水平达到人治疗剂量的暴露水平 14 倍)的雄性或雌性大鼠与未给药大鼠交配时,未观察到生育力受损的证据。

另一项研究显示当雄性和雌性大鼠给予替比夫定 500mg/(kg·d)或 1 000mg/(kg·d)时,生育力减低。与对照组(92%)相比,在 500mg/(kg·d)(76%)或 1 000mg/(kg·d)(72%)给药组大鼠的生育力指数下降。但没有发现精子形态学和功能的异常,亦没有发现睾丸和卵巢出现组织学异常。

一项幼年大鼠毒性试验也对生育力进行了评估,大鼠在第 14 天到第 70 天给予替比夫定,并与同样给药的其他窝仔交配。1 000mg/(kg·d)和 2 000mg/(kg·d)剂量组大鼠从给药到交配的平均天数轻微增加。与对照组(80%)相比,1 000mg/(kg·d)(40%)和 2 000mg/(kg·d)(50%)组的生育力指数降低。在该研究中,给药动物的交配指数和受孕率轻微降低,然而那些交配成功大鼠的卵巢和子宫的参数并没有受到替比夫定的影响。大鼠给予替比夫定 259mg/(kg·d),暴露量为人体治疗剂量下暴露量的 2.5~2.8 倍时,生殖力和交配参数没有受到影响。

在临床前研究中,替比夫定没有致畸性,对胚胎和胎仔的发育也没有不良影响。对妊娠大鼠和家兔进行的研究显示替比夫定能通过胎盘。发育毒性研究显示,替比夫定在剂量达 1 000mg/(kg·d)时没有对大鼠和家兔的胎仔产生不良作用,该剂量下大鼠和家兔的暴露水平分别相当于人体治疗剂量(600mg/d)的 6 倍和 37 倍。

临床前研究中替比夫定无致畸性,且显示其对胚胎和胎仔发育无不良作用。对妊娠大鼠和家兔的研究显示替比夫定可以通过胎盘。对大鼠和家兔的发育毒理学研究表明,在剂量达每天 1 000mg/kg,暴露量分别高出人体治疗剂量(600mg/d)的 6 倍和 37 倍时,未观察到对胎仔有损害的证据。

对妊娠妇女还没有足够的对照良好的研究。因为动物生殖毒性研究并不总是能够预示人体反应,所以只有在利益大于风险时方可在妊娠期间使用替比夫定。

(1)分娩:没有在妊娠期妇女中进行研究,也没有替比夫定对 HBV 母婴传播影响的数据。因此,应采取恰当的干预措施以防止新生儿 HBV 感染。

(2)哺乳母亲:在大鼠实验中,替比夫定能通过乳汁分泌。替比夫定是否能通过人类的乳汁分泌尚不清楚。如果母亲接受了替比夫定的治疗,应该指导她们不要进行母乳喂养。

5. 替诺福韦酯　在生殖毒性研究中,没有发现延胡索酸替诺福韦酯对于生育、交配行为或早期胚胎发育的影响。研究对于雄性大鼠在交配前 28 天起和雌性大鼠在交配前 15 天连续给予相当于 10 倍于人体体表面积单位剂量的替诺福韦酯,并一直延续到妊娠后第 7 天,但是发现雌鼠的发情周期有所改变。

(1)妊娠:目前在妊娠期妇女中缺乏恰当的和设置良好对照的研究。由于动物生殖研究并不总是能够预测人类的反应,替诺福韦酯不应该用于妊娠期,所以只有在利益大于风险时方可在妊娠期间使用。

(2)动物数据:生殖研究已经在大鼠和家兔中进行,基于体表面积分别给予 14 倍和 19 倍人类治疗剂量时,没有发现替诺福韦导致流产或胎儿毒性。

(二) 遗传毒性

1. 拉米夫定　拉米夫定在微生物致突变试验和体外细胞转化试验中未显示致突变活性,但在体外培养人淋巴细胞和小鼠淋巴瘤实验中显示出其微弱的致突变活性。大鼠经口给予拉米夫定 2 000mg/kg(血药浓度为慢性乙型肝炎患者推荐临床剂量下的 60 ~ 70 倍),未见明显的遗传毒性。

2. 阿德福韦酯　在体外小鼠淋巴细胞瘤实验中(有或无代谢活化),阿德福韦酯有致突变作用。在人外周血淋巴细胞试验中,无代谢活化时,阿德福韦酯能诱导染色体畸变。阿德福韦酯小鼠微核实验结果为阴性,阿德福韦在有或无代谢活化时,Ames 试验结果为阴性。

3. 恩替卡韦　在人类淋巴细胞培养的试验中,发现恩替卡韦是染色体断裂的诱导剂。在 Ames 试验(使用伤寒沙门菌、大肠埃希菌,使用或不用代谢激活剂)、基因突变试验和叙利亚仓鼠胚胎细胞转染实验中,发现恩替卡韦不是突变诱导剂。在大鼠的经口给药微核实验和 DNA 修复实验中,恩替卡韦也呈阴性。

4. 替比夫定　在体内和体外试验中,替比夫定未显示出遗传毒性。在 Ames 试验中,使用鼠伤寒沙门菌和大肠埃希菌(经过或未经代谢活化),未见替比夫定有致突变性。替比夫定在哺乳动物细胞基因突变试验中未显示致染色体断裂,这些试验包括培养的人淋巴细胞和中国仓鼠卵巢细胞试验(经过或未经代谢活化)。而且,替比夫定在小鼠体内微核研究的结果也为阴性。

5. 替诺福韦酯　延胡索酸替诺福韦酯在体外小鼠淋巴瘤检测中有致诱变表现,但是在体内和体外试验的细菌诱变基因测试中（Ames 测试）均为阴性，在一项小鼠的体内微核试验研究中，雄性小鼠给予延胡索酸替诺福韦酯的结果也为阴性。

（三）致癌性

1. 拉米夫定　大鼠和小鼠的长期致癌实验结果显示，当暴露水平达到人临床暴露水平的 34 倍（小鼠）和 200 倍（大鼠）时，未表现出明显的致癌性。

2. 阿德福韦酯　小鼠和大鼠经口给予阿德福韦酯，剂量分别相当于人治疗剂量时暴露量的 10 倍和 4 倍时，未见致癌作用。

3. 恩替卡韦　在小鼠和大鼠口服恩替卡韦的长期致癌性研究中，药物暴露量约分别是人类最高推荐剂量（1.0mg/d）的 42 倍（大鼠）和 35 倍（小鼠）。在上述研究中，恩替卡韦致癌性出现阳性结果。

在小鼠实验中，当剂量增至人体剂量的 3 倍时，雄性小鼠的肺部腺瘤和肿瘤的发生率增加；当剂量增至人体剂量的 40 倍时，雌性小鼠的肺部腺瘤和肿瘤的发生率增加。小鼠先出现肺细胞增生，继而出现肺部肿瘤，但给予恩替卡韦的大鼠、犬和猴中并未发现肺细胞增生，这提示在小鼠体内发生的肺部肿瘤可能具有种属特异性。当剂量至人体剂量的 42 倍时，雄性小鼠的肝细胞肿瘤与混合瘤（肿瘤和腺瘤）的发生率增加。当剂量至人体剂量的 40 倍时，雌性小鼠的血管性肿瘤（包括卵巢、子宫的血管瘤和脾脏的血管肉瘤）发生率增加。在大鼠的实验中，当剂量至人体剂量的 24 倍时，雌性大鼠的肝细胞腺瘤发生率增加，混合瘤（肿瘤和腺瘤）的发生率也增加；当剂量至人体剂量的 35 倍和 24 倍时，分别在雄性大鼠和雌性大鼠身上发现有脑胶质瘤；当剂量至人体剂量的 4 倍时，在雌性大鼠身上发现有皮肤纤维瘤。

目前尚不清楚恩替卡韦对啮齿类动物致癌性实验的结果能否预测恩替卡韦对人体的致癌作用。

4. 替比夫定　动物实验提示，替比夫定没有潜在的致癌性。在小鼠和大鼠经口给予替比夫定的长期致癌性研究中，暴露剂量最高达到人体治疗剂量（600mg/d）的 14 倍时，没有发现致癌性。

5. 替诺福韦酯　对于延胡索酸替诺福韦酯长期口服致癌性的研究在小鼠和大鼠中进行。分别暴露于大约 16 倍（小鼠）和 5 倍（大鼠）于人类治疗 HIV-1 感染的剂量中，在 16 倍人类治疗剂量的雌性小鼠中发现肝脏腺瘤发生率增加。在大鼠的研究中，5 倍于人类治疗剂量的给药没有发现致癌性。

第七节　临床研究实例介绍

本节结合上述理论知识，进行抗乙型肝炎病毒药物临床研究实例介绍，结合案例进一步了解抗乙型肝炎病毒药物的临床试验设计。

（一）试验名称

替诺福韦酯多中心、双盲、双模拟、随机、对照治疗慢性乙型肝炎患者的疗效和安全性研究。

（二）试验目的

1. 主要目的　比较替诺福韦酯（TDF）300mg/d 和阿德福韦酯（ADV）10mg/d 治疗慢性乙型肝炎（CHB）患者 48 周时的抗病毒疗效。

2. 次要目的　评估 TDF 300mg/d 单药长期治疗（至 240 周）CHB 患者的疗效和安全性。

（三）试验终点指标

1. 主要终点指标　48 周时每个治疗组中 HBV DNA<400copies/ml（Roche COBAS Taqman HBV Test）的受试者比例。

2. 次要终点指标

（1）96 周、144 周、192 周和 240 周时 HBV DNA<400copies/ml（Roche COBAS Taqman HBV Test）的受试者比例。

（2）48 周、96 周、144 周、192 周和 240 周时 HBV DNA 水平较基线下降的对数值（$\log_{10}$ copies/ml）。

（3）48 周、96 周、144 周、192 周和 240 周时基线时 GPT 异常的受试者中 GPT 复常的比例。

（4）HBeAg 阳性受试者：24 周、48 周、96 周、144 周、192 周和 240 周时达到 HBeAg 消失的比例、达到 HBeAg 血清转换的比例、达到 HBsAg 消失的比例和达到 HBsAg 血清转换的比例。

（5）HBeAg 阴性受试者：24 周、48 周、96 周、144 周、192 周和 240 周时达到 HBsAg 消失的比例和达到 HBsAg 血清转换的比例。

（6）48 周、96 周、144 周、192 周和 240 周时达到持久 HBsAg 消失上的受试者比例（持久 HBsAg 消失定义为 HBsAg 消失，HBV DNA 达到最低检测以下及 GPT 复常，经间隔至少 12 周以上的连续 3 次检测证定即应答≥24 周）。

（7）48 周、96 周、144 周、192 周和 240 周时病毒学突破的发生率，病毒学突破定义为 HBV DNA 相对于最低值（由两次连续的 HBV DNA 测量或最后一次治疗时的测量判定）增加≥1 个对数值。

（8）基线时 Knodell HAI 评分≥2 分的受试者在 48 周发生组织学改善的比例（组织学改善定义为 Knodell HAI 评分减少 2 分以上且不伴有纤维化评分增加）。

（9）受试者安全性由不良事件和实验室评估确定。

3. 其他终点指标

（1）48 周、96 周、144 周、192 周和 240 周时 TDF 耐药的发生率。

（2）与基线相比，4 周、8 周、12 周、24 周、48 周、96 周、144 周、192 周和 240 周时 HBsAg 定量、HBeAg 定量（HBeAg 阳性受试者）的下降幅度。

（四）试验设计

此项研究包含两个连续的治疗阶段。合格的受试者将依次进入两个试验阶段。

研究的第一阶段是一项随机、双盲、双模拟、活性药对照研究,旨在比较 TDF 300mg/d 和 ADV 10mg/d 治疗中国 CHB 患者的疗效和安全性。

本研究将入组的 494 例 CHB 受试者(200 例 HBeAg 阳性受试者和 294 例 HBeAg 阴性受试者)。在第一阶段受试者将按 1:1 随机分入 TDF 300mg/d 治疗组或 ADV 10mg/d 治疗组。

本研究的第二阶段为开放性的单药治疗研究,旨在评价中国 CHB 患者每日给予一次 TDF 300mg,继续治疗 192 周的疗效和安全性。

入选后受试者将在初期 12 周治疗期间每 4 周进行一次常规的疗效和安全性评估,此后每 12 周一次,总计最长 5 年。

在本方案中,240 周治疗结束后将不再继续提供研究后治疗。完成 240 周研究治疗的受试者将接受 24 周停药后随访或随访到重新开始抗 HBV 治疗(以先出现者为准)。这些受试者将在最后一次给予研究治疗后的 4 周、12 周和 24 周接受评估。5 年研究用药结束后,将由研究者来判断受试者是否需要用可获得的商业性用药来继续抗 HBV 治疗。一旦受试者接受了可获得的商业性用药,便视为中止参与本研究。

接受了 48 周研究治疗且获得持久乙肝表面抗原(HBsAg)消失的受试者[定义为 HBsAg 消失、HBV DNA 达到最低检测限以下以及谷丙转氨酶(GPT)复常],经间隔 3 个月以上的连续 3 次检测证实(即应答≥24 周)将进入研究的观察组。在下一次研究访视时,如果研究者判断受试者能够安全停药,则研究治疗将停止。因获得持久 HBsAg 消失而停药的受试者将在最后一次给药后每 4 周进行一次访视直至 24 周,然后再根据既定的试验访视计划观察至 240 周。如果停药后观察期间这些受试者的 HBV DNA 检测呈现阳性并且经至少间隔 1 个月以上的连续两次检测证实,可以重新开始 TDF 治疗直至 240 周。停药后 24 周随访期间,评估指标包括不良事件、伴随用药、生命体征、HBV DNA、HBV 血清学(HBsAg/抗 HBs、HBeAg/抗 HBe、HBsAg 定量、HBeAg 定量)、血液学、血生化和凝血酶原时间,还将贮存血清/血浆。

(五)受试者选择

1. 受试者人数 这项研究的第一阶段,494 例 CHB 受试者(200 例 HBeAg 阳性 CHB 受试者和 294 例 HBeAg 阴性 CHB 受试者)按 1:1 随机分入 TDF 300mg/d 治疗组或 ADV 10mg/d 治疗组(表 2-6)。

表 2-6 受试者人数

	HBeAg 阳性(受试者例数)	HBeAg 阴性(受试者例数)
TDF 300mg/d 组	100	147
ADV 10mg/d 组	100	147

2. 入选标准 入选本试验的受试者必须满足下述所有的标准:

(1)18~69 岁(含 18 岁和 69 岁)。

(2)男性或女性;符合以下条件的女性入选本研究:无生育能力(如生理性不孕,包括所有绝经期后女性);生育期妇女,筛选时尿妊娠检测阴性,并且在试验期间直至服用最后一剂药物后 30 天同意采用下述避孕方法:

- 禁欲。
- 口服避孕药,合用或单独使用孕激素。
- 注射孕激素。
- 皮下埋植左旋炔诺孕酮。
- 雌激素避孕环。
- 避孕贴。
- 预期年失败率低于 1% 的宫内节育器(IUD)或宫内节育系统(IUS)(IUD 或 IUS 产品说明书中申明)。
- 男性伴侣节育。
- 双重屏障法:避孕套和闭合帽(隔膜或宫颈/子宫帽)。附阴道杀精药物(泡沫剂、凝胶剂、隔膜、乳剂、栓剂)。

(3)进行任何与研究相关的步骤前,理解并签署知情同意书,并且遵守研究要求。

(4)HBsAg 阳性 6 个月以上,且抗 HBs 阴性;HBeAg 阳性,抗 HBs 阴性;筛选期(随机前 4 周内)HBV DNA $\geq 10^5$copies/ml;HBeAg 阴性,筛选期(随机前 4 周内)HBV DNA $\geq 10^5$copies/ml。

(5)第一剂研究药物给药前 6 个月内,间隔 14 天以上 NAG(N-乙酰-β-D 氨基葡萄糖苷酶)的两次检测,GPT 升高(HBeAg 阳性患者 $\geq 2 \times$ULN)且 $\leq 10 \times$ULN,并且至少一次检测在第一剂药物给药前 35 天内。

(6)核苷(酸)类似物初治 CHB 患者。研究受试者总人群中不容许超过 10% 之前接受过拉米夫定治疗。

(7)同意不参加任何其他研究,或在参加本研究期间不接受其他抗乙肝病毒治疗或干扰素治疗。

3. 排除标准　符合下列任何一条的受试者将不能入选本研究:

(1)有下列支持肝细胞癌诊断的证据:

- 超声或放射检查发现可疑结节。
- 超声检查正常但筛选时血清甲胎蛋白>50ng/ml。

(2)筛选时有失代偿性肝病的临床症状,包括但不限于:

- 血清总胆红素>1.5×ULN。
- 凝血酶原时间较 ULN 延长 $\geq$2s。
- 血清白蛋白<32g/L。
- 有肝功能失代偿病史(如腹水、静脉曲张破裂出血或肝性脑病)。

(3)肌酐清除率<70ml/min。

(4)筛选时 GPT>10×ULN 或曾因病情急性加重导致一过性肝功能失代偿。

(5)血红蛋白<100g/L,中性粒细胞计数<1.5×10^9/L,血小板计数<80×10^9/L。

（6）其他原因导致活动性肝病的证据，包括：

● 合并感染甲型肝炎病毒（HAV）。

● 合并感染戊型肝炎病毒（HEV）。

● 合并感染丙型肝炎病毒（HCV）；抗 HCV 阳性但 HCV RNA 阴性的受试者将被认为血清抗 HCV 阳性而不能入选。

● 合并感染丁型肝炎病毒（HDV）。

● 合并感染人类免疫缺陷病毒（HIV）。

● 自身免疫性肝炎（抗核抗体滴度>1∶100）。

（7）除乙型肝炎外其他任何严重的或活动性的身心疾病，被研究者认为可能影响患者的治疗、评估或对研究方案的依从性。包括任何未被控制的具有临床意义的肾脏、心脏、肺、血管性、神经性、消化性、代谢性疾病（糖尿病、甲状腺疾病和肾上腺疾病）、免疫缺陷疾病或癌症。

（8）正在酗酒、药物滥用或曾有酗酒史、药物滥用史，研究者认为会影响治疗依从性、参与研究或结果阐述。

（9）曾经服用过阿德福韦、替诺福韦、恩替卡韦或替比夫定或含有上述抗病毒药的任何医药产品，或任何试验性抗 HBV 治疗［如恩曲他滨（FTC）、氨多索韦（DAPD）和克来夫定（L-FMAU）］。

（10）进入研究随机化之前 6 个月内应用免疫抑制剂、免疫调节剂（包括 INF 或胸腺素）、全身性细胞毒性药物、慢性抗病毒制剂包括已知有抗 HBV 活性的中草药及其他药物［如拉米夫定，乙肝免疫球蛋白（HBIG）］。

（11）接受过肝移植的患者或计划进行肝移植的患者。

（12）筛选前 6 个月接受任何研究药物者。

（13）在筛选前 2 个月使用过肾毒性药物（如氨基糖苷类、两性霉素 B、万古霉素、卡地福韦、膦甲酸、顺铂、喷他脒类等），或使用肾排泄竞争剂（如丙磺舒等），或在研究期间可能使用上述药物者。

（14）对核苷酸和/或核苷类似物和/或任何研究药物成分过敏史。

（15）研究者判断受试者无法依从研究要求。

4. 退出标准　受试者可以在任何时候根据自己的意愿中止参加研究。研究者也可以根据其判断，随时决定受试者中止参加研究。

提前退出治疗的标准包括：

● 方案违背。

● 研究结束/终止。

● 研究期间发生妊娠。

● 研究者的判断。

● 撤回知情同意。

研究者根据其判断，可随时因为安全性的原因撤出受试者。退出研究的原因必须记录在病例报告表(CRF)。

至少接受一剂以上研究药物且中止研究用药的受试者将进行停药后随访 24 周或是随访到开始可获得的商业性抗 HBV 病毒治疗时,以先出现者为准。一旦受试者接受了可获得的商业性用药,便视为中止参与本研究。

未继续接受研究药物治疗但继续留在试验中的受试者,将在服用最后一剂药物 72 小时内,以及停药后随访的 4 周、12 周和 24 周完成如下评估:

- 不良事件。
- 合并用药。
- 生命体征(血压、脉搏、呼吸频率、体温)和体重。
- 血清/血浆贮存(进行病毒学分析,包括耐药分析)。
- HBV DNA。
- HBV 血清学(HBsAg/抗 HBs、HBeAg/抗 HBe、HBsAg 定量、HBeAg 定量)。
- 血液学(血红蛋白、红细胞、白细胞及分类计数、血小板计数)实验室生化检测(钠、氯化物、钾、血尿素氮、肌酐、总蛋白、白蛋白、血清淀粉酶、磷、钙、GOT、GPT、碱性磷酸酶、总胆红素、直接胆红素、血糖和肌酸磷酸激酶)和凝血酶原时间(PT)检测。

提前终止研究药物的受试者应在服用最后一剂药物 72 小时内接受评估,暂时中断治疗 28 天以内者可继续治疗,中断 28 天及以上的受试者则应退出本研究。

(六) 有效性评价

1. 病毒学终点　为评估达到 HBV DNA<400copies/ml 的受试者比例以及病毒载量的变化,将按方案规定的试验安排时间进行 HBV DNA 检查(Roche COBAS Taqman HBV Test)。

2. 生化学终点　为评估生化学应答,将按方案规定的试验安排时间进行 GPT 检查。

3. 血清学终点　为评估血清学应答,将按方案规定的试验安排时间进行 HBeAg/抗 HBe 和 HBsAg/抗 HBs 检查。

4. 组织学终点　为评估 48 周时两个治疗组中出现组织学改善的受试者比例,将按方案规定的试验安排时间,对每个治疗组中的 60 例受试者进行肝组织活检。

一名中心病理学家将以配对、双盲方式评估全部基线和最终活检切片,该病理学家将对所有评估的治疗和访视保存盲态,将同时读取基线和治疗结束时的活检结果。

5. 其他终点　将按方案规定的试验安排时间对 HBsAg 检测阳性的受试者进行 HBsAg 定量检测。

将按方案规定的试验安排时间对 HBeAg 检测阳性的受试者进行 HBeAg 定量检测(仅限于 HBeAg 阳性受试者)。

在以下情况时,将在中心实验室进行包括 HBV 多聚酶基因的基因型分析在内的耐药检测:

- 在 48 周、96 周、144 周、192 周和 240 周时 HBV DNA≥400copies/ml 的受试者。
- 伴有病毒学突破的受试者[定义为 HBV DNA 较最低点(由间隔超过 1 个月的连续

两次检测确认)升高 $\geq 1\log_{10}$ copies/ml]。

● 研究期间治疗终止时受试者仍有病毒血症。

基线时的配对样本也将被分析。HBV 多聚酶-逆转录酶区域基因序列较基线的变化将被检测并进行基因型分析。

(七)安全性评价

1. 体格检查 将按方案规定的试验安排时间进行体格检查。

将在筛选时进行一次完整的体格检查,包括身高、体重、头、眼、耳、鼻、喉、皮肤、甲状腺、神经、肺、心血管、腹部(肝脏和脾脏)、淋巴结及四肢。

将在所有其他时间点进行一次简略的体格检查,包括皮肤、神经、肺、心血管、腹部(肝脏和脾脏)和体重。

2. 生命体征 将按方案规定的试验安排时间进行生命体征评估。

将在每次时间点评估血压、脉搏、呼吸频率和体温。将在受试者保持坐位至少 10 分钟之后测量收缩压、舒张压和脉搏。

3. 安全性实验室评估 用于临床生化、凝血酶原时间和血液学分析的血样将在中心实验室进行分析。在计划外的安全性随访评估时,若研究者判断中心实验室无法及时反馈结果,血液学、血生化以及凝血酶原时间可在当地实验室完成,但是最终确定结果以中心实验室结果为准。

将对每份血液学样本分析下列血液学参数:血红蛋白,红细胞,白细胞及分类计数,血小板计数。

将对每份临床生化学样本分析下列临床生化参数:钠、氯化物、钾、血尿素氮、肌酐、总蛋白、白蛋白、血清淀粉酶、磷、钙、GOT、GPT、碱性磷酸酶、总胆红素、直接胆红素、血糖和肌酸激酶。

4. 不良事件 研究者或研究中心成员有责任发现、记录并报告不良事件和严重不良事件。

(刘征波 范学工 黄 燕 唐 红 杜凌遥 牛迎花

赵英仁 施光峰 王新宇 郑建铭)

参 考 文 献

[1] 中华医学会肝病学分会,中华医学会感染病学分会.慢性乙型肝炎防治指南(2015 年版).中华肝脏病杂志,2015,7(3):1-18.

[2] GANEM D,PRINCE A M.Hepatitis B virus infection-natural history and clinical consequences.N Engl J Med,2004,350(11):1118-1129.

[3] LOK A S,MCMAHON B J.Chronic hepatitis B.Hepatology,2007,45(2):507-539.

[4] MCMAHON B J.The natural history of chronic hepatitis B virus infection.Semin Liver Dis,2004,24:17-21.

[5] FATTOVICH G,STROFFOLINI T,ZAGNI I,et al.Hepatocellular carcinoma in cirrhosis:incidence and risk factors.Gastroenterology,2004,127(5 Suppl 1):S35-S50.

[6] FATTOVICH G,OLIVARI N,PASINO M,et al.Longterm outcome of chronic hepatitis B in Caucasian patients:mortality after 25 years.Gut,2008,57(1):84-90.

[7] European Association For The Study of The Liver.EASL clinical practice guidelines:management of chronic hepatitis B virus infection.J Hepatol,2012,57(1):167-185.

[8] LUCIFORA J,XIA Y,REISINGER F,et al.Specific and nonhepatotoxic degradation of nuclear hepatitis B virus cccDNA.Science,2014,343(6176):1221-1228.

[9] PAWLOTSKY J M,DUSHEIKO G,HATZAKIS A,et al.Virologic monitoring of hepatitis B virus therapy in clinical trials and practice:recommendations for a standardized approach.Gastroenterology,2008,134(2):405-415.

[10] CAI C W,LOMONOSOVA E,MORAN E A,et al.Hepatitis B virus replication is blocked by a 2-hydroxy-isoquinoline-1,3(2H,4H)-dione (HID) inhibitor of the viral ribonuclease H activity.Antiviral Res,2014,108(4):48-55.

[11] ZHANG F,WANG G.A review of non-nucleoside anti-hepatitis B virus agents.Eur J Med Chem,2014,75:267-281.

[12] GOODMAN Z D.Grading and staging systems for inflammation and fibrosis in chronic liver diseases.J Hepatol,2007,47(4):598-607.

[13] WIEGAND J,HASENCLEVER D,TILLMANN H L.Should treatment of hepatitis B depend on hepatitis B virus genotypes? A hypothesis generated from an explorative analysis of published evidence.Antivir Ther,2008,13(2):211-220.

[14] BUSTER E H,HANSEN B E,BUTI M,et al.Peginterferon alpha-2b is safe and effective in HBeAg-positive chronic hepatitis B patients with advanced fibrosis.Hepatology,2007,46(2):388-394.

[15] LAU G K,PIRATVISUTH T,LUO K X,et al.Peginterferon Alfa-2a,lamivudine,and the combination for HBeAg-positive chronic hepatitis B.N Engl J Med,2005,352(26):2682-2695.

[16] 程龙.中药新药临床有效性研究的一般原则.中国中医基础医学杂志,2012,18(4):437-440.

[17] 韩玲.中药新药临床前有效性研究在临床试验方案设计中的作用.中国中药杂志,2006,31(24):2091-2093.

[18] 中华医学会肝病学分会,中华医学会感染病学分会.慢性乙型肝炎防治指南2010年更新版.中华实验和临床感染病杂志(电子版),2011,5(1):50-60.

[19] 中国预防医学会,中国疾病预防控制中心免疫规划中心.中国成人乙型肝炎免疫预防技术指南.中国流行病学杂志,2011,32(12):1199-1203.

[20] 窦晓光.丙氨酸转氨酶正常的慢性乙型肝炎病毒感染人群抗病毒治疗策略.中国实用内科杂志,2013,33(6):454-456.

[21] 侯金林,孙剑.核苷类似物抗乙肝病毒治疗后耐药新认识.中华传染病杂志,2006,24(3):145-147.

[22] 慢性乙型肝炎联合治疗专家委员会.慢性乙型肝炎联合治疗专家共识.中国肝脏病杂志(电子版),2012,4(1):39-46.

[23] 万谟彬,翁心华.干扰素治疗慢性乙型肝炎专家建议(2010年更新).中华传染病杂志,2010,28(4):193-200.

[24] 刘凤君,唐红.干扰素直接抗乙肝病毒作用机制研究的现状.生物医学工程学杂志,2009,26(6):1358-1371.

［25］万谟彬,翁心华.干扰素治疗慢性乙型肝炎专家建议的若干补充.中华传染病杂志,2012,30(12): 705-710.

［26］陈光明,杨富强.治疗型 HBV DNA 疫苗的研究与应用.解放军医学杂志, 2003,28(6):489-492.

［27］LIANG X,BI S,YANG W,et al.Epidemiological serosurvey of hepatitis B in China-declining HBV prevalence due to hepatitis B vaccination.Vaccine,2009,27(47):6550-6557.

［28］LIANG X,BI S,YANG W,et al.Evaluation of the impact of hepatitis B vaccination among children born during 1992—2005 in China.J Infect Dis,2009,200(1):39-47.

［29］JONAS M M,BLOCK J M,HABER B A,et al.Treatment of children with chronic hepatitis B virus infection in the United States:patient selection and therapeutic options.Hepatology,2010,52(6): 2192-2205.

［30］JONAS M M,KELLY D,POLLACK H,et al.Safety,efficacy,and pharmacokinetics of adefovir dipivoxil in children and adolescents (age 2 to < 18 years) with chronic hepatitis B.Hepatology,2008,47(6): 1863-1871.

［31］JONAS M M,LITTLE N R,GARDNER S D.Long-term lamivudine treatment of children with chronic hepatitis B:durability of therapeutic responses and safety.J Viral Hepat,2008,15(1):20-27.

［32］SOKAL E M,KELLY D,WIRTH S,et al.The pharmacokinetics and safety of adefovir dipivoxil in children and adolescents with chronic hepatitis B virus infection.J Clin Pharmacol,2008,48(4):512-517.

［33］SAADAH O I,SINDI H H,BIN-TALIB Y,et al.Entecavir treatment of children 2～16 years of age with chronic hepatitis B infection.Arab J Gastroenterol,2012,13(2):41-44.

［34］SOKAL E M,ROBERTS E A,MIELI G,et al.A dose ranging study of the pharmacokinetics,safety,and preliminary efficacy of lamivudine in children and adolescents with chronic hepatitis B.Antimicrob Agents Chemother,2000,44(3):590-597.

［35］YOUSEF Y,BELAND K,MAS E,et al.Predictive factors of lamivudine treatment success in an hepatitis B virus-infected pediatric cohort:a 10-year study.Can J Gastroenterol,2012,26(7):429-435.

［36］MURRAY K F,SZENBORN L,WYSOCKI J,et al.Randomized,placebo-controlled trial of tenofovir disoproxil fumarate in adolescents with chronic hepatitis B.Hepatology,2012,56(6):2018-2026.

［37］KEEFFE E B,DIETERICH D T,HAN S H,et al.A treatment algorithm for the management of chronic hepatitis B virus infection in the United States.Clin Gastroenterol Hepatol,2004,2(2):87-106.

［38］NIKOLAIDIS N,VASSILIADIS T,GIOULEME O,et al.Effect of lamivudine treatment in patients with decompensated cirrhosis due to anti-HBe positive/HBeAg-negative chronic hepatitis B.Clin Transplant, 2005,19(3):321-326.

［39］LIAW Y F,SUNG J J,CHOW W C,et al.Lamivudine for patients with chronic hepatitis B and advanced liver disease.N Engl J Med,2004,351(15):1521-1531.

［40］SHELDON J A,CORRAL A,RODES B,et al.Risk of selecting K65R in antiretroviral-naive HIV-infected individuals with chronic hepatitis B treated with adefovir.AIDS,2005,19(17):2036-2038.

［41］PETERS M G,ANDERSEN J,LYNCH P,et al.Randomized controlled study of tenofovir and adefovir in chronic hepatitis B virus and HIV infection:ACTG A5127.Hepatology,2006,44(5):1110-1116.

［42］NÚÑEZM,PÉREZ-OLMEDA M,DIAZ B,et al.Activity of tenofovir on hepatitis B virus replication in HIV-co-infected patients failing or partially responding to lamivudine.AIDS,2002,16(17):2352-2354.

［43］谭友文.HBV/HCV 重叠感染的抗病毒治疗.世界华人消化杂志,2011,19(15):1614-1619.

［44］吴荻,曹进,王晓玲,等.对儿童用药和临床试验的思考.临床儿科杂志,2012,30(3):298-300.

［45］Council for the International Organizations of Medical Sciences (CI-OMS), the World Health Organisation (WHO).International ethical guidelines for biomedical research involving human subjects.[2018-06-15]. http://www.codex.vr.se/texts/international.html.

［46］李艺影,潘岳松,任佩娟.儿童药物临床试验研究知情同意的伦理审查.临床和实验医学杂志,2013, 12(8):612-614.

［47］汪秀琴,熊宁宁,刘沈林,等.儿童与未成年人临床试验的伦理审查.中国新药杂志,2007,16(6): 417-420.

［48］曹晓梅,杨国斌,刘玉秀.药物临床试验中的伦理审查实践.医学研究生学报,2010,23(3):296-297.

［49］钟旋,刘秋生,刘大钺,等.药物临床试验知情同意书常见的伦理问题与对策.中国医学伦理学, 2008,21(6):131-132.

［50］宋敏.儿童临床试验若干问题的体会.中国医学伦理学,2009,22(6):19-20.

［51］刘利军,刘斌,李睿,等.尊重患者的知情同意权加强医院管理制度建设.临床和实验医学杂志, 2007,6(5):179-180.

［52］GILL D,CRAWLEY F P,LOGIUDICE M,et al.Guidelines for informed consent in biomedical research involving paediatric populations as research participants.Eur J Pediatr,2003,162(7-8):455-458.

［53］汪秀琴,熊宁宁,刘沈林,等.临床试验的伦理审查:知情同意.中国临床药理学与治疗学,2004,9 (1):117-120.

［54］汪秀琴,熊宁宁,刘芳,等.临床试验方案的伦理设计.南京中医药大学学报,2004,20(1):51-53.

［55］卜擎燕,熊宁宁,吴静,等.人体生物医学研究国际道德指南.中国临床药理学与治疗学,2003,8(1): 107-110.

［56］周学斌,肖绍树.拉米夫定治疗失代偿期乙型肝炎肝硬化的研究进展.实用肝脏病杂志,2009,12 (2):150-152.

［57］肖江,赵红心,邰桂菊.HIV/HBV共感染患者抗HBV药物治疗.临床药物治疗杂志,2013,3(1): 11-15.

［58］DIENSTAG J L,PERRILLO R P,SCHIFF E R,et al.A preliminary trial of lamivudine for chronic hepatitis B infection.N Engl J Med,1995,333(25):1657-1661.

［59］BERNASCONI E,BATTEGAY M.Lamivudine for chronic hepatitis B.N Engl J Med,1998,339(24): 1786-1787.

［60］LAI C L,CHIEN R N,LEUNG N W,et al.A one-year trial of lamivudine for chronic hepatitis B.Asia Hepatitis Lamivudine Study Group.N Engl J Med,1998,339(2):61-68.

［61］VERHELST D,GOFFIN E.Lamivudine for the treatment of chronic hepatitis B.N Engl J Med,2000,342 (8):592.

［62］JONAS M M,MIZERSKI J,BADIA I B,et al.Clinical trial of lamivudine in children with chronic hepatitis B.N Engl J Med,2002,346(22):1706-1713.

［63］HADZIYANNIS S J,TASSOPOULOS N C,HEATHCOTE E J,et al.Adefovir dipivoxil for the treatment of hepatitis Be antigen-negative chronic hepatitis B.N Engl J Med,2003,348(9):800-807.

［64］MARCELLIN P,CHANG T T,LIM S G,et al.Adefovir dipivoxil for the treatment of hepatitis B e antigen-positive chronic hepatitis B.N Engl J Med,2003,348(9):808-816.

[65] ORLENT H.Treatment of HBeAg-positive hepatitis B with peginterferon and lamivudine.N Engl J Med, 2005,353(15):1630-1631.

[66] SONG K,RAJVANSHI P.Treatment of HBeAg-positive hepatitis B with peginterferon and lamivudine.N Engl J Med,2005,353(15):1630-1631.

[67] CHANG T T,GISH R G,DE MAN R,et al.A comparison of entecavir and lamivudine for HBeAg-positive chronic hepatitis B.N Engl J Med,2006,354(10):1001-1010.

[68] LAI C L,SHOUVAL D,LOK A S,et al.Entecavir versus lamivudine for patients with HBeAg-negative chronic hepatitis B.N Engl J Med,2006,354(10):1011-1020.

[69] SCHILDGEN O,SIRMA H,FUNK A,et al.Variant of hepatitis B virus with primary resistance to adefovir. N Engl J Med,2006,354(17):1807-1812.

[70] LAI C L,GANE E,LIAW Y F,et al.Telbivudine versus lamivudine in patients with chronic hepatitis B.N Engl J Med,2007,357(25):2576-2588.

[71] MARCELLIN P,HEATHCOTE E J,BUTI M,et al.Tenofovir disoproxil fumarate versus adefovir dipivoxil for chronic hepatitis B.N Engl J Med,2008,359(23):2442-2455.

第三章

慢性丙型肝炎抗病毒药物临床试验设计与实施

第一节 概　述

丙型肝炎是一种主要经血液传播的疾病,丙型肝炎病毒(hepatitis virus,HCV)慢性感染可导致肝脏慢性炎症坏死和纤维化,部分患者可发展为肝硬化甚至肝细胞癌(HCC),已成为严重的社会和公共卫生问题,对全球造成了重大的影响。据世界卫生组织统计,全球有1.85亿人感染了HCV,占世界总人口的2.8%。但是HCV感染的流行率有很大的地区差异。在有些国家,例如埃及,流行率高达22%。非洲和西太平洋地区的流行率显著高于北美和欧洲。在欧洲和美国,慢性丙型肝炎是最常见的慢性肝病和接受肝移植的最主要病因。中国HCV感染的流行率约为1%,估计有1 000万例HCV感染者。目前丙型肝炎保护性疫苗研究多年来一直未有突破,HCV感染对人类的危害很大。

由于急性丙型肝炎发病隐匿,因此很难明确新发HCV感染者的数量。只有不到25%的急性丙型肝炎患者有明显的临床症状,而且大多数患者感染HCV的年龄和时间不能确定。中国疾病预防控制中心数据显示,我国丙型肝炎报告发病人数逐年上升,从2005年的5万例增加至2016年的20.4万例。

HCV主要经血液传播,我国大部分丙型肝炎患者是通过输血感染的HCV。1992年以后,由于血源进行丙型肝炎病毒常规筛检的逐步全面实施,近年来经输血传播HCV已逐年减少,其他的传播途径已经变得逐渐突出和重要。已确定HCV可能的传播途径和高危因素有:输血;有偿献血者,尤其是有献血浆史者;接受器官移植;静脉吸毒或共用注射器;艾滋病病毒感染者;感染HCV母亲所娩出的婴儿;针刺、刀伤或黏膜暴露HCV阳性血液者;与丙肝病毒感染者有性行为者;曾行介入性诊疗(胃镜、内镜、口腔诊疗等)患者;有过文身、文眉、穿耳环孔等行为者;维持血液透析者等。有相当一部分初诊HCV感染者没有明确的高危因素。

感染HCV后,在几天至8周内可以通过PCR方法在血中检测到HCV RNA,抗HCV的出现约在感染后8周。然而,大多数急性感染的患者无临床症状,临床表现不明显,急性丙型肝炎不到25%的患者出现黄疸。因此,大多数急性HCV感染者难以被发现,需要在高危人群中定期筛查 HCV。约 20% 的急性感染者会出现 HCV RNA 的自发清除。约80% 的患者 HCV RNA 仍为阳性,HCV RNA 阳性超过 6 个月则考虑转为慢性感染。一旦转为慢性感染,HCV 再出现自发清除的概率非常低。

大多数慢性感染无肝硬化的患者无症状或仅有轻度症状。最常见的表现是乏力,其次为恶心、肌痛、关节痛和体重减轻。大多数慢性丙型肝炎患者的 GPT 水平仅轻度升高,约 1/3 的患者 GPT 水平正常。约 25% 的患者 GPT 水平为 2~5 倍正常值上限,GPT 达到10 倍正常值上限的患者非常少见。GPT 水平与肝组织损害程度之间无明确的关联。即使患者血清 GPT 正常,其组织学显示大多数患者存在慢性炎症。

30%~40% 的慢性丙型肝炎患者存在肝外表现。肝外表现涉及多系统,例如:血液系统疾病(如混合冷球蛋白血症、淋巴瘤等),自身免疫性疾病(甲状腺炎、各种自身抗体),肾脏疾病(膜增生性肾炎),皮肤疾病(迟发性皮肤卟啉症、扁平苔藓),糖尿病等。

10%~20% 的慢性感染者在 20 年内会发展为肝硬化。据估计,约 30% 的患者在 50 年内不会进展为肝硬化。我国的一组慢性丙型肝炎随访队列的患者,肝硬化发生率为10.03%,HCC 的发生率为 2.9%。如果患者未出现肝功能失代偿,仅有代偿期肝硬化,大多数患者可无症状,所以临床上也难以发现早期肝硬化。临床症状或体征有脾大、胆红素升高、低蛋白血症和血小板计数降低。其他的临床表现可有蜘蛛痣、腹壁静脉曲张、海蛇头、肝掌或男性乳房发育。肝功能失代偿的表现包括腹水、食管胃底静脉曲张破裂出血、肝性脑病。肝硬化患者发生失代偿的风险每年约 5%。一旦出现失代偿,5 年生存率约为50%。对于失代偿患者,肝移植是唯一有效的治疗方法。

HCC 一般仅发生于肝硬化患者,也有报道发生于桥接样纤维化的患者。一旦确诊为肝硬化,发生 HCC 的年风险约为 3%。甲胎蛋白(AFP)水平升高并不一定提示出现 HCC,慢性 HCV 感染者 AFP 可能会轻度升高(10~100ng/ml)。AFP 高于 400ng/ml 并且持续升高,高度提示 HCC。

慢性丙型肝炎患者不同个体之间的疾病进展程度不同。已发现以下因素会影响疾病的进展:年龄和性别、种族、HCV 特异性细胞免疫、酒精、HIV 合并感染、HBV 合并感染、其他宿主因素(转化生长因子-β_1 表型、PNPLA3、中度至重度脂肪肝)、地理和环境因素、病毒因素等。

慢性丙型肝炎患者需要给予抗病毒治疗,治疗目标是清除病毒,从而阻止进展为肝硬化、HCC 和死亡。治疗终点是治疗结束后 12 周或 24 周用灵敏的试剂检测不到 HCV RNA,即持续病毒学应答(SVR)。对于肝硬化患者,HCV 的清除能减少失代偿的发生率,虽然不能阻止但是能减少 HCC 的发生风险。肝硬化患者即使获得 SVR,也需要继续进行 HCC 的筛查和监测。

慢性丙型肝炎抗病毒药物包括以下三大类:干扰素(interferon,IFN)及其类似物,利巴韦林及其类似物,直接抗病毒药物(direct-acting antiviral agents,DAAs)。

应用于抗 HCV 的 IFN 包括 IFN-α、IFN-β 和 IFN-λ。IFN-α 分为普通 IFN、复合 IFN 和聚乙二醇化(pegylated)干扰素(PEG-IFN)。一线用药中的 IFN 为 PEG-IFN α,已经上市

的有 PEG-IFN α-2a 和 PEG-IFN α-2b,国内有几个 PEG-IFN 正在进行 II 期及 III 期临床试验。PEG-IFN λ 是干扰素的一个新种类,IFN-λ 受体更具有肝细胞特异性,因此不良反应较 IFN-α 少,而且疗效也较好,曾经进行临床试验,近 2 年来未见进一步的临床试验报道。以 IFN-α 为基础的白蛋白 IFN-α,半衰期较 PEG-IFN 更长,曾有临床试验观察其在慢性丙型肝炎中的安全性和疗效,因有患者发生不可逆的肺纤维化而中止。

PEG-IFN α 联合利巴韦林(ribavirin,RBV)是目前我国慢性丙型肝炎患者的标准治疗方案。我国 85% 的丙型肝炎患者宿主 IL-28B 的基因型为 rsl2979860 CC 或者 rs8099917 TT,为有利于干扰素应答的宿主基因型。虽然 58.2% 的患者为相对难治的 HCV 基因 1 型,我国患者对 PEG-IFN α 联合 RBV 治疗的应答率为 70%~80%,高于白色人种。治疗中获得早期病毒学应答(EVR)的患者,最终将有 90% 能获得 SVR。我国的复发患者有相当一部分既往采用普通干扰素,甚至没有联合 RBV,因此,给予这部分患者 PEG-IFN α 联合 RBV 治疗,仍然能获得较高的 SVR。而对于 PEG-IFN α 联合 RBV 无应答的患者,则需要联合 DAAs 治疗。

DAAs 是近些年及将来的研发热点,DAAs 主要包括以下几类:NS3/NS4A 蛋白酶抑制剂、核苷类 NS5B 聚合酶抑制剂、非核苷类 NS5B 聚合酶抑制剂和 NS5A 抑制剂等。先期研发成熟的 DAAs 主要是蛋白酶抑制剂,之后是聚合酶抑制剂和 NS5A 抑制剂,在提高疗效和降低不良反应方面均取得明显进展。

我国尚未有 DAAs 上市治疗丙型肝炎。在国外,已经批准的 DAAs 有:NS3/NS4A 蛋白酶抑制剂替拉瑞韦(telaprevir)、波普瑞韦(boceprevir)和西美瑞韦(simeprevir),以及核苷类 NS5B 多聚酶抑制剂索磷布韦(sofosbuvir)。蛋白酶抑制剂阿舒瑞韦(asunaprevir)和 NS5A 抑制剂达拉他韦(daclatasvir)分别于 2014 年 7 月和 2014 年 8 月 27 日在日本和欧盟批准上市。美国以及欧洲的基因 1 型患者的标准治疗方案为,PEG-IFN 和 RBV 联合替拉瑞韦或波普瑞韦治疗。美国食品药品管理局(FDA)已批准索磷布韦联合利巴韦林用于基因型 2/3 型慢性丙型肝炎成人患者的治疗,索磷布韦联合 PEG-IFN 和利巴韦林,用于基因 1 型和基因 4 型慢性丙型肝炎初治成人患者的治疗。

其他的很多 DAAs 正处于临床试验阶段,包括蛋白酶抑制剂达诺瑞韦(danoprevir)、伐尼瑞韦(vaniprevir)、BI-1335、GS-9256 及 ABT-450;聚合酶抑制剂 ABT-333、美西他滨(mericitabine)、PSI-938、替戈布韦(tegobuvir)、菲利布韦(filibuvir)、BI-7127、ANA-598、VX-222、VCH-759;NS5A 抑制剂 ABT-267 等。另外,还有 HCV 复制所需的宿主蛋白亲环素的抑制剂阿珀利韦(alisporivir)。

类似于核苷(酸)类似物治疗慢性乙型肝炎,影响 DAAs 抗病毒治疗的主要问题也是耐药性。NS3/NS4A 蛋白酶抑制剂最先被应用于临床,但其耐药屏障很低,单药治疗数天后,便会因为耐药而导致病毒学突破和治疗失败;而核苷类似物 NS5B 聚合酶抑制剂的耐药屏障最高,迄今为止未发现体内耐药突变,这与其直接作用于酶的活性部位有关。另外,体外研究证实,耐药突变 S282T 的出现会严重削弱耐药毒株的复制能力。如果强效的、高耐药屏障的 DAAs 研发成功,就如同治疗慢性乙型肝炎的研发中恩替卡韦和替诺福韦酯这样高耐药屏障的药物,作为一线药物,可使耐药问题逐渐变得少见,也使其他药物耐药后调整治疗方案变得更简单。

HCV 是高变异病毒,但针对不同靶位的 DAAs 的耐药谱完全不同,联合应用可相互抑制其他靶位 DAAs 的耐药株生长,有效阻止病毒耐药。联合 DAAs 应用显示了很好的前景。各种临床试验的各种组合方法同 PEG-IFN 联合利巴韦林的标准治疗方案相比,有较好的抗病毒作用以及较少的副作用。DAAs 可与 IFN-α、利巴韦林联合应用抗 HCV,或者 DAAs 与利巴韦林联合,也可以几种 DAAs 而不加用 IFN-α 和利巴韦林来抗 HCV 治疗。目前,不联合 IFN 的 DAAs 联合抗 HCV 治疗已经成了临床试验的主要设计方向,在国内最早进行的无 IFN 的临床试验的方案为阿舒瑞韦联合达拉他韦治疗基因 1b 型干扰素不耐受或禁忌人群。

由于抗 HCV 药物研发的飞速发展,本节的有些内容可能会在几年内发生巨大的变化,甚至发生颠覆性的改变。在本节编写过程中,国内外的形势就在不断发生变化。在这种情况下,本节力求既符合国内现行的政策和药物研发现状,同时也引入国际上对新型直接抗 HCV 药物临床试验的趋势。尽管如此,在出版后仍然可能出现落后于形势变化的内容。因此,请读者密切注意国内外政策和具体操作的变化。

第二节　受试者特征及选择

一、慢性丙型肝炎的定义和诊断标准

HCV 感染人体超过 6 个月,即为慢性丙型肝炎。慢性丙型肝炎的诊断依据为:HCV 感染超过 6 个月,或发病日期不明、无肝炎史,但肝脏组织病理学检查符合慢性肝炎,或根据症状、体征、实验室及影像学检查结果综合分析,亦可诊断。在临床试验中最常用的标准是,有原始资料证实的 HCV RNA 阳性 6 个月以上。在丙型肝炎的临床试验中,不考虑 GPT 作为患者的诊断标准。

判定是否存在 HCV 感染,首先应检测抗 HCV 抗体,而在疑似急性丙型肝炎或者免疫功能低下患者,则同时还需检测 HCV RNA。如果抗 HCV 抗体检测阳性,则需进一步检测 HCV RNA,HCV RNA 阳性即存在 HCV 感染。抗 HCV 阳性,HCV RNA 阴性的患者,应在 3 个月后再次检测 HCV RNA 以明确病毒获得清除。

HCV 单独感染极少引起肝衰竭,HCV 重叠 HBV、HIV 等病毒感染、过量饮酒或应用肝毒性药物时,可发展为肝衰竭。HCV 感染所致肝衰竭的临床表现与其他嗜肝病毒所致的肝衰竭基本相同,可表现为急性、亚急性和慢性经过。慢性丙型肝炎肝外临床表现或综合征可能是机体异常免疫反应所致,包括类风湿关节炎、眼口干燥综合征、扁平苔藓、肾小球肾炎、混合型冷球蛋白血症、B 细胞淋巴瘤和迟发性皮肤卟啉症等。感染的最严重结果是进行性肝纤维化所致的肝硬化和 HCC。HCV 与其他病毒的重叠、合并感染统称为混合感染。我国 HCV 与 HBV 或 HIV 混合感染较为多见。丙型肝炎常在肝移植后复发,且其病程的进展速度明显快于免疫功能正常的丙型肝炎患者。一旦移植的肝脏发生肝硬化,出现并发症的危险性将高于免疫功能正常的肝硬化患者。

病理组织学检查对丙型肝炎的诊断、衡量炎症和纤维化程度、评估药物疗效以及预后判断等方面具有重要的意义。慢性丙型肝炎肝组织中常可观察到汇管区淋巴滤泡形成、胆管损伤、小叶内肝细胞脂肪变性、小叶内库普弗细胞或淋巴细胞聚集。这些较为特征性的组织学表现,对于慢性丙型肝炎的诊断有一定的参考价值。肝组织炎症程度的分级、纤维化程度的分期诊断在国际上主要使用 Ishak 评分系统,国内可参照《病毒性肝炎防治方案》中病理学诊断标准。临床试验中可根据不同需求,选用国内外各种半定量计分方法。

诊断慢性丙型肝炎后需要对患者进行评估,包括:是否存在加重肝病进展的合并症,肝脏损害程度,HCV RNA 的定量检测,HCV 基因型的测定,有条件时可以检测 IL-28B 基因型,也有临床试验将 IL-28B 基因型作为分层分析的主要因素。明确患者是否存在肝硬化尤其重要,因为肝硬化患者的预后、治疗应答情况以及治疗疗程不同于肝炎患者。肝纤维化程度可以通过非侵入性方法如肝脏弹性测定、APRI 指数等来评估。

灵敏、准确且重复性好的 HCV RNA 定量检测是临床治疗丙型肝炎的基础,基线 HCV RNA 水平与治疗疗效相关,高病毒载量的疗效低于低病毒载量,不过并无确切证据说明 RNA 水平与肝脏炎症的严重程度、肝纤维化程度及肝细胞癌变之间存在关联。治疗中 HCV RNA 的监测是慢性丙型肝炎个体化应答指导治疗策略得以贯彻的基石。

不同 HCV 基因型的患者,抗病毒治疗疗程、利巴韦林剂量,甚至于 DAAs 的选择都不相同,病毒学应答也有差异。因此,治疗前应检测基因型用于指导制订抗病毒治疗的个体化方案。而采用基于蛋白酶抑制剂的三联治疗,还需要进行基因亚型 1a/1b 的检测。

二、治疗的适应证(目标人群)

治疗的目标人群为所有 HCV 慢性感染的患者,这些患者 HCV RNA 检测为阳性。不同的新药和不同的治疗方案其适应人群不同。一般有以下几类:

1. 代偿期肝病患者 PEG-IFN 联合利巴韦林适用于初治的代偿期肝病并且无干扰素和利巴韦林禁忌证的患者。另外,很多丙型肝炎抗病毒新药在选择受试人群时都会要求是代偿期肝病患者,如出现肝功能失代偿表现:既往或当前具有腹水、静脉曲张破裂出血或肝性脑病等临床表现;或者 Child-Pugh 评分为 B 级和 C 级的患者,则不纳入试验。

2. 不同 HCV 基因型患者 一些蛋白酶抑制剂与 IFN-α 和利巴韦林的三联治疗适用于基因 1 型的患者,甚至一些试验仅适用于基因 1b 型受试者,例如阿舒瑞韦联合达拉他韦治疗基因 1b 型干扰素不耐受或禁忌人群。不同的基因型受试者,在 PEG-IFN 联合利巴韦林临床试验方案设计时会采用不同的治疗疗程和药物剂量,例如基因 1 型为 48 周疗程,利巴韦林剂量需要按体重计算[15mg/(kg·d)],基因 2/3 型为 24 周疗程,利巴韦林剂量为 800mg/d。

3. 初治患者　既往未经过任何已批准或在研的抗 HCV 药物治疗(干扰素、利巴韦林、DAAs 等)。PEG-IFN α 和利巴韦林二联治疗的临床试验通常选择初治人群。

4. 复发患者　既往经 PEG-IFN α 和利巴韦林的二联治疗后,在治疗结束时 HCV RNA 达到设定的最低检测值以下,但是停药后出现 HCV RNA 的增高。三联治疗或 DAAs 联合治疗的临床试验可选择该类人群。

5. 部分应答者　既往经 PEG-IFN α 和利巴韦林的二联抗 HCV 治疗后,HCV RNA 在 12 周内降低 2 个对数单位或以上,但是在治疗结束时未达到 HCV RNA 低于设定的检测值。三联治疗或 DAAs 联合治疗的临床试验可选择该类人群。

6. 无应答患者　既往采用 PEG-IFN 联合利巴韦林治疗 12 周,HCV RNA 仍然呈阳性并且下降小于 $2\log_{10}$ U/ml,或者治疗 24 周以上 HCV RNA 仍然为阳性。三联治疗或 DAAs 联合治疗的临床试验可选择该类人群。

7. 干扰素或利巴韦林不耐受或禁忌人群　无 IFN 的 DAAs 的联合治疗适用于该人群。干扰素使用绝对禁忌人群:妊娠、精神病史(如严重抑郁症)、未能控制的癫痫、未戒断的酗酒或吸毒、未经控制的自身免疫病、失代偿期肝硬化、有症状的心脏病等患者。干扰素使用相对禁忌人群:甲状腺疾病、视网膜病、银屑病、既往抑郁症史、未控制的糖尿病、高血压,治疗前中性粒细胞计数$<1.0\times10^9$/L 和/或血小板计数$<50\times10^9$/L,总胆红素$>51\mu$mol/L 等患者。同时,年龄较大的患者也应谨慎使用干扰素。

这类人群如果从血液学上定义,可以参考以下标准。

(1)中性粒细胞减少:干扰素或利巴韦林不耐受是指受试者曾经接受过 IFN/RBV 治疗,并且在治疗期间中性粒细胞降到$<0.5\times10^9$/L;干扰素或利巴韦林禁忌是指中性粒细胞$<1.5\times10^9$/L。

(2)血红蛋白减少:不耐受是指受试者曾经接受过 IFN/RBV 治疗,并且在治疗期间血红蛋白降到<85g/L;禁忌是指血红蛋白<100g/L。

(3)血小板减少:不耐受是指受试者曾经接受过 IFN/RBV 治疗,并且在治疗期间血小板降到$<25\times10^9$/L;禁忌是指血小板$<90\times10^9$/L。

8. 其他严重肝病患者　例如有肝移植指征的患者以及肝移植术后的复发,以后的新药适用人群将会扩大至这部分人群。

9. 特殊人群　例如合并 HIV 感染患者、合并 HBV 感染患者、血液透析患者、儿童患者、非肝移植的其他移植患者、滥用药物者以及正在维持替代治疗者等,这些人群也将会是今后新药研发的重点关注人群。

在慢性丙型肝炎的临床试验中,一般设计方案时主要考虑初治和经治、肝硬化和无肝硬化、不同基因型;次要考虑特殊人群。但是,对于任何新的抗 HCV 药物,药品监督管理部门并没有强求哪一类人群作为第一个临床试验的目标人群。从注册上市的角度考虑,制药企业会以初治、无肝硬化者为主要研究人群。近年来的趋势是,在第一个初治人群临床试验中包含 20% 左右的肝硬化患者,或者同时开展一个初治和一个经治人群两个平行临床试验,甚至有制药企业再同时开展一个肝硬化患者的独立临床研究。

三、入选标准

入选标准的设定主要依据拟进行临床试验药物的目的和目标人群。

在开展任何临床试验之前,应向受试者说明该试验的详细情况,并为受试者提供一份书面知情同意书供其阅读。如果受试者同意参加该项目,应在试验研究者在场的情况下签署知情同意书并注明日期。受试者必须能够理解并同意依从规定的给药方案,能参加定期安排的研究访视,与研究者就不良事件和合并用药进行准确的沟通。

以下为受试者入选的一些基本标准的举例,针对不同的药物和方案会有一些其他标准。

1. 年龄和性别的入选标准　例如:18~65 岁(包括 18 岁和 65 岁在内)的男性或女性受试者。

2. 体重指数(BMI)的入选标准　一些试验会设定 BMI 的纳入标准,例如 BMI $\geq 18kg/m^2$ 且 $\leq 32kg/m^2$。

3. 确定是否存在慢性 HCV 感染　例如:筛选前至少 6 个月抗 HCV 抗体、HCV RNA 阳性或 HCV 基因型检测阳性;或者肝组织学检查符合慢性 HCV 感染,存在肝纤维化和/或炎症证据。

4. HCV 基因型的确定　例如:某个临床试验只纳入基因 1b 型或者基因 2/3 型的患者,依据不同的药物、治疗方案以及研究目的等确定需要纳入什么基因型的患者。

5. 筛选时 HCV RNA 水平的界定　例如:纳入的患者需要 HCV RNA>10 000U/ml。

6. 既往抗病毒治疗情况的界定　例如:纳入初治患者则明确规定既往未接受过任何已批准或在研的针对 HCV 的药物治疗(干扰素、利巴韦林、DAAs 等)。临床试验纳入经治患者,需要明确定义纳入哪一类经治患者,如复发患者、无应答患者、干扰素不耐受患者等。

7. 肝脏损害程度的评估　一些试验仅纳入慢性炎症的患者,一些试验会纳入肝硬化患者。评估是否存在肝硬化,最佳标准为肝组织活检,可以界定为筛选前 1 年或 2 年内的肝组织活检显示有无肝硬化。或者通过肝脏弹性测定、PLT 计数、APRI 指数、内镜检查、肝脏超声检查等综合评估,但是必须给出明确的判定标准。对于存在桥接纤维化或肝硬化的受试者,一些试验需要通过进一步超声检查、CT 或 MRI 扫描,证实无任何疑诊 HCC 的表现。

8. 其他病毒感染情况　例如:一些试验明确规定,抗 HIV 和 HBsAg 血清检测阴性。

9. 对于非妊娠安全级的药物,必须明确规定:育龄期女性受试者或者具有育龄期女性伴侣的男性受试者必须同意从治疗前 2 周一直到最后一次使用药物后至少 6 个月(或者按照当地法规要求更长时间)使用两种有效避孕方法。

四、排除标准

临床试验中有明确的排除标准,满足任何排除标准的潜在受试者将不能参与临床试验。所有的Ⅱ期和Ⅲ期临床试验都要求受试者在基线的均一性,因此,均设有严格的排除标准。但是,根据不同试验的目标人群不同,排除标准也不相同。一般有:

1. 肝脏损害程度较重。如果临床试验不能纳入肝功能失代偿的患者,则出现肝功能失代偿表现的患者需要排除。肝功能失代偿表现包括:既往或当前具有腹水、静脉曲张破裂出血或肝性脑病等临床表现;或者 Child-Pugh 评分为 B 级和 C 级患者。如果进行肝移植前的临床试验,则该条不受严格限制。

2. 存在其他肝脏疾病病因。例如甲型肝炎、乙型肝炎、丁型肝炎、戊型肝炎、药物或酒精相关性肝病、自身免疫性肝炎、血色素沉着病、肝豆状核变性、α_1-抗胰蛋白酶缺乏症、非酒精性脂肪性肝炎、原发性胆汁性肝硬化或任何其他被研究者认为具有临床显著意义的非 HCV 病因的肝病。

3. 非试验设计要求的 HCV 基因型的感染或混合感染。例如,仅针对基因 1b 型的试验药物,如果受试者存在基因 1a 型,或者 1b 型混合 2 型感染,则需要排除。

4. 合并 HIV 或者 HBV 感染。如果纳入标准中包括 HBsAg 阴性和抗 HIV 阴性,则合并 HIV 或者 HBV 感染的受试者需要排除。如果专门进行 HCV 和 HBV 共感染,或者 HCV 和 HIV 共感染者的临床试验,则该条不受限制。

5. 存在试验药物禁忌证。根据具体的试验药物确定。

6. 存在联合使用的其他药物禁忌证,例如 PEG-IFN α 和 RBV 治疗的禁忌证:妊娠、精神病史(如严重抑郁症)、未能控制的癫痫、未戒断的酗酒或吸毒、未经控制的自身免疫病、失代偿期肝硬化、有症状的心脏病、器官移植(除角膜、头发或皮肤移植之外)、慢性阻塞性肺疾病、重度感染(细菌性、病毒性、真菌性,包括急性结核),或者血红蛋白病(重型珠蛋白生成障碍性贫血或镰状细胞贫血)等。

7. 任何其他研究者认为可能由于新药或者联合的药物治疗,导致加重的有临床显著意义的疾病。

8. 恶性肿瘤病史。通常试验不纳入筛选访视前 5 年之内有恶性肿瘤病史的受试者。一些研究会进一步明确,这些恶性肿瘤不包括皮肤鳞状细胞癌和基底细胞癌、宫颈原位癌,或者其他研究者认为已治愈且复发风险很小的恶性肿瘤。

9. 实验室检查异常。针对联合 PEG-IFN α 和 RBV 的临床试验,通常出现以下实验室检查结果的要排除:

(1)血小板计数$<90\times10^9$/L。

(2)绝对中性粒细胞计数$<1.5\times10^9$/L。

(3)血红蛋白,女性<120g/L,男性<130g/L。

(4)肌酐$>132.6\mu$mol/L。

（5）GPT 和/或 GOT>10×ULN。

（6）血清总胆红素>1.5×ULN。

（7）甲胎蛋白（AFP）>100ng/ml；AFP>50ng/ml 且<100ng/ml，但不存在肝硬化，进一步进行超声检查、CT 或 MRI 扫描，如有疑诊 HCC 的表现。

（8）HbA1c≥8.5%。

（9）ANA 滴度>1∶160。

（10）促甲状腺激素（TSH）<1×LLN 或>1.5×ULN。

10. 任何其他研究者认为，损害受试者的安全性或可能干扰受试者参与并完成研究的有临床显著意义的疾病，或者在筛选病史、体检、实验室检查或 ECG 记录期间有临床显著意义的发现。

11. 使用禁止的伴随治疗。

12. 可能影响研究药物吸收的任何胃肠道疾病或外科手术术后。

13. 妊娠、计划妊娠或哺乳期女性或者其伴侣妊娠或计划妊娠的男性。

14. 已知对临床试验药物或药物剂型的任何其他成分过敏或超敏。

15. 研究者认为，损害受试者的安全性和/或对研究程序依从性的当前存在或既往的酒精和/或毒品或麻醉剂滥用。

16. 在研究药物给药前暴露于任何不能使用的药物。一些试验会明确给出多长时间内暴露于任何不能使用的药物，则需要排除。

五、退出标准

从研究者和受试者两方面考虑。如果研究者从医学角度考虑受试者有必要中止试验，或患者自己要求停止试验，受试者均可以中途退出。

1. 受试者纳入后发现不符合入选标准。

2. 受试者发生严重不良事件。

3. 受试者依从性差或不能遵守试验要求。

4. 从医疗上或受试者利益上考虑不宜继续进行试验。例如研究者认为出于安全性原因（如不良事件）停止试验药物使用符合受试者的最大利益。另外对于抗 HCV 治疗，试验方案中通常会定义在治疗的某个或某些时间点 HCV RNA 仍为阳性或者超过界定值的受试者，将会停止治疗药物的使用。例如 DAAs 的试验，定义治疗的第 8 周仍能检测到 HCV RNA，则停止治疗。

5. 受试者自己要求退出，撤回知情同意书。

6. 受试者妊娠，或者发生了不依从避孕要求的情况（对于参与研究的女性受试者）。

7. 受试者发生了试验方案中定义的需要停药退出的不良事件，例如受试者发生了严重的皮疹、过敏反应、肝脏疾病的重度恶化、GPT/GOT 的明显升高、胆红素的明显升高等。

8. 试验期间合并应用其他同类药物或使用影响本研究的其他治疗方法。

9. 试验期间同时参加其他临床研究。

10. 因入狱或强制隔离以治疗精神疾病或身体疾病(如传染性疾病)而失去自由提供同意的能力。

11. 因任何原因对受试者破盲(紧急或非紧急)。

12. 申办者要求中止试验。

13. 研究者认为需要中止试验。

在 CRF 上必须记录终止使用药物的日期和原因。所有提前终止使用研究药物的受试者,如果未撤回知情同意,必须返回研究中心进行终止使用药物访视、随访访视和最终评价访视。需要填写 CRF 的临床试验终止部分。如果受试者在治疗已完成但研究尚未完成之前退出,必须在 CRF 中记录退出的原因。如果受试者失访,研究者应尽一切努力与受试者取得联系,确定停药/退出的原因,必须记录进行追踪的方式。

六、脱落病例和剔除病例

(一) 脱落病例

所有填写了知情同意书并筛选合格进入试验的患者,均有权利随时退出临床试验。无论何时何因退出,只要没有完成方案所规定观察周期的受试者,称为脱落病例。在患者脱落后,研究者应尽可能与患者联系,完成所能完成的评估项目,并填写试验结论表,尽可能记录最后一次服药时间。对因不良反应而脱落者,经随访最后判断与试验药物有关者,必须记录在 CRF 中,并通知申办者。对于任何脱落病例,研究者必须在 CRF 表中填写脱落的原因,一般情况有以下几种:

1. 不良事件,出现严重的合并症和并发症,专家组认为需要退出。

2. 严重不良事件。

3. 缺乏疗效。

4. 失访(包括受试者自行退出)。

5. 受试者怀孕。

6. 被申办方中止。

7. 虽然完成试验,但服药量不在应服量的 80% ~ 120%。

8. 专家组认为需要退出的其他情况。

(二) 剔除病例

出现以下情况的病例需要从临床试验中剔除:误诊,符合排除标准,未曾用药者,无任何检测记录者,由于使用某种禁用药物以致无法评价药效等。剔除的病例应说明原因,其 CRF 表应保留备查。不作疗效统计分析,但至少接受一次治疗且有记录者,可参加不良反应分析。

第三节　有效性评估方法

一、丙型肝炎病毒基因分型和病毒载量

需要根据治疗前患者的基线特征（baseline guided therapy，BGT）和患者治疗应答情况（response guided therapy，RGT）来制订个体化的治疗方案。BGT 指标主要有基因型和基线病毒载量，RGT 指标包括快速病毒学应答（rapid virological response，RVR）、EVR、延迟病毒学应答（delayed virological response，DVR）等。上述各指标依赖于 HCV 的基因型检测以及准确、灵敏的 HCV RNA 定量检测。但是，RGT 的策略仅用于含有干扰素的临床试验，对于无干扰素的 DAAs 方案者不考虑 RGT。

1. HCV 基因分型　HCV 为正链 RNA 病毒，基因组全长约 9 400 个核苷酸。通过对全基因组或 5′端非编码区（5′-UTR）、核心蛋白区（core）、包膜蛋白 1 区（E1）和非结构蛋白 4（NS4）或 NS5 等代表性的短片段进行序列比对和进化分析，可将病毒分为不同的基因型，每个基因型又包含不同的亚型。目前为止，HCV 被分为 6 个型和 80 多个亚型，且不断有新的亚型被命名。1、2、3 型呈全球分布，不过 3 型在东南亚和静脉吸毒人群中更为多见；4 型局限于中东和北非地区，5 型局限于非洲南部，而 6 型常见于东南亚和东亚。

HCV 基因型是患者治疗方案确定的最重要的基线指标，不同基因型患者抗病毒治疗疗程、利巴韦林剂量不同，病毒学应答也有明显差异。1 型和 4 型患者 PEG-IFN 联合利巴韦林的二联治疗，疗程一般为 48 周，而 2 型和 3 型患者一般为 24 周。利巴韦林的剂量 1 型和 4 型患者一般为 15mg/（kg·d），而 2 型和 3 型患者一般为 800mg/d。2 型、3 型和 6 型患者较易获得 SVR，而 1 型和 4 型应答较差，属于"难治性丙型肝炎"。DAAs 的治疗中，基因 1a 和 1b 型之间 SVR 率有明显的差异。因此，应该在抗病毒治疗前确定病毒基因型甚至亚型，以制订个体化治疗方案，使患者最大可能获得 SVR。我国最主要的 HCV 基因型为 1 型，占 58.4%（其中 1b 亚型占到了所有基因型的 56.8%），表明在我国"难治性丙型肝炎"占主导；2 型次之，为 24.1%，之后依次为 3 型（9.1%）、6 型（6.3%）和混合感染（2.1%），并未发现 4 型、5 型。1 型和 2 型全国范围广泛分布，3 型和 6 型主要见于南部和西南部如云南、广西、广东、福建等省区，两型加起来可占到这些地区基因型的 40% 左右。

HCV 基因型的血清学分型方法由于灵敏度和特异性较低，已逐渐被淘汰，目前临床实验室检测 HCV 基因型的方法均为基于 PCR 的分子生物学方法，如测序法（PCR 产物直接测序或克隆测序）、限制性片段长度多态性（RFLP）、反相杂交法、实时 PCR 和 DNA 微阵列芯片等。目前国际主流的商品化分型试剂均是根据 5′-UTR 或在此基础上增加 core 或 NS5B 的核酸序列信息，以此确定型和亚型（表 3-1）。临床试验中，对于 HCV 基因型的

检测多采用表 3-1 中列举的商品化分型试剂。

表 3-1　商品化 HCV 基因分型试剂及特点

试剂	技术原理	分型区域	是否能区分亚型
Versant HCV Genotype Assay（LiPA）2.0	反相线性杂交	5′-UTR 和 core	可区分主要亚型
TRUGENE HCV 5′NC genotyping kit	直接测序和序列比对	5′-UTR	可区分主要亚型
Abbott RealTime HCV genotype Ⅱ	序列特异性；实时 PCR	5′-UTR 和 NS5B	区分 1a 和 1b 亚型

2. HCV 病毒载量　根据检测技术的不同，HCV RNA 检测分定性和定量检测。前者因为检测灵敏度高，主要用于献血员筛查，而后者主要用于临床诊断和抗病毒治疗的监测与疗效评价。近年来，随着 HCV RNA 定量检测技术的革新，其灵敏度逐步达到甚至超越定性检测，检测的线性范围也逐渐加宽，定性检测正逐渐被定量检测替代。灵敏、准确且重复性好的 HCV RNA 定量检测是治疗丙型肝炎的基础，在临床试验中，对于 HCV RNA 的检测采用定量检测。

RNA 定量检测技术有分支 DNA（bDNA）和实时荧光定量 PCR 等。bDNA 是一种优良的定量检测技术，以人工合成的、可结合多个酶标记物的分支 DNA 作为信号放大系统，将病毒核酸的信号放大以便进行检测，其优势在于不涉及核酸扩增反应，因此污染的可能性小，对实验室的要求较 PCR 低，且不需要核酸提取，直接用微量（50μl）的血浆或血清即可进行检测，检测的重复性良好，受基因型的影响小；但其不足在于灵敏度较低，不适合低水平 HCV RNA 的定量。随着近年来敏感 PCR 方法的发展，bDNA 已不再被临床试验所采用。近几年来随着实时荧光定量 PCR 技术的日趋成熟，HCV RNA 定量检测的灵敏度逐渐提高，最低检测限可达 12U/ml，接近甚至超过了定性检测的灵敏度，线性范围也在不断拓宽，且无须对 PCR 产物进行后续操作，减少了气溶胶的污染。基于这些优势，定量检测正逐渐取代定性检测用于献血员的筛查。与此同时，HCV RNA 定量检测灵敏度的提高也为抗病毒治疗过程中 HCV RNA 的监测提供了更好的工具。

在我国由于经济条件所限，临床实验室以国产 HCV RNA 定量检测试剂占主导，其局限性在于线性范围窄，灵敏度低，仅能达到 500～1 000U/ml，因此不能准确判断 RVR 与 EVR，也容易将部分早期病毒学应答（partial EVR，pEVR）误判为完全早期病毒学应答（complete EVR，cEVR），未将疗程延长，从而导致所谓的"复发"。因此国产试剂需要提高检测性能以更好地满足临床需求。表 3-2 列出了目前国内外常用的 HCV RNA 定量检测试剂及性能特点。

临床试验中，为了更好地评价病毒学应答，应采用高灵敏、准确且重复性好的 HCV RNA 定量检测试剂。

表 3-2　国内外常用的 HCV RNA 定量检测试剂

检测名称(类型)	方法学	线性范围 (最低检测限)
Versant HCV RNA v3.0	bDNA	$615 \sim 7.7 \times 10^6 \, U/ml$
COBAS Amplicor HCV Monitor Test v2.0	竞争性 PCR	$500 \sim 5 \times 10^5 \, U/ml$
COBAS TaqMan HCV Test with HPS	Real-time PCR	$28 \sim 1.4 \times 10^9 \, U/ml$ $(15U/ml)$
COBAS AmpliPrep/COBAS TaqMan HCV Test	Real-time PCR	$43 \sim 6.9 \times 10^7 \, U/ml$ $(15U/ml)$
Abbott m2000 Real Time System	Real-time PCR	$12 \sim 1 \times 10^8 \, U/ml$ $(12U/ml)$
HCV RNA 检测试剂盒(PCR-荧光探针法)	Real-time PCR	$10^3 \sim 10^7 \, U/ml$ $(1\,000U/ml)$
HCV RNA PCR 荧光定量检测试剂盒	Real-time PCR	$10^3 \sim 5 \times 10^7 \, U/ml$ $(500U/ml)$
HCV RNA PCR 荧光定量检测试剂盒	Real-time PCR	$10^3 \sim 10^7 \, U/ml$ $(500U/ml)$

丙型肝炎的抗病毒治疗过程中,通过治疗的不同时间点检测 HCV RNA 来定义病毒学应答。

(1)RVR:指治疗 4 周时用高灵敏的试剂检测不到 HCV RNA。

(2)EVR:指治疗 12 周时用高灵敏的试剂检测不到 HCV RNA。

(3)延迟病毒学应答(DVR):指治疗 12 周 HCV RNA 较基线下降大于 $2\log_{10}U/ml$,治疗 24 周 HCV RNA 检测不到并维持到治疗结束仍检测不到。

(4)无应答(null response,NR):指治疗 12 周 HCV RNA 较基线下降小于 $2\log_{10}U/ml$。

(5)部分应答(partial response,PR):指治疗 12 周 HCV RNA 较基线下降大于或等于 $2\log_{10}U/ml$,但治疗 24 周 HCV RNA 仍能检测到。

(6)治疗中反弹(breakthrough,BT):治疗期间曾有 HCV RNA 载量降低或阴转,但尚未停药即出现 HCV RNA 载量上升超过 $1\log_{10}U/ml$ 或阳转。

针对联合 DAAs 的抗病毒治疗,有一些新的病毒学应答的定义:

(1)延长快速病毒学应答(extended rapid virological response,eRVR):指治疗 4 周和 12 周时用高灵敏的试剂均检测不到 HCV RNA。eRVR 特指替拉瑞韦的三联治疗。

(2)早期应答(early response,ER):指治疗 8 周时用高灵敏的试剂检测不到 HCV RNA。特指波普瑞韦的三联治疗,联合使用波普瑞韦 4 周后。

(3)晚期应答(late response,LR):指治疗 8 周时用高灵敏的试剂仍能检测到 HCV RNA,但是治疗 12 周检测不到。LR 特指波普瑞韦的三联治疗,联合使用波普瑞韦 8 周后。

二、疗效终点

1. 主要疗效终点　在确证性临床试验中,推荐的主要疗效终点是 SVR,其定义为治疗结束后 12 周或 24 周用灵敏的试剂检测不到 HCV RNA,不考虑预定治疗持续时间如何。SVR 可有两种定义:SVR12 和 SVR24,SVR12 指在治疗后随访第 12 周的持续病毒学应答,SVR24 指在治疗后随访第 24 周的持续病毒学应答。以 SVR 为主要疗效终点的临床试验总结获得 SVR12 或 SVR24 的受试者比例,在意向治疗分析数据集中,基于所有接受治疗的受试者计算得出 SVR 率和双侧 95%CI。治疗无效的受试者在分析中视为治疗失败。

美国 FDA 的一些专家对 15 项Ⅱ期和Ⅲ期,以及 3 项儿童的慢性丙型肝炎临床试验中应答数据进行分析后发现,在基因 1 型患者中,SVR12 对 SVR24 的阳性预测值为 98%,阴性预测值为 99%。因此建议在临床试验中,可以用 SVR12 来替代 SVR24。但是在我国还没有实行。

目前,国内设计抗丙型肝炎药物临床试验时,最大的挑战是如何界定国人可信的 SVR24。2011 年 11 月 16 日,就启动第一个国产 PEG-IFN α-2b(派格宾)治疗慢性丙型肝炎和慢性乙型肝炎临床试验,在中国科技会堂讨论如何确定 PEG-IFN 联合利巴韦林在国人慢性丙型肝炎中的 SVR24。当时还没有设计良好的临床试验数据可供参考,唯一的多中心 PEG-IFN α-2a 治疗慢性丙型肝炎研究,既没有联合利巴韦林,疗程也仅有 24 周,也没有把基因 1 型和基因 2 型分为独立的试验来做。根据与会专家和原食品药品监督管理局药物审评中心评审人员的经验,讨论后第一次提出,确证性临床试验应该分为非基因 2/3 型患者(主要是基因 1/4/6 型患者)和基因 2/3 型患者两项研究。非基因 2/3 型患者治疗 48 周;基因 2/3 型患者治疗 24 周。对于非基因 2/3 型患者(主要是基因 1/4/6 型患者),SVR 约 75%;对于基因 2/3 型患者,SVR 约 90%;对于非劣效性试验设计中界值(margin)的确定,专家共识是,可以接受 12%。而 HCV RNA 检测方法应该采用实时 PCR 方法,检测限(LOD)HCV RNA<50U/ml,最好<20U/ml。如果派格宾获准上市,该试验所获得的 SVR24 有可能作为今后以干扰素为基础的临床试验的主要参考依据。国家"十一五"重大专项的完成也为 SVR24 提供重要的基础数据。

不论 SVR12 还是 SVR24,在近来 DAAs 的临床试验中,往往采用历史数据而不再设立 PEG-IFN 联合利巴韦林为实际对照组,其原因主要有几方面:①DAAs 的 SVR 显著高于历史上的 PEG-IFN 联合利巴韦林;②尽管如此,试验设计仍然采用非劣效试验而不是优效检验;③此外,试验所观察的关键指标为 HCV RNA,是一个客观指标;④在有些情况下,DAAs 的试验完全是针对干扰素不耐受和不合适的人群,如果采用干扰素作为对照,有悖伦理。

因此这些试验可以是单臂试验;或者设立安慰剂对照组,在试验组完成 12 周的试验进入随访后,安慰剂对照组再转入试验组。但是,这些试验中安慰剂对照组的设立目的并不是比较 SVR,主要是为了比较安全性。

在探索性临床试验中,将会根据研究目的设定主要疗效终点。例如,一些试验为了更早期获得研究数据,可以定义主要疗效终点为 EVR,即治疗 12 周获得完全病毒学应答的受试者比例。受试者接受治疗 12 周后,虽然提供了主要疗效终点的分析数据,但是还需要根据符合伦理和科学性的研究方案继续接受治疗,以期使受试者获益最大。SVR 在这种试验中,可被定义为次要疗效终点。

2. 次要疗效终点 慢性丙型肝炎抗病毒新药临床试验的次要疗效终点通常可定义为以下几种:

(1)治疗 4 周获得病毒学应答的受试者比例(RVR)。

(2)治疗 12 周获得完全病毒学应答的受试者比例(cEVR)。

(3)治疗 12 周 HCV RNA 仍可测到,但较基线下降大于 $2\log_{10}$ U/ml 的受试者比例(pEVR)。

(4)治疗 12 周 HCV RNA 仍可测到且较基线下降小于 $2\log_{10}$ U/ml 的受试者比例(NR)。

(5)治疗 12 周获得部分病毒学应答,24 周获得病毒学应答的受试者比例(DVR)。

(6)治疗结束时获得病毒学应答的受试者比例。

(7)病毒学反弹的受试者比例。

(8)病毒复发的受试者比例。

(9)生化学应答,治疗结束时受试者 GPT 水平复常的比例。

(10)组织学应答,治疗结束时或结束后受试者肝脏组织学改善的比例。

在一些临床试验中,对于以上的疗效分析可增加亚组分析,例如 IL-28B 基因 CC 亚组的 RVR 率、cEVR 率和 NR 率等,也可在治疗的不同时间点分析 HCV RNA 下降的平均 $\log_{10}$ U/ml 值。

有些试验可延长随访期,观察治疗结束后 48 周仍维持 SVR 的受试者比例。

3. 探索性疗效分析 临床试验中可定义一些探索性的疗效分析,分析新药疗效的影响因素,例如与病毒学无应答以及未获得 SVR 有关的因素:受试者宿主基因、HCV 基因型、HCV 基因变异频率、基线 HCV RNA、基线肝纤维化程度。通过量表评分对受试者生活质量的变化进行分析。

三、肝脏组织学

组织学应答是指肝组织病理学炎症坏死和纤维化的改善情况,可采用国内外通用的肝组织分级(炎症坏死程度)、分期(纤维化程度)或半定量计分系统来评价。慢性肝炎炎症分级标准有 4 级,纤维化分期标准有 4 期,具体标准见表 2-2。修正的 Knodell HAI 评分标准见表 3-3,肝组织学活动指数(histological activity index, HAI)为 0~18 分,纤维化评分为 0~6 分。通常的判定标准：肝组织病理学炎症坏死改善情况，HAI 下降≥2 分为有效，0~2 分为稳定，<0 分为恶化；肝组织病理学纤维化改善情况，评分下降≥1 分为有效，0 分为稳定，<0 分为恶化。在国际肝脏病理学家中，对于肝纤维化的分期基本达成共识，而对于炎症的评分尚未达成广泛的共识。

近来年，国际上对于 DAAs 的临床试验，一般要求在Ⅱb 期和Ⅲ期临床试验中推荐使用肝组织学检查。对于初治患者，往往推荐入组前 2~3 年内的肝组织学检查；对于经治人群，不一定需要入组时肝组织学检查，但往往需要既往肝组织学检查报告。对于Ⅰ期临床试验或者评价药动学/药效学的早期Ⅱ期试验，则不需要肝组织学检查。对于以往任何时候有肝硬化的肝组织学证据者或者有肝穿刺禁忌者，可以不要求肝组织学检查。

在肝组织学不易获得的情况下，肝脏纤维化程度的评估可采用无创的评估方法。瞬时肝脏弹性测定（FibroScan）是近年来发展的一种新技术，采用脉冲弹性波探测肝脏的硬度或弹性，以测定数值的高低来评价肝脏的硬度和弹性，可间接反映肝纤维化程度，但其测定成功率受肥胖、肋间隙大小等因素影响，测定值受肝脏脂肪变、炎性坏死及胆汁淤积的影响。

表 3-3　修正的 Knodell HAI 系统评分标准

修正 Knodell HAI 评分	0~18	纤维化评分（staging）	0~6
界面炎区	0~4	无纤维化	0
融合坏死	0~6	少量汇管区纤维化	1
灶状坏死	0~4	大量汇管区纤维化	2
汇管区炎症	0~4	少量汇管区-汇管区桥接纤维化	3
		大量汇管区-汇管区桥接纤维化	4
		不完全肝硬化	5
		肝硬化	6

四、治疗应答的评估

临床试验过程中需要对受试者的治疗应答以及用药安全进行定期评估，评估疗效最重要的 HCV RNA 载量，至少需要在基线，治疗 2 周、4 周、8 周、12 周、24 周，治疗结束时，治疗结束后 12 周、24 周进行检测。具体的评估时间点、评估内容以及随访评价可参考以下的访视计划表（表 3-4）。

表 3-4　访视计划表

评估内容	筛选/天		治疗阶段/周							治疗后随访/周			
	−42~−1	0	1	2	4	8	12	16	24	36	48	60	72
签署知情同意书	√												
人口学特征	√												
病史	√												
体格检查	√	√	√	√	√	√	√	√	√	√	√	√	√
血常规	√	√	√	√	√	√	√	√	√	√	√	√	√
尿常规	√	√			√		√		√	√	√	√	√
生化学	√	√			√		√		√	√	√	√	√
甲状腺功能	√						√		√	√	√	√	√
凝血指标	√						√		√	√	√	√	√
ANA	√						√			√	√	√	√
AFP	√						√		√	√	√	√	√
抗 HAV、HBsAg、抗 HCV、抗 HEV、抗 HIV	√												
HCV RNA 定量	√			√	√		√		√	√	√	√	√
心电图	√						√			√	√	√	√
腹部 B 超	√						√			√	√	√	√
胸部 X 线	√												
眼底检查	√						√			√	√	√	√
尿妊娠试验	√	√											
肝组织学评估	√												√
记录不良事件		√	√	√	√	√	√	√	√	√	√	√	√
记录合并用药		√	√	√	√	√	√	√	√	√	√	√	√
核查用药情况			√	√	√	√	√	√	√	√	√	√	
药物发放及回收		√	√	√	√	√	√	√	√	√	√		
预约下次随访时间		√	√	√	√	√	√	√	√	√	√		

新近建立的 HCV 核心抗原检测,因为检测方便而有可能成为新的应答评价指标。

第四节　临床有效性研究

临床有效性研究是指药物或新药在人体进行其治疗效果和安全性评价的研究过程，是药物研究的一个非常重要的环节。药物的临床有效性研究，包括临床探索性研究和确证性研究，是一个遵循着循序渐进的长期的研究过程。根据药物临床前的研究，初步完成了药物的结构、合成工艺、理化性质及纯度、剂型的选择、制备工艺、检验方法、质量指标、药物的稳定性、药理和毒理实验、包括体外与体内的药理和毒理试验、药物在动物体内药动学等研究的基础上，对显示安全性好、有开发应用前景的药物实施药物的临床有效性研究。药物进入临床有效性研究后，首先要通过Ⅰ期临床研究，证明药物在健康人体内的吸收、分布、代谢和排泄的过程，也即了解药物在健康人体内的药动学特征，并证明药物在人体使用的安全性，包括药物的安全剂量范围。对于有些药物还需要通过Ⅰ期临床研究证明在治疗目标人群中药物的药动学及药效学特点。然后，通过Ⅱ期临床研究进一步确认药物的安全性和有效性，以及药物安全有效的最适剂量、给药方法和疗程。最后通过较大样本数的Ⅲ期临床试验确认药物的安全有效的给药方式、治疗剂量和疗程。通过Ⅰ、Ⅱ、Ⅲ期临床有效性研究获得的大量数据将为新药的上市提供依据。新上市的药物，在临床应用过程中还需要在更多和更广泛的治疗目标患者中进行Ⅳ期临床试验，进一步证明药物的有效性和安全性。只有严格遵守伦理道德原则、科学性的原则和GCP原则进行周密与完善的药物临床有效性研究，获得可靠的科学性强的数据指导临床用药，才能确保临床用药的安全、有效。

慢性丙型肝炎的抗病毒治疗进展很快，从20世纪80年代末和90年代初开始，先是普通干扰素，后是普通干扰素联合利巴韦林的联合治疗能明显减少普通干扰素单药治疗的复发率。进入21世纪，聚乙二醇干扰素的问世，进一步提高了慢性丙型肝炎的治疗效果，并将聚乙二醇干扰素联合利巴韦林（combination with PEG-interferon and riba-virin，PR）的应答指导治疗的个体化治疗作为无直接抗病毒药物时代的标准治疗（standard of care，SOC）。DAAs的研发和临床应用改变了聚乙二醇干扰素联合利巴韦林治疗丙型肝炎的观念。自从2011年两个抗HCV蛋白酶抑制剂波普瑞韦和替拉瑞韦被美国食品药品管理局（FDA）批准用于治疗慢性丙型肝炎以来，DAAs的临床研究如雨后春笋，层出不穷，有三十余种DAAs进入了Ⅱ期和Ⅲ期临床研究。2014年FDA又批准了2个新的DAAs，西美瑞韦（TMC435）和索磷布韦（SOF）应用于临床。DAAs的研究呈现：

（1）从单一作用靶位药物［如NS3/NS4A蛋白酶抑制剂（NS3/NS4A protease inhibitor，PI）］向多靶位药物的研究，目前进入临床研究的直接抗病毒药物包括NS3/NS4A蛋白酶抑制剂、NS5A抑制剂（NS5A inhibitor，NS5AI）、核苷类多聚酶抑制剂［nucleos（t）ide NS5B polymerase inhibitors，NNS5BI］和非核苷类多聚酶抑制剂［nonnucleos（t）ide NS5B polymerase inhibitors，NNNS5BI]，还有针对宿主因素与 HS5A 抑制剂有协同作用、能明显抑制 HCV 复制的亲环素抑制剂（cyclophilin inhibitors）、toll 样受体拮抗剂（toll-like receptor agonists）和 λ 干扰素（lambda interferons）等，后者即所谓的宿主靶向性抗病毒药物（host targeting antivirals，HTA）。

（2）从 DAAs 与聚乙二醇干扰素和/或利巴韦林联合应用研究向无聚乙二醇干扰素和/或利巴韦林的两种以上不同作用靶点的 DAAs 的联合应用研究发展。近两年来，除 SOF 和西美瑞韦外，还有更多的 DAAs 进入了Ⅱ期和Ⅲ期临床研究，如达拉他韦（NA5AI）和阿舒瑞韦（PI）联合应用治疗不能耐受或不能用干扰素治疗的基因 1 型慢性丙型肝炎患者的Ⅲ期临床研究、雷迪帕韦（NA5AI）和 SOF 联合治疗难治性慢性丙型肝炎患者，包括肝硬化、PR 治疗无应答、HIV/HCV 合并感染的患者，西美瑞韦和 SOF 联合治疗基因 1 型有或无肝硬化的慢性丙型肝炎以及 SOF+雷迪帕韦（NS5AI）±RBV 或 GS-9669（NNNS5BI）治疗进展期肝纤维化和肝硬化患者等。这些直接抗病毒药物联合应用的Ⅱ期和Ⅲ期临床研究均获得了非常理想的结果，SVR12 达 70%～100%。2015 年欧美及亚太地区已批准了几种 DAAs 上市，包括单剂的 DAAs 和复合制剂的 DAAs（表 3-5），开创了 DAAs 联合应用治疗慢性丙型肝炎的新时代。

表 3-5　2015 年美国、欧盟及部分亚太国家批准上市的 DAAs

类别	药品	规格	使用剂量
NS3/NS4A 蛋白酶抑制剂	西美瑞韦	150mg，胶囊	1 粒 q. d.（早上服用）
	阿舒瑞韦	100mg，胶囊	1 粒 b. i. d.（早晚服用）
NS5A 抑制剂	达拉他韦	30mg 或 60mg，片剂	1 片 q. d.（早上服用）
	雷迪帕韦	90mg，片剂	1 片 q. d.（早上服用）
NS5B 聚合酶抑制剂	索磷布韦	400mg，片剂	1 片 q. d.（早上服用）
	达塞布韦	250mg，片剂	1 片 b. i. d.（早晚服用）
复合制剂			
NS5B 聚合酶抑制剂/ NS5A 抑制剂	索磷布韦/雷迪帕韦	400mg/90mg，片剂	1 片 q. d.（早上服用）
NS3/NS4A 蛋白酶抑制剂/ NS5A 抑制剂/CYP3A4 强力抑制剂	帕立瑞韦/奥比他韦/利托那韦	75mg/12.5mg/50mg，片剂	2 片 q. d.（早上服用）

探索性与确证性研究

探索性与确证性研究是临床药物研究的主要组成部分。探索性研究一般是药物临床研究的初始阶段,以了解药物体内的代谢、排泄及其对人体的影响,证明药物的安全性,在此基础上对药物的药效学、给药方式、安全有效剂量及疗程进行探索性研究。通常药物的Ⅰ期和Ⅱ期临床试验属于探索性研究。但探索性研究不仅局限于Ⅰ期和Ⅱ期临床试验,它可贯穿于临床药物研究的各个时期。Ⅲ期临床研究是新药上市前必备的确证性研究,只有通过扩大研究人群验证Ⅰ期和Ⅱ期临床试验所发现的新药安全性和有效性的正确性后,新药才能获准上市应用于临床,也才能保证药物上市后用药的安全性。2013年10月,美国食品药品管理局(FDA)新发布的《抗丙型肝炎病毒的直接抗病毒药物临床药物研究指南》(*Guidance for Industry Chronic Hepatitis C Virus Infection: Developing Direct-Acting Antiviral Drugs for Treatment*)明确指出:Ⅰ期、Ⅱ期和Ⅲ期药物临床研究是DAAs新药的开发和上市前必需的临床研究,并且研究对象应包括初治和经治人群。

(一) Ⅰ期临床研究

Ⅰ期临床研究是药物完成了临床前的体外和动物实验,获得了药物除人体外的有效和安全性数据后,初次用于人体以初步了解药物的临床药理学和人体用药的安全性。Ⅰ期临床研究的目的在于观察人体对药物的最大耐受能力以及药物在人体内吸收、分布、代谢和排泄过程的规律,为药物的给药方式、时间间隔和药物剂量提供依据。当然,Ⅰ期临床研究也可对药物的有效性进行初步探索。

因为Ⅰ期临床研究的主要目的是研究药物的临床药理学,又是药物初始在人体进行试验,因此,必须在严格控制的条件下,充分考虑自愿受试者的安全性和权益的基础上,选择少数健康志愿者作为受试者,一般为选择10~100名健康受试者进行试验。在Ⅰ期临床研究中需完成的临床药理学包括:①单剂给药的药动学;②多次给药的药动学;③进食对口服药制剂药动学的影响。对于治疗丙型肝炎的DAAs的研究,主要目标人群都有不同程度的肝功能损害,要考虑在肝功能损害的情况下对药物用药后的药动学是否有影响。因此,还需要研究目标人群给药后的药动学和健康人群药动学的差异。

为了受试者的安全,在人体首次进行药物的临床研究,应从单次较小的安全剂量开始,以逐步增量给药的方式探索人体对新药的耐受性。首次用药的安全剂量是通过药物临床前期研究,特别是动物实验所获得药物安全剂量所推算出的首次临床试验的最大推荐起始剂量(maximum recommended starting dose, MRSD)。通常是通过以动物毒理学实验的未见明显毒性反应剂量(no observed adverse effect level, NOAEL)为基础,使用人体等效剂量(human equivalent dose, HED)的推导方式,加上安全系数的调整来确定药物首次临床试验的MRSD,以保障受试者的安全。此外,也可通过以生物暴露量为基础,接近药理作用机制的推导方式和以最低预期生物效应剂量(minimal anticipated biological effect level, MABEL)法的推导方式得出临床首次用药的MRSD。

由于抗HCV的DAAs均需要多次口服给药,因此,Ⅰ期临床研究药物的药动学试验至少需要完成:①单剂给药的药动学;②多次给药的药动学;③进食对口服药制剂药动学的影响等内容。单次给药和多次给药的研究可以在同一批适宜的受试对象中完成。可根据动物实验和药物人体的耐受性试验获得的数据,选择适宜的小、中、大剂量进行分组研究,每组需8~12例受试者,先观察单次给药后药物吸收、分布、代谢和排泄过程。根据试验中测得的各受试者的血药浓度-时间数据绘制各受试者的药-时曲线及平均药-时曲线,进行药动学参数的估算,求得药物的主要药动学参数,如达峰时间(T_{max}),最大血药浓度(C_{max}),血药浓度-时间曲线下面积[$AUC_{(0\sim t)}$;$AUC_{(0\sim\infty)}$],表观分布容积(V_d),消除半衰期($t_{1/2}$)、平均滞留时间(MRT)、清除率($CL;CL/F$)等,以全面反映药物在人体内吸收、分布和消除的特点。完成单次给药的药动学研究后,可通过适当的给药间歇期(洗脱期)再进行多次给药的药动学研究,根据试验中测定的3次谷浓度及稳态血药浓度-时间数据,绘制多次给药后药-时曲线,求得相应的药动学参数,包括达峰时间(T_{max})、稳态谷浓度(C_{ss_min})、稳态峰浓度(C_{ss_max})、平均稳态血药浓度(C_{ss_av})、消除半衰期($t_{1/2}$)、清除率(CL 或 CL/F)、稳态血药浓度-时间曲线下面积(AUC_{ss})及波动系数(DF)等。

在完成了药物的药动学研究,了解了药物代谢特征及人体的耐受能力后,Ⅰ期临床研究也可以开展以小样本、短疗程的对药物进行初步的探索性研究,了解药物的有效性和安全性。这种早期的药物有效性研究往往对DAAs的单药进行研究,由于DAAs的应用可能诱导基因的耐药变异,从而影响药物的疗效观察。一般早期有效性研究对于基因耐药屏障不清楚或低基因耐药屏障的药物,疗程一般以3天为宜。对基因耐药屏障高的DAAs,可以延长至1周。至于早期有效剂量的选择则主要根据临床前研究提供的有效病毒抑制的生物剂量(EC_{50}),动物实验提供的安全用药剂量和Ⅰ期药动学研究所得出的安全剂量等综合因素分析确定。

(二)Ⅱ期临床研究

1. Ⅱ期临床研究的目的　Ⅱ期临床研究是在完成了Ⅰ期临床研究,了解了药物的体内代谢特征和安全性基础上进行的药物有效性的探索性研究。主要以药物治疗对象为主要研究人群,研究样本在100~500例,也可根据研究的假设,数据统计的需要,计算出合适的样本数。Ⅱ期临床研究是探索性研究的主体,通过Ⅱ期临床研究获得药物最佳安全有效剂量、疗程和给药方法,为Ⅲ期临床确证性试验提供依据。

2. Ⅱ期临床研究的设计要点　Ⅱ期临床研究主要采用双盲、随机、对照研究的原则进行临床设计,在有些情况下也可采用开放性的队列研究设计。双盲随机对照研究根据已有治疗方案的有效性,可以选择优效性试验设计、等效性试验设计和非劣效性试验设计方法进行方案设计。丙型肝炎已有明确有效的治疗药物与方案,因此,对于新的DAAs研究,必须与已有的公认的最佳治疗方案进行比较,证明新DAAs的治疗效果和安全性不亚于已有的最佳治疗方案。由于DAAs的单药应用有可能诱导基因耐药变异的可能性,所以应考虑两种以上DAAs联合治疗的必要性。

(1)新DAAs单药临床研究

1)以药效学研究为目标的DAAs的单药治疗研究:在研究初期,应对研究药物的初始有效剂量进行探索。为了避免耐药性的发生,这种有效性研究在于观察药物抗病毒作用的第一相病毒抑制效应,一般观察周期以 3 天为宜。观察第 1 相病毒抑制效果,并以阳性药物对照作比较。

2)以 SVR 为治疗目标的 DAAs 的单药治疗研究:①在实施以 SVR 为临床治疗终点的 DAAs 必须关注药物的耐药性,应选择临床前观察,证实该药为高耐药基因屏障的药物进行研究,研究对象必须是非难治性的代偿期的初治慢性丙型肝炎患者,以便在治疗效果不理想的情况下能进行有效的挽救治疗。②DAAs 的单药治疗研究也可采用研究药物+PR 三联与已知有效的 DAAs+PR 的三联治疗方案进行比较,在我国尚无 DAAs 正式被批准上市时,也可采用研究药物+PR 三联与安慰剂+PR 的三联治疗方案进行比较,研究对象最好选择初治患者,如包括 PR 经治患者,也需对初治和经治患者分别进行分析和研究。研究设计通常采用非劣效性或优效性试验设计,按随机、双盲、对照的研究方法实施。③如选择 PR 无应答的经治患者为研究对象,则可以采用 PR 导入法,对于 PR 治疗 4 周无病毒学应答的患者采用研究药物+PR 三联的开放性队列研究。

(2)新 DAAs 的联合治疗研究:新 DAAs 的联合治疗研究是 DAAs 临床研究的方向。在联合应用前,均应在已完成联合用药的药效学的基础上实施,最好联合的两种药物中,有一种药物是已知的具有高耐药屏障特性的药物。如是全新的两个 DAAs 的联合应用,应选择初治者或非难治性的丙型肝炎患者作为研究对象,以便在治疗效果不理想的情况下有挽救治疗的措施,以保障受试者的安全。DAAs 的联合应用,可以是 DAAs 与 PR 的联合应用,也可以是无 PR 的两种以上 DAAs 的直接联合应用。

1)新 DAAs+PR 的联合治疗研究:一种 DAAs+PR 的联合治疗,对于 PR 经治且无应答的患者来说,就等于 DAAs 的单药治疗,因此,一种 DAAs+PR 的联合治疗研究对象应主要为初治者,或 PR 治疗后复发者。应采用随机、双盲、对照的研究方法实施研究,采用阳性药物对照,使用目前指南推荐的一线治疗药物和方案。研究设计时,应对不同的基因型分别对待,一项研究只纳入 PR 应答相似的基因型,如基因 1、4 型和基因 2、3 型。还应根据 DAAs 对不同基因型病毒的作用来选择研究对象。如以基因 1 型作为研究对象,应对 1a 和 1b 基因亚型进行分层分析。同时也需要对宿主 IL-28B 基因型的多态性进行分层分析的设计,以便入组足够数量的患者,便于统计分析,得出正确的研究结果。如研究对象为 PR 经治的无应答患者,最好采用干扰素导入的开放性队列研究的方法进行研究。当设计 2 种以上 DAAs+PR 联合治疗方案时,应首先知道两种药物的有效剂量,至少应已知其中一种药物的有效剂量,另一种药物正在研究中的状态下进行,也应有两种药物相互作用的资料。在确定研究的 DAAs 初始联合剂量后,还需确定 DAAs 联合治疗疗程和联合 PR 方案中 PR 用药的疗程。应根据抗病毒治疗的应答情况设计合适的 RGT 研究方案。研究也应采取随机、双盲、对照的研究方法,对照组可以仅接受 PR 联合治疗,也可以采用指南推荐的 DAAs+PR 的联合治疗。

2）无 PR 的两种以上 DAAs 的直接联合应用的临床研究：由于 PR 治疗的不良反应较多，加之其治疗有效性的局限，两种以上 DAAs 联合治疗的研究成为了新 DAAs 开发和研究的主题，是 DAAs 研究的发展方向。在开始两种以上 DAAs 研究前，应已完成了将要联合应用的两个药物的单药抗病毒的有效性研究，并有药物相互作用、基因耐药变异研究的相关资料。两种药物联合应用时，其药物的代谢应无相互影响，不会导致药物有效血药浓度的改变。两种药物中，最好其中一种药物应具有高基因耐药屏障。如不具备这一条件，研究对象的选择上应局限于肝功能代偿的非难治性丙型肝炎患者。在研究设计中应特别关注应答不佳、病毒学突破的检测，以及药物基因耐药变异的监测，并设计发生应答不佳时的停药标准。当两种以上 DAAs 联合应用的初始研究，特别是对两种药物的基因耐药状态不太明确时，应先实施短疗程（2~4 周）有效性探索性研究，然后再考虑以 SVR 为目标的长疗程研究，一般需要 3 个月；如有必要也可考虑更长的疗程，如 6 个月等。由于在 PR 治疗中，利巴韦林的使用与否与治疗后的复发明显相关，在无利巴韦林联合应用的情况下，复发率较高，乃至 SVR 明显降低。因此，在 DAAs 联合应用研究设计中，应包括 DAAs+利巴韦林联合的队列。

3. Ⅱ期临床研究受试人群的选择　Ⅱ期临床研究受试人群主要为研究药物的治疗对象。就治疗慢性丙型肝炎的 DAAs 的临床研究而言，美国 FDA 在有关 DAAs 临床研究的指南中就明确指出，DAAs 的临床研究应选择无肝功能失代偿的有临床治疗指征的慢性丙型肝炎成年患者，包括初治和经治患者。初治患者是从来没有接收过抗病毒治疗的人群，在选择研究人群时，应考虑影响疗效的可能因素，如是否有明显的肝纤维化或肝硬化，IL-28B 基因多态性等，也要考虑病毒基因型和病毒载量的影响。因此，在考虑研究人群的选择上应考虑研究人群的均一性，或对可能的影响因素做不同分层的分析和比较。而经治患者应包括聚乙二醇干扰素+利巴韦林联合治疗的人群，其中含治疗无应答、部分应答、治疗停药后复发的不同经治人群，也包括 DAAs 经治人群。应考虑不同经治患者对研究药物应答的差异性，因此对不同的经治人群应分别进行研究。根据 PR 对经治人群再治疗的有效性，一般应对治疗后停药复发和无应答的人群区别对待。不论是初治人群还是经治人群，药物的临床研究均应在代偿期的丙型肝炎患者中进行。只有在获得了代偿期丙型肝炎患者中治疗的有效性和安全性信息后，才考虑在丙型肝炎的特殊人群，如肝硬化失代偿期或等待肝移植的患者、HIV/HCV 合并感染、移植后丙型肝炎的再感染、老年人群和儿童以及合并终末期肾病等特殊的慢性丙型肝炎人群中开展临床研究。

4. Ⅱ期临床研究的给药方案　一般是根据药物Ⅰ期临床研究所获得的人体对药物的耐受性及药物在人体内的药动学信息来决定Ⅱ期临床研究的给药方案。如Ⅰ期临床研究对药物的给药方案及有效性进行过初步的探索，该初步的探索获得的数据也可为Ⅱ期临床研究给药方案的制订提供参考。因为Ⅱ期临床研究结果将为Ⅲ期临床确证性研究提供安全、有效的最佳剂量和疗程。因此，Ⅱ期临床研究往往要对药物的不同治疗剂量作比较。一般根据Ⅰ期临床研究所获得的人体对药物的耐受性结果，选择大、中、小 3 个治疗剂量组,然后设安慰剂或阳性药物的对照组。对于丙型肝炎的研究,应选择阳性药物作为对照,可根据既往的治疗经验只设定一个固定时间(如 3 个月或 6 个月)的疗程。在获得了药物能达到预期疗效所需的基本治疗疗程后,也可在此基础上选择最佳药物剂量,再对治疗的疗程进行探索性研究。通过完善的 I 期和 II 期临床两个阶段的研究,为该药物的III期临床研究确证性研究的给药方案提供充分的依据。

5. II 期临床研究的疗效观察与评价　为了正确地进行有效性研究,研究指标的确定非常重要。一般来说,一个有效性研究可以设定一个主要观察指标和若干个次要的观察指标。还可以根据药物治疗效果的影响因素进行亚组的指标分析。现已知慢性丙型肝炎经治疗后如能获得停药后 24 周 HCV RNA 检测不到的效果,即持续病毒学应答(SVR)或24 周持续病毒学应答(SVR24),就能明显降低 HCV 再活动、进展为肝硬化或肝细胞癌的风险。现在 DAAs 的临床研究也发现治疗停药后 12 周 HCV RNA 检测不到,即 12 周持续病毒学应答(SVR12)与 SVR24 对疾病进展的评估价值有明显的一致性。因此,有关慢性丙型肝炎的 DAAs 研究有效性评价的主要研究指标为病毒学的阴转率,即 HCV RNA 下降到检测不到的水平。一般要求使用高敏感的 HCV RNA 检测试剂(检测下限<15U/ml)对这一主要疗效指标进行检测,其判断药物有效的治疗终点应为 SVR12 和/或 SVR24。其次要的研究指标可以是其他的临床获益指标,如谷丙转氨酶(GPT)的复常率,肝脏弹性指数的下降程度等;也可以是对药物治疗后病毒学应答出现的时间对获得 SVR 影响的观察,以便确定是否有必要进行应答指导治疗(response guided therapy,RGT)的个体化给药方案的研究。已知经 PR 治疗,第 4 周能获得病毒学阴转,即获得快速病毒学应答(RVR)者其获得 SVR 的可能性明显高于未能获得 RVR 者。DAAs 治疗的 RVR 对治疗后获得SVR 的预测价值如何,治疗 4 周的病毒学应答是否适合于 DAAs 获得 RVR 判断的时间点,均值得 DAAs 临床研究的关注。

6. II 期临床研究的试验结束或终止　临床研究开始实施后,完成研究设计的研究内容,及数据统计分析和总结报告后结束临床研究。只有在受试者的利益受到明显侵害,如效率太低、发生药物相关的严重不良事件等,或者试验的把握度变得不可接受时,需提前终止临床试验。因此,在 DAAs 临床研究设计时,应对在研究中可能发生的导致受试者乃至整个研究提前终止试验的事件做出明确的规定。

7. II 期临床研究的数据统计　统计学是一门关于用科学的方法收集、整理、汇总、描述和分析数据资料,并在此基础上进行推断和决策的科学。临床研究的数据统计贯穿于试验设计、实施的全过程。通过合理的临床试验设计,正确地实施、收集所有数据并实施良好的数据管理和合理的数据统计分析,才能获得正确、可靠的研究结论。由于 II 期临床研究是探索性研究,研究设计时可以不事先提出明确的试验假设,因此,II 期临床研究的数据统计分析也仅是对所获得的数据进行探索性的数据统计分析。这类探索性统计分析的结果只能作为进一步确证性试验的必要条件和设计的基础,但不能作为证明有效性的正式证据。但丙型肝炎有明确的有效治疗措施,因此,对于丙型肝炎的新药临床研究,应有明确的试验假设,必须是以阳性药物作对照,研究药物必须优于或不亚于已知的治疗药物的治疗效果。因此,通常采用优效性或非劣效性的试验设计,按照随机、双盲、对照研究方案来设计和实施。在试验设计阶段,根据研究的观察指标和研究类型必须首先考虑数据统计分析方法,也根据试验的假设和统计分析的要求决定受试者的数量。在研究实施阶段需认真收集所需数据,保证数据的真实性,建立数据库、对数据进行定期的核查,对缺失或有疑问的数据应进行核实和质疑。在完成研究最后收集的数据后,应对数据进行盲态审核,乃至锁定数据库。数据库锁定后进行第 1 次揭盲和数据统计分析,然后进行第 2 次揭盲。临床研究的数据分析,至少要完成有效性分析的意向性数据分析集(intention to treat analysis,ITTA)或全分析集(full analysis set,FAS)和符合方案集(per protocol set,PPS),以及有关安全性的安全性分析集的数据分析。

(三) Ⅲ期临床研究

Ⅲ期临床研究是指药物在上市前的确证性研究,是在Ⅰ、Ⅱ期临床研究获得了药物的药理学特征、安全性和人体对药物的耐受性及通过药物安全性和有效性的探索性研究获得了药物安全有效剂量与最适疗程及给药途径的基础上,扩大样本数,对探索性研究获得的成果进行的确证性试验。该研究将进一步评价药物的安全性和有效性,以及患者接受治疗的受益和风险关系,为药物的注册申请提供依据。

Ⅲ期临床研究不同于Ⅱ期临床研究,是确证药物安全性和有效性的关键阶段,也是申请注册的关键阶段。因此要求Ⅲ期临床研究在研究设计时,必须事先提出与试验目的直接相关的假设,并确定主要观察指标,设计好数据分析统计的方案,在试验完成后对试验的假设进行检验和数据统计分析。为了研究结果的科学性,研究方案的严谨、完善,充分体现药物研究的"四"原则,即临床研究的代表性、重复性、随机性和合理性。同时需要具有足够大的样本量证实药物治疗目标人群的有效性和安全性。所谓足够大的样本量是指从研究的目的、研究疾病的特点,药物有效性的差异等方面因素考虑,达到检验试验假设数据统计分析要求的病例数,我国药品监督管理部门规定了注册要求的Ⅲ期临床研究最小样本量不少于1 000例,而试验组病例数与对照组病例数的比例应不高于 3∶1。为了尽可能减少和避免研究结果的偏差,通常采用随机、双盲、对照的多中心临床研究方法。多中心临床研究是药物临床研究常用的方法,对Ⅱ期临床研究结果提供的一个最佳治疗剂量和疗程进行确证性试验。所谓的多中性临床试验,一般是指在 3 个以上的研究中心同时开展临床研究。

研究中心的选择应考虑中心的研究资质(具有药物临床试验机构资格)和试验的必备条件,也要考虑中心地域的代表性等。实施多中心临床试验应注意以下主要问题:①在开始多中心试验前,需要各参加研究中心的研究者对试验方案进行充分讨论,对研究方案及其实施达成共识,并愿意遵循统一的试验方案实施临床试验。根据同一个实验方案培训参加试验的人员,特别强调遵循试验方案的重要性。召开启动会,同期开始试验。②应当避免各中心招募的病例数差异过大,避免在某个或几个中心招募受试者数目过小,以降低治疗效果的不同权重估算的差异。③建立标准化的评价方法,建立实验室及临床评价方法的监控体系。当主要疗效指标为实验室测定指标时,应当在开始试验前进行测定方法的验证,并考虑由一个中心实验室进行测定。④统一管理数据,明确试验数据的传递与查询程序。⑤试验过程中,监查员应以合理的间隔定期到现场检查病例报告表(CRF)和原始数据,及时发现试验中不符合 GCP、违反试验、记录不全或 CRF 记录与原始数据不符等情况,与研究者充分交流,及时纠正并书写监查报告。⑥主要研究者应及时掌握各中心试验情况,监督试验进展并即时解决试验中出现的问题。⑦临床试验结束、数据的盲态核查完成后,在准备锁定数据库开始分析前,应根据需要决定是否召开各中心研究者参加的数据讨论会,对试验过程中和数据最终核查中发现的一些问题进行澄清和讨论。⑧主要变量的分析需要考虑对中心间的差异进行校正等。

　　治疗丙型肝炎的新药,包括 DAAs 和 HTA 等药物的 Ⅲ 期临床研究均应遵循上述原则,在完成了药物的 Ⅰ、Ⅱ 期临床研究,提示研究药物在人体应用的有效性和安全性的基础上,对 Ⅱ 期临床研究得出的最佳治疗剂量和疗程实施随机、双盲、对照的多中心临床研究,确认其有效性和安全性。一般进入 Ⅲ 期临床研究的新药治疗方案均应是联合治疗方案,包括含 PR 和不含 PR 的 DAAs 与 HTA 的两种以上药物的联合治疗。根据确证性试验的要求,也根据优效性或非劣效性试验设计的假设确定足够数量的研究患者数,严格按照 GCP 的原则实施随机、双盲、对照的多中心临床研究,以保证试验结果分析的科学性和正确性。有关丙型肝炎新药的 Ⅲ 期临床研究受试人群、疗效观察与评价、试验结束或终止和研究的数据统计和分析,可参照上述 Ⅱ 期临床研究相关内容。

第五节　特殊人群中进行的研究

一、肝硬化患者中抗病毒治疗的临床研究

　　DAAs 主要通过肝代谢,或通过肾排泄。而肝硬化时肝功能明显受损,在肝功能明显受损的情况下,这些药物在体内的代谢与正常人是否有差别,需要在不同程度的肝硬化人群中就药物的药动学和药效学进行临床研究。我国在《肝功能损害患者的药代动力学研究技术指导原则》中建议,以 Child-Pugh 分级评定标准对肝硬化的严重程度进行评估。可采用:①基本全面研究设计,即 Child-Pugh A、B、C 级患者均作为研究对象,并与健康对照组比较,进行研究。②简化研究设计,指在某一损伤程度肝硬化患者,通常选用 Child-Pugh B 级患者中进行药动学研究。③群体药动学方法,即在 Ⅱ、Ⅲ 期临床研究中对相应的肝硬化患者进行群体药动学分析。在研究中血样采集持续时间应足够长,以便确定药物及其活性代谢物的终末半衰期,与健康人群相比,在肝脏损害患者的采血时间要更长。在数据统计上应对药动学参数(见 Ⅰ 期临床研究)进行分析,并分析药动学参数与肝功能受损程度之间的关系,供肝硬化不同肝功能受损程度时用药剂量调整时参考。部分新 DAAs 在肝功能受损时的药动学改变,以及临床用药推荐见表 3-6。

　　在慢性丙型肝炎的药物临床研究的试验人群中包括肝功能代偿的肝硬化患者。多种

慢性丙型肝炎新药,包括 PR 和 DAAs 的临床研究均表明在代偿期肝硬化患者中治疗慢性丙型肝炎的药物的安全性和有效性与没有肝硬化的慢性丙型肝炎患者的相当,因此,代偿期肝硬化患者是新药临床研究的对象。而对于失代偿期的肝硬化患者,其新药临床研究的安全性值得关注。如果新 DAAs 要在失代偿肝硬化患者中进行研究,必须在获得了该 DAAs 在失代偿期肝硬化患者体内药动学与代偿性肝病患者或健康志愿者体内的药动学数据,证明了该药物在失代偿肝硬化患者中的药动学和代偿性肝病患者或健康志愿者体内的药动学数据无明显差异的前提下,并且已经完成了该药在代偿期肝病中的Ⅱ期、Ⅲ期临床研究,证明了药物是安全有效后,才能开展在失代偿肝病患者中的新药临床研究。

表 3-6　部分 DAAs 的药动学:肝、肾损害时与对照组的药物暴露量的变化

药物	肝损害				肾损害	
	轻(CPT-A)	中(CPT-B)	重(CPT-C)	临床用药建议	重度（GFR ≤ 30ml/min）	临床用药建议
西美瑞韦 (TMC435)	×<2	×2.6	×5.2	CPT-C 时不推荐用药	×1.62	无
法达瑞韦	×<2	—	—	无	×<2	无
迪来布韦	×<2	—	—	无	—	—
阿舒瑞韦	×<2	×9.8	×32.1	CPT-B 和 C 时不推荐用药	×0.9	无
达卡他韦	×<2	×<2	×<2	无	—	—
帕立瑞韦	×<2	×<2	×18	CPT-C 时不推荐用药	—	—
奥比他韦	×<2	×<2	×<2	无	—	—
达塞布韦	×<2	×<2	×<2	无	—	—
索磷布韦 (SOF)	×<2	×<2	×<2	无	1×2	不推荐用药
雷迪帕韦	×<2	×<2	×<2	无	—	—

注:CPT,Child-Turcotte-Pugh score,肝硬化 CPT 评分;GFR,glomerular filtration rate,肾小球滤过率;×<2,是指血药浓度-时间曲线下面积的增加小于对照组的 2 倍,临床用药可不作调整;无,是指用药剂量无须调整。

　　慢性丙型肝炎导致的失代偿性肝硬化,包括 Child-Pugh B 和 C 级肝硬化往往不能耐受 PR 治疗,加之失代偿性肝硬化因病情的严重性,不允许设安慰剂对照,因此,对于失代偿期肝硬化的 DAAs 临床研究,允许采用无对照的探索性的单臂开放性队列研究。但如现行的临床治疗指南中有推荐用于失代偿期肝硬化患者治疗的 DAAs,而且已被批准用于临床,有正规渠道能够获得该药物时,也应采用双盲、随机、对照的临床研究方法实施新药的临床研究。

　　在肝功能失代偿人群中进行新药临床研究,可能有药物相关不良反应发生频率高,可

能达不到预期效果的风险。因此,在入组受试者对象时应充分告知,让其充分理解和认识参加新药临床研究可能存在治疗失败和严重不良事件发生的可能性。同时应做好密切观察和监测药物相关不良反应的方案,制订一旦发生与药物相关严重不良反应时的应急处理预案和制定当发生与药物相关严重不良反应时,更改药物剂量和方案乃至停药的相关标准,以保障受试者的安全。有关失代偿期肝硬化患者 DAAs 新药临床研究的主要观察指标和治疗终点的设定,可以是病毒学应答和 SVR,也可以设定为治疗后临床结局的变化,如肝硬化评分(包括 Child-Pugh 评分或 MELD 评分)的变化、病死率或肝移植率、肝硬化并发症发生率等。对于失代偿期等待肝移植患者接受 DAAs 的临床研究的目标,也可以是预防手术后 HCV 的复发率或再感染率。

二、慢性丙型肝炎患者肝移植后丙型肝炎病毒复发或再感染的药物临床研究

慢性丙型肝炎患者肝移植后 HCV 复发或再感染是肝移植后的一个常见并发症,特别是当肝移植时 HCV RNA 仍为阳性的患者。发生肝移植后 HCV 复发或再感染疾病进展迅速,易发展至肝硬化、纤维淤胆型肝炎等。而 PR 治疗往往治疗效果有限,而且患者不能耐受。因此,临床上急需要更安全、有效的药物和治疗方法治疗肝移植后 HCV 复发或再感染。在这种状态下实施 DAAs 的临床研究最关注的也是药物的安全性,以及 DAAs 与预防排异反应的免疫抑制药物之间的相互作用带来的不良影响。因此,DAAs 用于治疗肝移植后 HCV 复发或再感染的临床研究,不但要在完成药物的 I、II、III 期临床研究基础上,而且还要在有健康人群中研究药物与抗排异反应的免疫抑制药物之间相互作用的研究资料的基础上实施。如事先没有研究药物与抗排异反应的免疫抑制药物之间相互作用的研究资料,在研究设计时,应包括研究 DAAs 与免疫抑制药物之间的相互作用,以及在这种状态下研究药物药动学的相关内容等。和肝功能失代偿人群中临床药物研究一样,研究可采用无对照的探索性的单臂开放性队列研究方法,但一旦已有批准用于治疗这种状态下的有效药物时,也应采用双盲、随机、对照的临床研究方法实施新药的临床研究。

三、慢性丙型肝炎伴终末期肾病的药物临床研究

慢性丙型肝炎病毒感染同时合并肾脏疾病,临床上比较常见,另外终末期肾病(end-stage renal disease,ESRD)进行血液透析,也增加了丙型肝炎病毒感染的机会,慢性丙型肝炎合并肾脏疾病时,由于病理生理的变化,肝脏疾病进展迅速,同时肾脏病时干扰素与利巴韦林联合治疗不良反应增加,使这种临床状态成为难治性疾病。

随着 DAAs 研究的深入,安全、有效的药物越来越多,由于伴肾损害的慢性丙型肝炎患者对 PR 治疗的耐受性差,DAAs 可能成为这种临床状态主要治疗药物。因此,了解

DAAs 在肾损害患者体内代谢的改变,以指导临床用药剂量的调整很有必要。可以首先通过简化药动学研究设计,研究肾功能正常人群与 ESRD 患者的药动学参数是否存在显著性差异。一般可研究单剂给药的药动学,当药物或其活性代谢产物表现为非线性或者时间依赖性药动学时,则需要进行多剂量研究。应采集血浆或全血、必要时可采集尿液样本进行分析。血浆样本和尿液的采集频率与时程要足够,以便准确评估原型药物及活性代谢产物的相关药动学参数。当简化药动学研究证明 ESRD 患者的药物药动学参数有显著性变化时,则应在 Ⅱ、Ⅲ 期临床研究中纳入一定数量的有肾损害患者对肾损害时的药动学进行群体药动学研究,或根据肾小球的滤过率测定对轻、中、重度肾损害患者(表 3-7)进行全面的药动学研究。研究的给药方式和采样要求应能充分地获得不同肾损害时的药动学参数,如血药浓度-时间曲线下面积(AUC)、峰浓度(C_{max})、表观清除率(CL/F)、肾脏清除率(CL_R)、表观非肾清除率(CL_{NR}/F)、表观分布容积(V/F),以及有效和终末半衰期($t_{1/2}$)。活性代谢产物的药动学参数可包括 AUC、峰浓度(C_{max})、肾脏清除率(CL_R)、终末半衰期($t_{1/2}$)。可以采用非房室和/或房室模型方法进行药动学参数评估,并分析肾功能损害与药动学参数变化的关系,从而得出肾功能损害情况下的用药指导意见或用药剂量调整方案。

表 3-7　基于 eGFR 或 CL_{cr}^{a} 的肾脏功能分类

期	说明[b]	eGFR[c]/[ml/(min · 1.73m²)]	CL_{cr}[d]/(ml/min)
1	对照(正常)GFR	≥90	≥90
2	GFR 轻度下降	60~89	60~89
3	GFR 中度下降	30~59	30~59
4	GFR 严重下降	15~29	15~29
5	终末期肾病(ESRD)	<15 没有进行透析 需要透析	<15 没有进行透析 需要透析

注:[a]在某些情况,收集 24 小时尿样测定肌酐清除率,或者测定外源性标记物的清除率,比估算公式可以更好地评估 GFR。这些情况包括:正在接受肾脏替代治疗,急性肾衰竭,年龄、体型以及肌肉量存在极端情况,严重的营养不良或肥胖,骨骼肌疾病以及素食。[b] 肾脏损害的分期是基于美国 National Kidney Foundation 2012 年指南的要求;GFR,肾小球滤过率。[c] eGFR,按照 MDRD 公式估计的 GFR 值。[d] CL_{cr},按照 C-G 公式估算的肌酐清除率。

四、丙型肝炎病毒/人类免疫缺陷病毒合并感染患者中的药物临床研究

由于 HCV 和 HIV 感染有着相似的传播途径,因此,HCV/HIV 合并感染较常见。通常 HCV/HIV 合并感染时,肝病的病情进展明显要较单纯 HCV 感染更严重和更迅速。而且 PR 治疗在 HCV/HIV 合并感染中的治疗有效率也明显较单纯 HCV 感染者为差。因此,对于 HCV/HIV 合并感染者的治疗需要新的 DAAs/HTA 药物。

在 HCV/HIV 合并感染者中开展临床研究,首先研究对象的复杂性更为突出,除考虑

HCV 感染的病情及对药物治疗影响因素外,还要考虑 HIV 感染病情的复杂性,CD4$^+$细胞计数下降、免疫功能低下可能对药物治疗效果的影响,更要考虑研究药物与抗逆转录病毒药物(antiretroviral,ARV)之间的相互作用可能带来的对药物治疗效果下降和药物毒性反应增加的影响。针对 HCV/HIV 合并感染人群的复杂性,临床设计时应对纳入对象有所选择,或对不同人群进行分层分析,但不能回避 DAAs 与 ARV 药物相互作用的研究。DAAs在 HCV 和 HIV 感染特殊人群中进行药物临床试验前,应取得了该药在代偿期慢性丙型肝炎患者中应用的有效性和安全性数据,同时最好有拟研究的 DAAs 与 ARV 药物之间药物代谢相互作用的数据。当然,不可能要求研究的 DAAs 在 HCV 和 HIV 感染特殊人群中实施临床药物研究前均已完成了与所有 ARV 药物之间相互作用的研究,但必须根据 DAAs和 ARV 的药物代谢原理和途径,推断 DAAs 与某些 ARV 之间代谢的相互影响。在研究设计时应避免有药物代谢相互影响药物的同时应用,以免影响药物的治疗效果或增加药物的毒性反应。在 HCV 和 HIV 感染特殊人群中实施 DAAs 的临床研究是采用单臂的开放性队列研究还是实施随机、双盲、对照的临床研究,还是应遵循在没有正式批准用于 HCV和 HIV 感染特殊人群的 DAAs 及其治疗方案之前,可采用单臂的开放性队列研究。一旦有 DAAs 被批准用于这种临床状态后,新的 DAAs 的研究就应采用随机、双盲、对照的临床研究方案。

五、直接抗病毒药物在儿童中进行的临床研究

药物的临床研究都存在一定不可预见的风险,因此,儿童不是药物临床研究的主要群体,如果药物必须在儿童中进行临床研究,事先必须获得足够充分的成人用药安全数据,或是某疾病主要见于儿童且疾病严重,没有特殊的治疗,该药的研究急需时,也可以允许在儿童特殊人群中进行药物的临床研究。治疗慢性丙型肝炎的药物在儿童中进行研究也应遵循这一原则。因此,只有当治疗丙型肝炎药物,包括 PR 和 DAAs,在成人完成了 I、II、III 期临床研究,充分地获得了药物在成人中使用的安全性和有效性的大量数据,证明了药物的安全性和有效性后,才考虑在儿童中进行临床研究。由于儿童丙型肝炎有自愈的可能,即使是慢性丙型肝炎,临床症状也不明显,进展较慢,不一定所有儿童的慢性丙型肝炎患者均是抗病毒治疗对象。因此,应有充分的证据说明接受临床研究的儿童是慢性丙型肝炎患者,而且疾病进展,是抗病毒治疗的对象,才能纳入新药的临床研究,通常要求接受新药临床研究的儿童需在基线接受肝活检肝组织病理检查。如在儿童尚无有效治疗药物的情况下,可采用历史对照,按照探索性的单臂开放性队列研究方法进行新药研究。但有研究证明 PR 治疗儿童慢性丙型肝炎是安全、有效的。因此,DAAs 在儿童中的研究至少应采用 DAAs+PR 与安慰剂+PR 的随机、双盲、对照研究方法实施。DAAs 在儿童中进行临床研究的内容原则上与成年人相似,但须增加药物可能对儿童生长发育的潜在性影响的评估,为此,需延长临床研究中停药后随访的时间至5 年以上。

第六节　临床安全性评估

药物安全性评价是药物临床试验的重要组成部分,在药物临床试验中,患者或受试者所发生的任何不良非预期医学实践或体验,不论其是否与用药有关,均为不良事件。通过对不良事件的观察、报告和评价来考评药物使用的安全性。有关不良事件的定义、记录、报告、评价,包括不良事件与研究药物的相关性,及严重程度和处理等详见本书相关章节关于药物安全性评价的内容。真正反映药物安全性的应是与药物相关的一些不良事件,或称药物不良反应,即药物用于人类预防、诊断、治疗疾病或改变生理功能时,在正常剂量下出现的有害的或非期望的反应。药物的不良反应,包括药物的毒性反应、对生殖的影响、致畸性、致肿瘤性等,DAAs可能诱发病毒基因的耐药突变,导致药物抗病毒作用下降,乃至临床治疗的失败也是药物研究非期望的不良反应。另外,DAAs联合应用是否会增加药物的不良反应均是临床药物研究值得关注和需要密切监测的方面。

监测药物的不良反应是药物临床研究的主要内容之一。要注意监测药物已知的不良反应,更要注意监测和发现在临床研究中可能出现的新的药物不良反应。因此在临床设计时,应考虑怎样全面地对药物的不良反应进行监测。一般从临床表现和实验室检查来全面观察可能发生的药物不良反应。实验设计时,应从药物对人体各器官系统引起不良反应的可能性进行全面估计,对可能出现的症状进行定期随访,同时结合实验室检查,通过生化学、血液学检查全面观察药物对心脏、肝、肾以及骨髓的不良影响。必要时应结合心电图、影像学检查等发现药物的不良反应。

一、部分应答临床研究需要专门监测的不良反应

(一)干扰素临床研究需要专门监测的不良反应

干扰素不良反应较多,而且有的不良反应可能危及患者的生命安全。在设计进行以PR为基础的临床药物研究时,应设定不宜使用干扰素的人群,并将其列为排除对象。对一些可能发生不良反应,如对血细胞的影响,可能是一过性的,或有应急处理的办法,应设定可能更改治疗的方案和发生明显不良反应的应急预案,包括必要的药物干预,或试验药物减量和临时停药,乃至退出临床研究的标准。在预定的随访日,应对患者可能出现的药物不良反应作详细的询问、观察、记录和报告,并做好相应的处理。

1. 干扰素的毒性反应　干扰素用药后的不良反应发生率高,表现多样。主要有流感样症状,如畏寒、发热、头痛、全身肌肉疼痛等,发生率高达90%以上。用药过程中可发生诸如以下可累及全身多个脏器和系统的严重不良反应,应严密关注与监测。

(1)神经精神异常表现:干扰素使用过程中可出现记忆力障碍、味觉改变、感觉异常、震颤、虚弱、情感障碍、情绪改变、神经过敏、性欲减退、偏头痛、嗜睡、失眠等表现,并可出

现脑电图异常。严重者可出现攻击意识、自杀意念，甚至自杀。有既往精神病史者均可诱发神经精神异常表现。一旦出现严重的神经精神异常时，应立即停止干扰素的治疗，并请精神病专家会诊，协助治疗。

（2）感染：应用干扰素后，发热是最常见的不良反应，但持续发热，特别是发生在中性粒细胞减少的患者，应考虑感染的可能性。可发生包括细菌、病毒和真菌所引起的各种感染，可以是局部感染，如上呼吸道感染、肺部感染、肠道感染，也可以是全身的致死性的感染。因此，一旦发现持续性发热，考虑感染的可能性，应使用抗感染药物和停止干扰素的治疗。

（3）骨髓的毒性：干扰素应用后常引起骨髓抑制，导致血细胞计数下降。与利巴韦林联合应用时，血细胞计数下降更为明显，个别患者可出现再生障碍性贫血。由于干扰素对骨髓的毒性发生率较高，因此在干扰素的临床试验中通常需要对血细胞计数下降的严重程度进行评估，临床试验设计时应对干扰素可能引起的血细胞计数下降程度的标准进行设定，根据其下降的程度制订应急预案，包括可能采取的药物干预措施和调整干扰素的剂量，甚至停用干扰素的时机和标准（表 3-8）。

表 3-8 血液学监测指标改变时干扰素剂量调整的指导意见

血液学指标	调整干扰素剂量的方案
中性粒细胞计数	
0.75×10^9/L	维持常规剂量
0.75×10^9/L	减量至常规剂量的 2/3
0.5×10^9/L	应停药，停药后如中性粒细胞计数 $>1 \times 10^9$/L 后可从半量开始逐步恢复治疗，并监测中性粒细胞计数
血小板计数	
$\geqslant 50 \times 10^9$/L	维持常规剂量
$<50 \times 10^9$/L	减量至常规剂量的 1/2
$<25 \times 10^9$/L	应停止治疗

（4）心血管疾病：干扰素可导致高血压、室上性心律失常、胸痛，乃至心肌梗死等，特别是与利巴韦林联合应用，出现贫血，更易加重心脏的损伤。因此，对于有心脏病的患者应慎重使用，有严重或不稳定型心脏病病史的患者应禁止使用干扰素。在制订临床研究方案时，应制定相应的排除标准，避免可能发生严重不良反应的高危人群加入临床研究。

（5）脑血管疾病：使用干扰素时有发生脑缺血或出血性脑血管意外的可能性，严重时可致脑卒中。脑血管意外老年人多见，但也可发生在 45 岁以下人群。

（6）消化系统的损害：干扰素使用过程中可发生肝功能异常和加重，甚至导致肝衰竭。特别是治疗 HCV/HIV 重叠感染，与抗逆转录病毒药物联合应用时，或 HCV/HBV 重叠感染时，肝损害乃至肝衰竭的发生率明显增高。有研究报道 129 例 HCV/HIV 重叠感染，接受干扰素联合利巴韦林和抗逆转录病毒药物治疗中 14 例（11%）发生了肝功能失代偿，并导致 6

例死亡。因此,在干扰素的临床试验中应密切观察肝功能变化,一旦发现肝功能失代偿,应立即停止干扰素治疗。此外,干扰素治疗过程中可发生腹泻,严重时可发生溃疡性结肠炎、出血性或缺血性结肠炎以及胰腺炎。当出现这些严重并发症时应及时停用干扰素。

（7）内分泌系统疾病:干扰素可诱发或加重甲状腺功能低下或亢进、糖尿病、高或低甘油三酯血症。发生这些不良反应后,应积极给予相应的治疗。如疾病不能控制,则应停用干扰素。

（8）过敏反应:使用干扰素后可引起皮肤瘙痒和皮疹,严重时可出现全身性荨麻疹、血管神经性水肿、支气管阻塞,也可出现 Stevens-Johnson 综合征、剥脱性皮炎等。发生这些严重的皮肤过敏反应时应及时停用干扰素。

（9）自身免疫性疾病:可加重或诱发多种自身免疫性疾病,如肌炎、肝炎、血栓性血小板减少性紫癜、特发性血小板减少性紫癜、银屑病、类风湿关节炎、间质性肾炎、甲状腺炎、系统性红斑狼疮等。当出现这些疾病时干扰素应慎重使用,乃至停药。

（10）肺部疾病:可发生肺部浸润、间质性肺炎、支气管炎、肺肉瘤样变等,严重时可出现呼吸衰竭,死亡。因此,在用药过程中发生胸部紧缩感、劳累性呼吸困难,检查时发现持续的不能解释的肺部浸润时,应停止干扰素治疗。

（11）眼部损伤:可发生视力减退和消失、视网膜病变,包括视网膜动脉和静脉栓塞、黄斑水肿、棉絮斑、视神经炎、视盘水肿等。因此,使用干扰素前应进行眼部检查。发现有眼病者,如糖尿病性或高血压性视网膜病变者,应排除在干扰素临床试验人群外。入组前未发现相关眼病的患者,临床研究过程中应定期进行眼病的监测,如发现眼部疾病加重或出现新的眼病时,应停止干扰素的使用。

2. 生殖毒性与妊娠　在人体无干扰素对男、女生殖能力影响的研究报道。但给雌性猕猴以大剂量干扰素,相当于人体用量的 180 倍时可引起月经周期紊乱,包括月经周期延长、闭经等,停药后月经周期可恢复正常。大剂量干扰素的应用未发现对雄性猕猴生殖功能的影响。没有妊娠妇女用干扰素致胚胎畸形的研究报道,但妊娠动物（田鼠和猕猴）使用大剂量干扰素（人体用量的 20~500 倍）时可明显增加死胎和流产的发生频率。因此,妊娠期妇女不推荐用药和参与干扰素的临床试验,特别是用于丙型肝炎的治疗。因为干扰素治疗丙型肝炎时必须与利巴韦林联合用药,利巴韦林有明显的致畸效应。对于育龄期妇女需要使用干扰素或参加以干扰素为基础的治疗慢性丙型肝炎的临床研究,夫妻双方均应采取切实可行的避孕措施,避免妊娠。

3. 遗传毒性与致癌毒性　以 PR 为基础的慢性丙型肝炎的治疗方案均需 6 个月以上的疗程,要考虑药物的遗传毒性与致癌毒性。临床前研究表明干扰素无明显的致癌毒性和遗传毒性,其不会引起细菌 DNA 损害,也不会导致人淋巴细胞的基因重排。尽管如此,在 PR 的长期随访研究中,应观察研究人群是否有增加肿瘤发生概率的可能性。

（二）利巴韦林临床研究需要专门监测的不良反应

1. 利巴韦林的毒性反应　利巴韦林为合成的核苷类似物,其主要不良反应是导致溶血性贫血,用药后导致明显的血红蛋白下降。临床观察中,用药后导致严重血红蛋白下降

（<100g/L）的概率高达13%，也有因为贫血而导致心肌梗死发生的报道。因此，有心脏病患者应慎用利巴韦林，必要时应设定相应的排除标准，将患严重心脏病的患者排除在PR的临床研究之外。由于利巴韦林导致的贫血较为严重，甚至危及患者的生命，有必要在研究设计时制订有关利巴韦林引起血红蛋白下降时的药物剂量调整（表3-9）和相应的应急处置预案。

表3-9 利巴韦林致贫血后的剂量调整指导意见

实验室指标	利巴韦林减量至600mg/d的标准	停用利巴韦林的标准
无心脏病病史患者的血红蛋白含量	<100g/L	<85g/L
有心脏病病史患者的血红蛋白含量	用药后较基线值下降≥20g/L	当减少剂量4周后血红蛋白仍<120g/L

2. 生殖毒性与妊娠　利巴韦林在动物实验中有明显的致畸性，可导致胚胎发育不良，包括颅骨、上颚、颌面部、骨骼、胃肠道等发育异常。在大鼠和家兔实验中可致死胎和流产。利巴韦林致畸作用与其用药剂量有关，低于人体常规剂量的1/12时仍有明显的致畸作用。大鼠的实验还证明利巴韦林对动物的精子有明显影响，可导致精子的异常和精子数量的减少。停药后精子可恢复正常，但需要1~2个生精周期的时间。多次用药利巴韦林的半衰期为12天，因此，用利巴韦林的患者应避孕至停药后6个月（15个半衰期）。

3. 遗传毒性与致癌毒性　动物实验未证明利巴韦林的致癌性，但有报道利巴韦林可致小鼠细胞染色体致断活动。不排除利巴韦林对人体的潜在致癌危险性。在PR的长期随访研究中，应观察研究人群是否有增加肿瘤发生概率的可能性。

二、直接抗病毒药物临床研究需要专门监测的不良事件

（一）DAAs不良反应的监测

应制订系统、全面的药物不良反应观察方案，包括症状的系统询问和观察，必要的实验室观察指标的检测，以便及时、全面地发现药物的不良反应，包括在临床前研究和前期的临床研究所发现的药物不良反应，更应注意前期没有发现的新的药物不良反应。应完整地记录不良反应的症状、异常的实验室指标及其发生的时间和严重程度、处理办法、不良反应持续和终结时间，并对不良事件与药物的关系做出合理评估。药物的不良反应，特别是严重的不良反应应及时报告。我国GCP要求，当发生严重不良事件后，应在24小时内向省和国家药品监督管理部门报告。

目前已上市和正在开发研究的DAAs主要有NS3/NS4A蛋白酶抑制剂、NS5A抑制剂、核苷类多聚酶抑制剂和非核苷类多聚酶抑制剂等。另外，尚有宿主靶向性抗病毒药物（HTA）。尽管DAAs的不良反应较PR少见，但仍然需要关注新药的不良反应。

（1）消化系统反应：恶心、呕吐、腹胀、腹泻等。所有抗病毒药物都可以出现消化道反应，应关注消化道反应的严重程度和持续时间，是否会影响药物的继续应用等。至少目前已上市的 NS3/NS4A 蛋白酶抑制剂均有不同程度的消化道反应，包括恶心、呕吐、腹泻等。

（2）骨髓抑制：骨髓抑制是服用抗病毒药物的常见不良反应，表现为贫血和中性粒细胞减少、血小板计数下降等。应评估药物引起血细胞计数下降的程度，为避免血细胞严重降低可能带来的其他不良反应和临床后果，应制定评价血细胞下降严重程度的标准，以及可能采取的干预措施等。

（3）皮疹及其他过敏反应：许多抗病毒药物可引起皮肤瘙痒、皮疹，包括局部或全身斑丘疹、疱疹，严重的可发生剥脱性皮炎等。已上市的 NS3/NS4A 蛋白酶抑制剂均可出现皮疹和皮肤瘙痒，特别是替拉瑞韦和西美瑞韦。

（4）肝毒性：表现为原有肝功能异常的程度加重，谷丙转氨酶（GPT）、总胆红素升高，要关注肝功能损害的严重程度，包括 GPT 水平>10×ULN，或超过基线值 2 倍以上、总胆红素水平>5×ULN，以及肝功能失代偿的表现。制订研究方案时，应考虑严重肝损害时的应急处理预案。

（5）周围神经及肌肉病变：可能由药物线粒体毒性所致，可出现感觉异常和肌肉疼痛，以及血清中相关酶学指标的升高。

（6）内分泌及代谢异常：主要包括甲状腺功能异常、糖代谢和脂肪代谢异常等。

（7）乳酸性酸中毒：正常休息条件下静脉血浆乳酸浓度约 1.0mmol/L，当血浆乳酸浓度达 2.0mmol/L 时为高乳酸血症，超过 5.0mmol/L 伴有 pH<7.25 即可确诊为乳酸性酸中毒。在抗病毒治疗时乳酸性酸中毒少见，但一旦发生则有致命危险。因此在进行 DAAs 研究中，应对血乳酸进行监测。

（二）DAAs 耐药监测

HCV 复制过程中，HCV 基因变异频繁，在 HCV 感染的个体中存在明显的准种现象。在这些准种中不乏存在基因药物耐药相关变异株。基因耐药相关的变异株可以自然产生，即在没有使用 DAAs 的情况下就已有基因耐药变异株的发生，所谓的预存耐药基因变异，也可以在用药过程中诱导发生。现已知不同类型的 DAAs 均存在相当数量的基因药物耐药相关变异位点（表 3-10）。尽管不同耐药变异位点所导致的耐药表型可能存在比较大的差异，但基因耐药的变异可能是 DAAs 临床应用所面临的一个重大挑战。在新的 DAAs 开发研究中，基因耐药变异的监测应成为其研究必不可少的内容之一。建议在药物进入临床研究前，应了解药物对不同耐药变异株的敏感性，是否已知的一些耐药变异株会改变药物的敏感性。在药物研究的基线水平以及药物疗效欠佳、复发或不能获得 SVR 的研究人群中进行基因耐药变异的监测。基因耐药的监测通常采用核酸测序法，如有条件，应采用超深度的核酸测序法，以提高发现基因耐药突变的敏感性。应评价基因耐药变异与临床有效性之间的关系、耐药突变株的表型耐药和与其他药物之间交叉耐药的可能性。

表 3-10　常见的 DAAs 耐药基因变异位点

DAAs 分类	常见耐药基因位点
NS3/NS4A 蛋白酶抑制剂	V36M、F43S、T54S、Q80K/R、S122G/N/R、V132I、R155K、D168A/E/G/V/Y/Q、V170T/I
NS5A 抑制剂	M28V/T、Q30R/H、L31M/F、H58P、Q54H、Q62H A92T、Y93H/F/C/N、I280V
NS5B 抑制剂	
核苷类 NS5B 抑制剂	T19S 、N142T、M71V、H95Q、L159F 、V321I、C316N/H/I、A338V、S365A/L/S/T、L392I、M414I/L、M423I/T、M424V、M426L/T、A442T、Y448H、Y452H、R465G、V494A/T/L、V499A、S556G/N/R
非核苷类 NS5B 抑制剂	S556G

（三）药物的相互作用研究

DAAs 的研究和应用的发展趋势是联合用药,慢性丙型肝炎患者也可能同时合并其他疾病和临床状态,如 HCV/HIV 合并感染,器官移植后的丙型肝炎治疗,合并心脏病、自身免疫性疾病、肾脏疾病等需要同时应用其他相关治疗药物时,应对联合用药时的药动学、药效学和药物毒性的改变进行研究。

（四）人类致癌性

尽管在药物的 Ⅰ、Ⅱ、Ⅲ 期临床研究很难发现药物致癌的可能性,但对于属于药品或生物制品遗传毒性试验呈阳性或动物实验显示具有致癌性结果的药物,在研究中应增加相应的观察指标,并在上市后的长期用药和随访中评价药物对人类致癌的可能性。

（五）人类生殖和妊娠安全性及生长发育作用的评估

药物对生殖、妊娠或哺乳以及生长发育的影响是临床药物研究和应用过程中所关注的问题。为了保障受试者的安全,通常把妊娠期妇女排除在研究对象之外,也充分告知育龄期人群在药物试验阶段切实做好避孕措施,避免药物对生殖和妊娠安全性的影响,但不能完全排除药物意外暴露的可能性。因此,应该总结在妊娠或哺乳期妇女中的任何药物暴露情况,包括在药物开发过程中的意外暴露和二级来源渠道鉴定的暴露(如上市后监察)。如果在注册资料中没有有关妊娠或哺乳期妇女药物暴露的信息,则在审评报告中应说明这一事实,并对阳性和阴性结果进行讨论。如在儿童中实施 DAAs 的研究必须关注药物对儿童生长发育的影响,延长药物停药后的随访期。

第七节　临床研究实例介绍

（一）试验名称

一项在亚太地区进行的研究,西美瑞韦对照安慰剂与聚乙二醇干扰素 α-2a 和利巴韦林合用于未经治疗的基因 1 型丙型肝炎病毒感染者的疗效、药动学、安全性和耐受性的Ⅲ期随机、双盲、双模拟、安慰剂对照研究。

（二）试验目的

1. 主要目的　证明西美瑞韦与聚乙二醇干扰素 α-2a（PEG-IFN α-2a）和利巴韦林（RBV）合用，在计划治疗结束后 12 周保持持续病毒学应答（SVR）的受试者（SVR12）比例优于安慰剂。

2. 次要目的

（1）证明西美瑞韦与 PEG-IFN α-2a 和 RBV 合用，在计划治疗结束后 24 周保持 SVR 的受试者（SVR24）比例优于安慰剂。

（2）证明西美瑞韦与 PEG-IFN α-2a 和 RBV 合用，在第 72 周（最后一次研究相关访视）保持 SVR 的受试者比例优于安慰剂。

（3）比较西美瑞韦或安慰剂与 PEG-IFN α-2a 和 RBV 合用时，在所有时间点，特别是第 4 周、第 12 周、第 24 周、第 36 周、第 48 周、第 60 周和第 72 周的抗病毒活性。

（4）西美瑞韦和安慰剂治疗组中在治疗阶段病毒突破的发生率。

（5）评价在西美瑞韦和安慰剂治疗组中的治疗失败率。

（6）评价在西美瑞韦和安慰剂治疗组中的治疗后复发率。

（7）评价未获得 SVR 受试者中的 HCV NS3/NS4A 序列。

（8）评价西美瑞韦药动学以及西美瑞韦的药动学与疗效和安全性参数的关系。

（9）确定西美瑞韦治疗组中能够在 24 周较短治疗周期达到应答指导治疗标准的受试者比例。

（10）比较西美瑞韦或安慰剂与 PEG-IFN α-2a 和 RBV 合用时的安全性和耐受性。

（11）比较西美瑞韦或安慰剂与 PEG-IFN α-2a 和 RBV 合用时以疲劳程度量表（FSS）进行测量的受试者疲劳严重程度。

3. 探索性目的

（1）评价基线特征，包括但不限于 HCV RNA 水平、白介素-28B（IL-28B）基因型、纤维化分期［根据 Metavir 评分（F0 ~ F4）或《肝纤维化分期中国指导原则》（S0 ~ S4）］、HCV 基因/亚型、人种和年龄对于治疗应答的影响。

（2）通过工作效率和活动能力下降调查问卷（WPAI）:丙型肝炎问卷测定，比较接受西美瑞韦联合 PEG-IFN α-2a 和 RBV 治疗的受试者和接受安慰剂联合 PEG-IFN α-2a 和 RBV 治疗的受试者的总体工作效率。

（3）评价 CYP3A5、CYP2C19 和药物转运蛋白基因型［有机阴离子转运多肽 1B1（OATP1B1）、ATP-结合盒转运蛋白 G2（ABCG2，或乳腺癌耐药蛋白，BCRP），ATP-结合盒转运蛋白 B1（ABCB1，或 P-糖蛋白，P-gp）以及多药耐药蛋白 2（multidrug resistance protein 2，MRP2）对药动学、治疗应答和特定安全性终点的影响（如果适用）］。

（4）探索早期时间点（即第 7 天和第 14 天）HCV RNA 水平作为应答预测因素的可能性。

（5）收集以欧洲生活品质量表五维健康问卷（EQ-5D）测定健康状态数据。

（6）通过流行病学研究中心抑郁量表（CES-D）的测定，比较接受西美瑞韦或安慰剂与 PEG-IFN α-2a 和 RBV 联合治疗受试者的抑郁严重程度。

（7）收集可能用于经济学建模的医学资源利用（MRU）数据。

（三）试验终点目标

1. 主要终点指标　获得 SVR12 的受试者比例。

2. 次要终点指标

（1）获得 SVR24 的受试者比例。

（2）第 72 周（最后一次研究相关访视）时保持 SVR 的受试者比例。

（3）在治疗和随访所有时间点 HCV RNA 水平的降低均≥2 个数量级的受试者比例。

（4）在治疗和随访期间所有时间点 HCV RNA 水平均未检出（<25IU/ml 未检出）和/或 HCV RNA 水平<25IU/ml，特别是第 4 周、第 12 周、第 24 周、第 36 周、第 48 周、第 60 周和第 72 周的受试者比例。

（5）发生治疗失败的受试者比例。

（6）发生病毒突破的受试者比例。

（7）发生病毒复发的受试者比例。

（8）在治疗结束和 SVR 评价时间点时 GPT 在正常水平的受试者比例。

（四）试验设计

这是一项在未经治疗的基因 1 型 HCV 感染的成年受试者中比较西美瑞韦或安慰剂与 PEG-IFN α-2a 和 RBV 合用的疗效、耐受性和安全性的随机、双盲、双模拟、安慰剂对照 3 组多中心Ⅲ期临床研究。此外，也评价或探索未获得 SVR 受试者的 HCV NS3/NS4A 序列、西美瑞韦的药动学，患者报告结果（PRO）及 MRU。

本项研究包含最长 6 周的筛选期，根据应答指导的 24 周/48 周（西美瑞韦治疗组）或 48 周（对照组）治疗期，以及直至治疗开始后 72 周的治疗结束后的随访期。

年龄 18~70 岁（包括 18 岁和 70 岁）、有书面文件证明的慢性基因 1 型 HCV 感染并且筛选 HCV RNA 水平>10 000U/ml 的男/女受试者有资格参与该项研究。受试者必须患有代偿期肝病。患有任何非 HCV 病因的肝病或感染人类免疫缺陷病毒（HIV）或乙肝病毒的受试者将被排除。受试者 HCV 未经治疗，并且在研究者看来，根据受试者的医学状况并考虑 HCV 感染治疗指南，启动抗 HCV 疗法是合适的。要求自愿参与、已签署知情同意书（ICF）并在筛选期（第 6 周）时被认为有资格参与研究的受试者终止特定的不允许使用的药物治疗。

计划将目标为最多 450 例的受试者以 1∶1∶1 的比例进行随机分配，接受西美瑞韦或安慰剂治疗，并根据 HCV 基因 1 型亚型和 IL-28B 基因型在每个国家进行分层。这项研究中从中国入选至少 360 例受试者，从其他亚太国家入选 90 例受试者。在前 24 周，受试者将接受 12 周西美瑞韦 100mg 或 150mg 或安慰剂每日 1 次（q. d.），与 PEG-IFN α-2a 和 RBV 合用，然后继续接受 12 周 PEG-IFN α-2a 和 RBV 治疗。而后将使用应答指导治疗标准来确定西美瑞韦治疗组受试者采用 24 周或 48 周的治疗总周期。可于第 24 周完成所有治疗的标准,包括:第 4 周时的 HCV RNA 水平<25U/ml(可检出或无法检出),第 12 周时的 HCV RNA 水平无法检出(<25U/ml)。所有其他受试者将继续 PEG-IFN α-2a 和 RBV 治疗直至第 48 周。对照组所有受试者均会完成为期 48 周的 PEG-IFN α-2a 和 RBV 治疗。

制定了病毒学停止治疗标准,以确保应答欠佳的受试者及时终止治疗以限制发生耐药的风险,并减少无/低治疗成功可能性的受试者对西美瑞韦、PEG-IFN α-2a 和 RBV 不必要的暴露。在所有 3 个治疗组,治疗结束后对所有受试者都将进行直至治疗开始后 72 周的随访。

(五) 受试者选择

1. 受试者人数　这项研究计划纳入 450 例受试者(360 例中国人,来自所选亚太国家 90 例受试者),按 1∶1∶1 随机分入 3 个治疗组之一(表 3-11)。

表 3-11　各试验组服药方案

治疗(受试者人数)	胶囊数/体积
治疗组 1(n=150 例)	
第 1 周至第 12 周	
西美瑞韦:100mg q. d. ;	西美瑞韦/安慰剂:口服 1 粒 100mg 胶囊,口服 1 粒 150mg 匹配安慰剂胶囊;
PEG-IFN α-2a:180μg q. w. ;	
RBV:1 000mg/d 或 1 200mg/d b. i. d.	PEG-IFN α-2a:皮下注射(s. c.)1 次 0.5ml;
	RBV:口服 100mg 或 200mg 片剂
第 13 周至第 24 周	
PEG-IFN α-2a:180μg q. w. ;	PEG-IFN α-2a:皮下注射(s. c.)1 次 0.5ml;
RBV:1 000mg/d 或 1 200mg/d b. i. d.	RBV:口服 100mg 或 200mg 片剂
第 25 周至第 48 周	
PEG-IFN α-2a:180μg q. w. ;	PEG-IFN α-2a:皮下注射(s. c.)1 次 0.5ml;
RBV:1 000mg/d 或 1 200mg/d b. i. d.	RBV:口服 100mg 或 200mg 片剂
治疗组 2(n=150 例)	
第 1 周至第 12 周	
西美瑞韦:150mg q. d. ;	西美瑞韦/安慰剂:口服 1 粒 150mg 胶囊,口服 1 粒 100mg 匹配安慰剂胶囊;
PEG-IFN α-2a:180μg q. w. ;	
RBV:1 000mg/d 或 1 200mg/d b. i. d.	PEG-IFN α-2a:皮下注射(s. c.)1 次 0.5ml;
	RBV:口服 100mg 或 200mg 片剂
第 13 周至第 24 周	
PEG-IFN α-2a:180μg q. w. ;	PEG-IFN α-2a:皮下注射(s. c.)1 次 0.5ml;
RBV:1 000mg/d 或 1 200mg/d b. i. d.	RBV:口服 100mg 或 200mg 片剂

续表

治疗(受试者人数)	胶囊数/体积
第25周至第48周	
PEG-IFN α-2a:180µg q. w. ; RBV:1 000mg/d 或 1 200mg/d b. i. d.	PEG-IFN α-2a:皮下注射(s. c.)1 次 0.5ml; RBV:口服 100mg 或 200mg 片剂
治疗组 3(n=150 例)	
第1周至第12周	
安慰剂:150mg q. d. ; PEG-IFN α-2a:180µg q. w. ; RBV:1 000mg/d 或 1 200mg/d b. i. d.	西美瑞韦/安慰剂:口服 1 粒 100mg 匹配安慰剂胶囊,口服 1 粒 150mg 匹配安慰剂胶囊; PEG-IFN α-2a:皮下注射(s. c.)1 次 0.5ml; RBV:口服 100mg 或 200mg 片剂
第13周至第48周	
PEG-IFN α-2a:180µg q. w. ; RBV:1 000mg/d 或 1 200mg/d b. i. d.	PEG-IFN α-2a:皮下注射(s. c.)1 次 0.5ml; RBV:口服 100mg 或 200mg 片剂

2. 入选标准　潜在受试者必须满足所有以下标准才可入选该项研究:

(1)18~70 岁(含 18 岁和 70 岁)的男性或女性。

(2)筛选前 3 年内(或筛选与基线访视之间)需要进行一次肝脏组织活检。对于存在下列情况的患者而言,在筛选时必须进行其他的无创方法(如 Fibroscan 或 MR 弹性成像):如果肝脏组织活检进行于筛选前 2~3 年(通过无创检查以证实肝纤维化分期无进展);已确认在其他方面适合参加研究,但存在肝脏组织活检禁忌证的受试者。

如果筛选前 6 个月内进行过替代性无创检查,就无须再进行新的检查。

1)如果(组织学上)仅有炎症表现,则应该具备慢性丙型肝炎的实验室证据,即至少在基线访视 6 个月之前的抗 HCV 抗体检测阳性或 HCV RNA 阳性(报告)。

2)如果既往肝脏组织活检已证明存在肝硬化(Metavir 评分 F4 或《肝纤维化分期中国指导原则》S4),则不受 3 年时间窗的限制,无须进行新的穿刺活检。

3)对于存在肝脏组织活检禁忌证(出血性疾病或其他需要与申办者达成一致的临床重要禁忌证)的受试者,则不需要进行本操作。在活检禁忌的情况下,必须采用替代性无创检查(如 Fibroscan 或 MR 弹性成像)来测定肝病分期。应采用各研究中心常规使用的替代性无创检查方法。

(3)存在桥接纤维化或肝硬化的受试者必须在筛选访视之前 2 个月内(或在筛选和随机日之间)进行超声检查(或其他影像学检查,如 MRI 或 CT 扫描),证实无任何疑诊肝细胞癌的表现。

(4)基因 1 型 HCV 感染。

(5)筛选血浆 HCV RNA 水平>10 000U/ml。

(6)之前未接受过任何已批准或在研的针对丙型肝炎的药物治疗。

（7）育龄期女性受试者或者具有育龄期女性伴侣的男性受试者必须同意从第 1 天（基线）前 2 周一直到 PEG-IFN α-2a/RBV 最后一次使用后至少 6 个月（或者按照当地法规要求更长时间）使用两种有效避孕方法（其中一种方法必须为隔膜方法，比如避孕套或避孕隔膜）；不进行异性性交；男性受试者或女性受试者的伴侣已接受输精管切除术；女性受试者或男性受试者伴侣无生育可能（即绝经后至少 2 年或已接受手术绝育术）。

（8）受试者必须同意并能够遵循方案要求。

（9）受试者必须已自愿签署知情同意书从而表明其理解本项研究目的和流程，并愿意参与该项研究。

3. 排除标准　符合下列任何一条的受试者将不能入选本研究：

（1）具有肝脏失代偿表现。

（2）患有任何非 HCV 病因的肝病，包括急性甲型肝炎、药物或酒精相关性肝病、自身免疫性肝炎、血色素沉着病、Wilson 疾病、α_1-抗胰蛋白酶缺乏症、非酒精性脂肪性肝炎、原发性胆汁性肝硬化或任何其他被研究者认为具有临床显著意义的非 HCV 病因的肝病。

（3）非基因 1 型 HCV 感染或合并感染。

（4）合并 HIV-1 型或-2 型（HIV-1 或 HIV-2）感染（筛选时 HIV-1 或 HIV-2 抗体检查阳性）。

（5）合并乙肝病毒感染（HBsAg 阳性）。

（6）具有 PEG-IFN α-2a 和 RBV 治疗的禁忌证。

（7）任何其他研究者认为可能由于 PEG-IFN α-2a 和 RBV 治疗的已知影响而加重的有临床显著意义的疾病。

（8）筛选访视前 5 年之内具有恶性肿瘤病史（不包括：皮肤鳞状细胞癌和基底细胞癌、宫颈原位癌，或者其他研究者认为已治愈且复发风险很小的恶性肿瘤）。

（9）具有任何以下实验室检查异常：

1）血小板计数$<90\times10^9$/L。

2）绝对中性粒细胞计数$<1.5\times10^9$/L。

3）血红蛋白，女性<120g/L，男性<130g/L。

4）肌酐$>132.6\mu$mol/L。

5）GPT 和/或 GOT$>10\times$ULN。

6）血清总胆红素$>1.5\times$ULN。

7）甲胎蛋白（AFP）>50ng/ml，且存在肝硬化。AFP>50ng/ml，但不存在肝硬化的受试者必须在筛选和基线访视之间进行超声检查（或其他影像学检查，如 MRI 或 CT 扫描），证实无任何疑诊肝细胞癌的表现。

8）ANA 滴度$>1:160$。

9）促甲状腺激素（TSH）$<1\times$LLN 或$>1.5\times$ULN，或$\geq1\times$ULN 且$\leq1.5\times$ULN，且 FT_4 或 FT_3 超出正常范围。

任何其他研究者认为，将损害受试者的安全性或可能干扰受试者参与并完成研究的活动性、有临床显著意义的疾病或在筛选病史、体检、实验室检查或 ECG 记录期间有临床显著意义的表现。

（10）使用禁止的伴随治疗。

（11）研究者认为,受试者当前或既往的酒精和/或娱乐性毒品或麻醉剂滥用,将损害其安全性和/或对研究的依从性。

（12）妊娠、计划妊娠或哺乳期女性或者其伴侣妊娠或计划妊娠的男性。

（13）筛选访视前 30 天内接受过研究性药物(包括研究性疫苗)或使用过一种有创性研究医学器械。

（14）已知对西美瑞韦、PEG-IFNα-2a 或 RBV 或药物剂型的任何其他成分过敏或超敏。

4. 退出标准　发生以下情况时,可根据研究者的决定终止使用所有试验用药:

（1）发生严重不良事件。

（2）受试者未遵从方案或研究工作人员的要求。

发生以下情况时,都必须停止所有试验用药(西美瑞韦、PEG-IFN α-2a、RBV)的治疗:

1)撤回知情同意。

2)受试者在第 12 周、24 周或 36 周符合病毒学停止标准。

3)研究者认为出于安全性原因(如不良事件)停止试验药物使用符合受试者的最大利益。

4)受试者发生了 3 级或 4 级皮肤事件/过敏反应。

5)研究期间发生妊娠或者发生了不依从避孕要求的情况(对于参与研究的女性受试者)。

6)受试者发生了肝脏疾病的重度恶化。

7)受试者发生了 4 级 GPT/GOT 升高>2×基线值合并 4 级胆红素,在 72 小时内复查也显示 GPT/GOT 及胆红素数值仍然符合 4 级标准。

（六）有效性评价

1. HCV RNA 水平　在预先规定的时间点采集用于测定 HCV RNA 水平的样本,并进行实时处理。

2. 谷丙转氨酶(GPT)水平　测定 GPT 水平将作为临床实验室检查生化指标的一部分,在预先规定的时间点采集用于测定生化指标的样本。

3. 健康状态和生产力　受试者将在时间和事件计划表标明的不同时间点填写两份问卷:

（1）WPAI:用于衡量对总体健康与工作之内和之外特定症状影响的工具。

（2）EQ-5D 问卷:包含 3 个水平及 5 个健康范畴的工具,将患者的优选值纳入经济学评价中。

（七）安全性评价

1. 不良事件　所有报告不良事件的严重程度、药物相关性和结果将以列表形式说明。

尤其关注因不良事件而终止研究,或者发生重度(至少3级)或严重不良事件的受试者。对所有值得关注的不良事件都将连同其他系统性症状和实验室异常进行评价:将列表说明有关发作时间、事件持续时间、至缓解时间、伴随治疗、与西美瑞韦的关系、PEG-IFN α-2a 和 RBV 治疗,以及 HCV 感染的信息。

2. 临床实验室检查　在时间和事件计划表标明的时间点采集用于测定血清化学和血液学的血样,以及一个用于尿液分析的随机尿样。

将对血液样本分析以下血液学参数:血红蛋白、红细胞、白细胞及分类计数、血小板计数。样本也将做凝血试验,评价凝血酶原时间和活化部分凝血活酶时间。

将对每份临床生化学样本分析下列临床生化参数:钠、氯、钾、钙、磷酸盐、血尿素氮、尿酸、肌酐、总胆固醇、高密度脂蛋白胆固醇(HDL)、低密度脂蛋白胆固醇(LDL)、γ-谷氨酰转移酶、甘油三酯、总蛋白、血清白蛋白、血清淀粉酶、谷草转氨酶(GOT)、谷丙转氨酶(GPT)、碱性磷酸酶、总脂肪酶、乳酸脱氢酶、血清镁、胰岛素、总胆红素、直接胆红素、间接胆红素、胰腺淀粉酶、葡萄糖和肌酸激酶。中心实验室将估计肌酐清除率。筛选时采集的生化样本也包括进行糖化血红蛋白和抗核抗体检查。

此外,将采集中段尿进行尿液分析:葡萄糖、蛋白质、潜血、白细胞、红细胞计数、亚硝酸盐、尿胆原、pH、酮类、胆红素以及比重。

在筛选期间,还将进行 HIV-1 和-2 抗体、甲肝抗体免疫球蛋白和 HBsAg 血清学检查以及中段尿样的药物筛选。

3. 生命体征　将根据时间和事件计划表的安排记录收缩和舒张血压(SBP、DBP)和脉率(PR)。

4. 体格检查　将按方案规定的试验安排时间进行体格检查。体格检查除进行体重和身高测量外,还包括审查以下系统:大体外观,皮肤和黏膜、眼、耳、鼻、喉、心血管系统、呼吸系统、泌尿生殖系统和胃肠道系统。配合淋巴检查进行神经和肌肉骨骼检查。在筛选时还要进行检眼镜检查。

5. 疲劳和抑郁症状严重程度　在时间和事件计划表标明的不同时间点,受试者将填写两份问卷:

(1)FSS:自填式、9个问题组成的问卷,用于评价致残性疲劳。

(2)CES-D:自填式、20个问题的问卷,基于与患者广泛而深入的面谈。

6. 心电图(ECG)　根据时间和事件计划表的安排进行 ECG 检查,仅在出现不良事件的情况下,由研究者决定进行额外的 ECG 检查。

(饶慧瑛　魏　来　谭德明)

参 考 文 献

[1] LAUER G M,WALKER B D.Hepatitis C virus infection.N Engl J Med,2001,345(1):41-52.

［2］VOGEL M,DETERDING K,WIEGAND J,et al.Initial presentation of acute hepatitis C virus（HCV）infection among HIV-negative and HIV-positive individuals-experience from 2 large German networks on the study of acute HCV infection.Clin Infect Dis,2009,49（2）:317-319.

［3］ZIGNEGO A L,CRAXI A.Extrahepatic manifestations of hepatitis C virus infection.Clin Liver Dis,2008,12（3）:611-636.

［4］DE LÉDINGHEN V,TRIMOULET P,MANNANT P R,et al.Outbreak of hepatitis C virus infection during sclerotherapy of varicose veins:long-term follow-up of 196 patients（4535 patientyears）.J Hepatol,2007,46（1）:19-25.

［5］POYNARD T,BEDOSSA P,OPOLON P.Natural history of liver fibrosis progression in patients with chronic hepatitis C.The OBSVIRC,METAVIR,CLINIVIR,and DOSVIRC groups.Lancet,1997,349（9055）:825-832.

［6］RAO H Y,SUN D G,YANG R F,et al.Outcome of hepatitis C virus infection in Chinese paid plasma donors:a 12-19-year cohort study.J Gastroenterol Hepatol,2012,27（3）:526-532.

［7］PLANAS R,BALLESTÉB,ALVAREZ M A,et al.Natural history of decompensated hepatitis C virusrelated cirrhosis.A study of 200 patients.J Hepatol,2004,40（5）:823-830.

［8］POORDAD F,MCCONE J J R,BACON B R,et al.Boceprevir for untreated chronic HCV genotype 1 infection.N Engl J Med,2011,364（13）:1195-1206.

［9］JACOBSON I M,MCHUTCHISON J G,DUSHEIKO G,et al.Telaprevir for previously untreated chronic hepatitis C virus infection.N Engl J Med,2011,364（25）:2405-2416.

［10］FLISIAK R,JAROSZEWICZ J,FLISIAK I,et al.Update on alisporivir in treatment of viral hepatitis C.Expert Opin Investig Drugs,2012,21（3）:375-382.

［11］SIMMONDS P,BUKH J,COMBET C,et al.Consensus proposals for a unified system of nomenclature of hepatitis C virus genotypes.Hepatology,2005,42（4）:962-973.

［12］RAO H Y,WEI L,LOPEZ-TALAVERA J C,et al.Distribution and clinical correlates of viral and host genotypes in Chinese patients with chronic hepatitis C virus infection.J Gastroenterol Hepatol,2014,29（3）:545-553.

［13］RAO H Y,SUN D G,JIANG D,et al.IL28B genetic variants and gender are associated with spontaneous clearance of hepatitis C virus infection.J Viral Hepat,2012,19（3）:173-181.

［14］中华医学会肝病学分会,中华医学会传染病与寄生虫病学分会.丙型肝炎防治指南.中华流行病学杂志,2004,25（5）:369-375.

［15］European Association for Study of Liver.EASL Clinical Practice Guidelines:management of hepatitis C virus infection.J Hepatol,2014,60（2）:392-420.

［16］NOPPORNPANTH S,SABLON E,DE NYS K,et al.Genotyping hepatitis C viruses from Southeast Asia by a novel line probe assay that simultaneously detects core and 5′ untranslated regions.J Clin Microbiol,2006,44（11）:3969-3974.

［17］GERMER J J,MAJEWSKI D W,ROSSER M,et al.Evaluation of the TRUGENE HCV 5′NC genotyping kit with the new GeneLibrarian module 3.1.2 for genotyping of hepatitis C virus from clinical specimens.J Clin Microbiol,2003,41（10）:4855-4857.

［18］CIOTTI M,MARCUCCILLI F,GUENCI T,et al.A multicenter evaluation of the Abbott RealTime HCV

Genotype Ⅱ assay.J Virol Methods,2010,167(2):205-207.

[19] TRIMOULET P,HALFON P,POHIER E,et al.Evaluation of the VERSANT HCV RNA 3.0 assay for quantification of hepatitis C virus RNA in serum.J Clin Microbiol,2002,40(6):2031-2036.

[20] 中华医学会传染病与寄生虫病学分会,中华医学会肝病学分会.病毒性肝炎防治方案.中华肝脏病杂志,2000,8(6):324-329.

[21] ISHAK K,BAPTISTA A,BIANCHI L,et al.Histological grading and staging of chronic hepatitis.J Hepatol,1995,22(6):696-699.

[22] KNODELL R G,ISHAK K G,BLACK W C,et al.Formulation and application of a numerical scoring system for assessing histological activity in asymptomatic chronic active hepatitis.Hepatology,1981,1(5):431-435.

[23] CHEN J,FLORIAN J,CARTER W,et al.Earlier sustained virologic response end points for regulatory approval and dose selection of hepatitis C therapies.Gastroenterology,2013,144(7):1450-1455.e2.

[24] 魏来.丙型肝炎抗病毒治疗的历史和发展.临床内科杂志,2013,30(11):727-729.

[25] KIM D Y,AHN S H,HAN K H.Emerging therapies for hepatitis C.Gut Liver,2014,8(5):471-479.

[26] 中华医学会肝病学分会,中华医学会感染病学分会.丙型肝炎防治指南(2015年更新版).中华传染病杂志,2015,33(12):705-724.

[27] LENS S,GAMBATO M,LONDOÑO M C,et al.Interferon-free regimens in the liver-transplant setting.Semin Liver Dis,2014,34(1):58-71.

[28] ICH.E8:general considerations for clinical trials.(1997-12-17)[2017-04-14].https://www.ich.org/fileadmin/Public_Web_Site/ICH_Products/Guidelines/Efficacy/E8/Step4/E8_Guideline.pdf.

[29] U.S.Department of Health and Human Services,Food and Drug Administration,Center for Drug Evaluation and Research(CDER).Guidance for industry chronic hepatitis C virus infection:developing direct-acting antiviral drugs for treatment.(2017-11)[2017-04-14].https://www.fda.gov/media/79486/download.

[30] 田少雷,邵庆翔.药物临床试验与GCP实用指南.2版.北京:北京大学医学出版社,2010.

[31] European Medicines Agency,Committee for Medicinal Products for Human Use(CHMP).Draft guideline on clinical evaluation of medicinal products for the treatment of chronic hepatitis C.(2011-02-14)[2017-04-14].https://www.ema.europa.eu/documents/scientific-guideline/draft-guideline-clinical-evaluation-medicinal-products-treatment-chronic-hepatitis-c_en.pdf.

[32] 国家食品药品监督管理局.药品注册管理办法:化学药品注册分类及申报资料要求.(2007-07-10)[2017-04-14].http://samr.cfda.gov.cn/WS01/CL0053/24529.html.

[33] 国家食品药品监督管理局.肝功能损害患者的药代动力学研究技术指导原则.(2012-05-15)[2017-04-14].http://samr.cfda.gov.cn/directory/web/WS01/images/uM65psTcyC6pru81d+1xNKptPq2r8Gm0afR0L6vLzK9da4tbzUrdTyLnJhcg==.rar.

[34] 国家食品药品监督管理局.肾功能损害患者的药代动力学研究技术指导原则.(2012-05-15)[2017-04-14].http://samr.cfda.gov.cn/directory/web/WS01/images/yfa5psTcyC6pru81d+1xNKptPq2r8Gm0afR0L6vLzK9da4tbzUrdTyLnJhcg==.rar.

[35] CHAYAMA K,HAYES C N.HCV drug resistance challenges in Japan：the role of pre-existing variants and emerging resistant strains in direct acting antiviral therapy.Viruses,2015,7(10)：5328-5342.

[36] WANG Y,RAO H Y,XIE X W,et al.Direct-acting antiviral agents resistance-associated polymorphisms in Chinese treatment naive patients infected with genotype 1b hepatitis C virus.Chin Med J（Engl）,2015,128(19)：2625-2631.

第四章

艾滋病抗病毒药物临床试验设计与实施

第一节 概 述

艾滋病,又称获得性免疫缺陷综合征(acquired immune deficiency syndrome,AIDS),是由人类免疫缺陷病毒(human immunodeficiency virus,HIV),即艾滋病病毒感染所导致的一种慢性传染性疾病。

自 1981 年全球首例艾滋病患者被确诊以来,目前全球已有 200 多个国家和地区报告发现该病。据联合国艾滋病规划署(The United Nations Joint Programme on HIV/AIDS,UN-AIDS)和世界卫生组织(World Health Organization,WHO)于 2018 年 7 月 14 日联合发布的"2018 年全球艾滋病流行报告"显示,全球约有 3 690 万艾滋病毒携带者,其中 2 170 万人正在接受抗病毒治疗。仅在 2017 年内,就有 180 万人被确诊为 HIV 阳性。根据中国疾病预防控制中心性病艾滋病预防控制中心公布的数据,截至 2018 年 9 月底,全国报告现存活 HIV 感染者/AIDS 患者 85.0 万例,死亡 26.2 万例。截至 2018 年底,中国估计存活的 HIV 感染者和 AIDS 患者约 125 万人。

我国艾滋病疫情严峻,流行范围广,已覆盖全国所有省、自治区、直辖市,且已经逐渐由吸毒、暗娼等高危人群向普通人群扩散。当前我国的艾滋病流行有四大特点:①疫情上升幅度进一步减缓,综合防治效果开始显现;②性传播持续成为主要传播途径,同性性传播上升速度明显;③全国艾滋病疫情总体呈低流行态势,但部分地区疫情仍严重;④全国受艾滋病影响的人群增多,流行模式多样化。

HIV 主要存在于感染者和患者的血液、精液、阴道分泌物、胸腹水、脑脊液和乳汁中。主要通过 3 种途径传播:①性接触(包括同性、异性和双性性接触);②血液及血制品(包括共用针具静脉吸毒、介入性医疗操作等);③母婴传播(包括经胎盘、分娩时和哺乳传播)。握手拥抱、礼节性亲吻、同吃同饮等日常生活接触不会传播 HIV。易被 HIV 感染的高危人群有:男男同性恋者、静脉药物依赖者以及与 HIV 感染者有性接触者。

HIV 主要侵犯人体的免疫系统,包括 CD4$^+$T 淋巴细胞、巨噬细胞和树突状细胞等,主要表现为 CD4$^+$T 淋巴细胞数量不断减少,最终导致人体细胞免疫功能缺陷,引起各种机会性感染和肿瘤的发生。由于从感染 HIV 到艾滋病终末期是一个较为漫长且复杂的过程,因此临床上将其全过程分为急性期、无症状期和艾滋病期。

艾滋病无特效治疗药物,高效抗逆转录病毒治疗(HAART)是目前被证实的最有效的治疗方法。HIV 复制周期包括黏附、融合、脱壳、逆转录、整合、转录、翻译、装配与芽生释放等过程,抗 HIV 药物的设计主要针对 HIV 复制周期的某个环节发挥作用,从而抑制病毒复制达到抗病毒治疗的效果。根据药物作用靶点的不同,可将抗 HIV 药物分为:逆转录酶抑制剂、蛋白酶抑制剂、整合酶抑制剂、融合抑制剂及 CCR5 抑制剂。虽然这些抗 HIV 药物降低了艾滋病的发病率和病死率,但不能清除细胞内的病毒,也不能阻止病毒感染新的靶细胞,加之 HIV 是一种变异性很强的病毒,使得抗病毒治疗需要终身进行。

抗 HIV 药物治疗的一个主要问题是耐药毒株的产生,其中尤以非核苷类逆转录酶抑制剂最为突出,其次是核苷类逆转录酶抑制剂。我国先后进行的 3 次 HIV 耐药株的动态横断面调查显示,治疗人群中总的耐药突变率约为 17%。HIV 发生变异的主要原因包括逆转录酶无校正功能导致的随机变异、宿主的免疫选择压力以及药物选择压力,其中不规范的抗病毒治疗是导致耐药发生的重要原因。为了解决以往药物的疗效及耐药性等问题,寻求抗病毒效力强、毒性低、耐药位点改变、代谢动力学改善的新型抗 HIV 药物,可能是今后的研究方向。

目前对最佳抗病毒治疗时机的认识还存在差异,尤其是针对那些 CD4$^+$T 淋巴细胞计数>500/mm^3 的患者是否进行抗病毒治疗尚有争议。支持者认为:早期抗病毒治疗可给患者带来生存受益;未接受抗病毒治疗的 HIV 感染者出现非 AIDS 相关的疾病如心血管疾病、肝肾疾病以及肿瘤等的风险增加;新型高效低毒药物的不断出现也为患者提供了更多选择;最新研究显示 HAART 有助于减少 HIV 传播。反对早期抗病毒治疗者认为:目前尚无确切证据表明早期抗病毒治疗的益处;早期用药导致药物所致各种并发症增加;长期用药所致耐药可降低抗病毒疗效等。因此,反对者认为对于 CD4$^+$T 淋巴细胞计数>500/mm^3 的患者,应根据患者意愿决定是否接受抗病毒治疗,而不建议所有患者均应接受抗病毒治疗。可见,对 CD4$^+$T 淋巴细胞计数>500/mm^3 的患者进行抗病毒治疗的利弊尚有待进一步研究。

自齐多夫定(zidovudine,AZT)被美国 FDA 批准上市以来,迄今为止治疗艾滋病的抗病毒药物已发展到 6 大类 31 个品种,但大多数在我国临床尚无法应用,因为这些药物尚未在国内上市。目前,我国应加快这些药物的上市步伐,另外更应加快临床抗病毒治疗药物研究,探索适合我国 HIV 感染者/AIDS 患者抗病毒治疗的方案。

近年来,针对抗 HIV 治疗的新药不多,正在研发的有:新的蛋白酶抑制剂、逆转录酶抑制剂,整合酶抑制剂及融合酶抑制剂。其他基于新的作用机制的药物和部分新化合物,目前仍处于动物实验或不同的临床试验阶段,其应用经验还非常有限。另外,虽然目前有 30 多种艾滋病疫苗正在 19 个国家进行临床前或临床应用试验,但尚无有效疫苗问世。

另外,复合制剂能够简化用药方案,有利于提高患者的依从性,但国内目前已上市的复合制剂产品只有很少几种,所以开发多种药物的联合治疗可能是合理的策略,这样既能有相加或协同的抗病毒作用,又能降低耐药发生率。解决部分或全部这些问题可能会改变临床研究的设计要求和患者选择标准。

本章节旨在帮助申请人顺利地完成治疗 HIV/AIDS 的抗病毒药物的临床开发。内容主要针对艾滋病的临床试验在设计上的几个核心问题,包括治疗的适用范围、诊断标准和定义、血清学和病毒学标志物的使用,以及疗效终点的选择和安全性评估等。

理解本章节内容须与公认的最新诊疗指南相结合。由于开发抗 HIV 治疗药物领域正处于不断更新的过程中,本章节的内容也会不断修改,以便符合国内现行的政策和国际药物研发的现状。

第二节　受试者特征及选择

一、人类免疫缺陷病毒感染/艾滋病的定义和诊断标准

AIDS 是指由 HIV 感染引起的以人体 $CD4^+T$ 淋巴细胞减少为特征的进行性免疫功能缺陷,继发各种机会性感染、恶性肿瘤和中枢神经系统病变的综合性疾病。

HIV 感染者:感染 HIV 后尚未发展到艾滋病阶段的患者。

艾滋病患者:感染 HIV 后发展到艾滋病阶段的患者。

（一）诊断依据

1. 流行病学史

（1）患有性病或有性病史。

（2）有不安全性生活史（包括同性和异性性接触）。

（3）有共用注射器吸毒史。

（4）有医源性感染史。

（5）有职业暴露史。

（6）HIV 感染者或艾滋病患者的配偶或性伴侣。

（7）HIV 感染母亲所生子女。

2. 临床表现

（1）急性 HIV 感染综合征。

（2）持续性全身性淋巴腺病（persistent generalized lymphadenopathy，PGL）。

（3）HIV 感染中后期临床表现。

1）成人及 15 岁（含 15 岁）以上青少年:

A 组临床表现：

- 不明原因体重减轻,不超过原体重 10%。
- 反复发作的上呼吸道感染,近 6 个月内≥2 次。
- 带状疱疹。
- 口角炎、唇炎。
- 反复发作的口腔溃疡,近 6 个月内≥2 次。
- 结节性痒疹。
- 脂溢性皮炎。
- 甲癣。

B 组临床表现：

- 不明原因体重减轻,超过原体重 10%。
- 不明原因的腹泻,持续超过 1 个月。
- 不明原因的发热,间歇性或持续性超过 1 个月。
- 持续性口腔念珠菌感染。
- 口腔黏膜毛状白斑。
- 肺结核病(现症的)。
- 严重的细菌感染(如肺炎、体腔或内脏脓肿、脓性肌炎、骨和关节感染、脑膜炎、菌血症)。
- 急性坏死性溃疡性牙龈炎、牙周炎或口腔炎。
- 不明原因的贫血(血红蛋白<80g/L)和中性粒细胞减少(中性粒细胞数<0.5×10^9/L)或血小板减少(血小板数<50×10^9/L),时间持续超过 1 个月。

C 组临床表现：

该组临床表现为艾滋病指征性疾病,包括：

- HIV 消耗综合征。
- 肺孢子菌肺炎。
- 食管念珠菌感染。
- 播散性真菌病(球孢子菌病或组织胞浆菌病)。
- 反复发生的细菌性肺炎,近 6 个月内≥2 次。
- 慢性单纯疱疹病毒感染(口唇、生殖器或肛门直肠)超过 1 个月。
- 任何的内脏器官单纯疱疹病毒感染。
- 巨细胞病毒感染性疾病(除肝、脾、淋巴结以外)。
- 肺外结核病。
- 播散性非结核分枝杆菌病。
- 反复发生的非伤寒沙门菌败血症。
- 慢性隐孢子虫病(伴腹泻,持续>1 个月)等慢性孢子虫病。
- 非典型性播散性利什曼病。

- 卡波西肉瘤。

- 脑或 B 细胞非霍奇金淋巴瘤。

- 浸润性宫颈癌。

- 弓形虫脑病。

- 肺外隐球菌病,包括隐球菌脑膜炎。

- 进行性多灶性脑白质病。

- HIV 脑病。

- 有症状的 HIV 相关性心肌病或肾病。

2)15 岁以下儿童:

D 组临床表现:

- 不明原因的肝脾大。

- 结节性痒疹。

- 反复发作或持续性上呼吸道感染。

- 带状疱疹。

- 广泛的疣病毒感染。

- 广泛的传染性软疣感染。

- 牙龈线性红斑。

- 口角炎、唇炎。

- 反复发作的口腔溃疡。

- 不明原因的腮腺肿大。

- 甲癣。

E 组临床表现:

- 不明原因的中度营养不良。

- 不明原因的持续性腹泻。

- 不明原因的发热(>37.5℃),反复或持续 1 个月以上。

- 口咽部念珠菌感染(出生 6~8 周内除外)。

- 口腔黏膜毛状白斑。

- 急性坏死性溃疡性牙龈炎、牙周炎或口腔炎。

- 淋巴结结核。

- 肺结核病。

- 反复发作的严重细菌性肺炎。

- 有症状的淋巴性间质性肺炎。

- 慢性 HIV 相关性肺病,包括支气管扩张。

- 不明原因的贫血(血红蛋白<80g/L)和中性粒细胞减少(中性粒细胞数<$0.5×10^9$/L)和/或慢性血小板减少(血小板数<$50×10^9$/L)。

F 组临床表现:

该组临床表现为艾滋病指征性疾病,包括:

- 不明原因的严重消瘦,发育或营养不良。
- 肺孢子菌肺炎。
- 食管、气管、支气管或肺念珠菌感染。
- 播散性真菌病(组织胞浆菌病或球孢子菌病)。
- 反复发作的严重细菌性感染,如脑膜炎、骨或关节感染、体腔或内脏器官脓肿、脓性肌炎(肺炎除外)。
- 肺外结核病。
- 播散性非结核分枝杆菌感染。
- 慢性单纯疱疹病毒感染(口唇或皮肤),持续 1 个月以上。
- 任何的内脏器官单纯疱疹病毒感染。
- 巨细胞病毒感染,包括视网膜炎及其他器官的感染(新生儿期除外)。
- 慢性隐孢子虫病(伴腹泻)。
- 慢性等孢子虫病。
- 有症状的 HIV 相关性心肌病或肾病。
- 卡波西肉瘤。
- 脑或 B 细胞非霍奇金淋巴瘤。
- 弓形虫脑病(新生儿期除外)。
- 肺外隐球菌病,包括隐球菌脑膜炎。
- 进行性多灶性脑白质病。
- HIV 脑病。

3. 实验室诊断

(1)血清学检测:血清学检测是检测机体对 HIV 产生的抗体的检测方法,适用于从 HIV 感染窗口期后至艾滋病患者死亡的整个病程中的抗体检测,是最常用的艾滋病实验室诊断方法。由于母体抗体的干扰,该方法不适用于 18 个月以下的婴幼儿。血清学检测方法分为筛查试验和确证试验两大类,每一类又包括实验原理不同的多种方法。初筛试验的待检样本也可采用唾液或尿液进行,具体操作按《全国艾滋病检测技术规范》(2015 年修订版)执行。

1)HIV 抗体筛查试验:筛查试验结果阳性,提示 HIV 抗体阳性,需进一步做复核或确证试验证实。试验结果阴性,报告 HIV 抗体阴性。

2)HIV 抗体确证试验:确证试验结果阳性,报告 HIV 抗体阳性;试验结果阴性,报告 HIV 抗体阴性;试验结果不确定,报告 HIV 感染不确定,并应建议 3 个月后再次进行检测。

(2)病原学检测:病原学检测是直接检测 HIV 的方法,包括分离病毒、检测病毒核酸,主要用于 HIV 感染窗口期时的早期诊断和 18 个月以内婴幼儿的诊断。

1)HIV 分离:试验结果阳性报告 HIV 感染,阴性不能排除 HIV 感染。

2)HIV 核酸检测:试验结果阳性提示 HIV 感染,阴性不能排除 HIV 感染。

(3)CD4$^+$T 淋巴细胞检测:CD4$^+$T 淋巴细胞是 HIV/AIDS 诊断、判断疗效及预后的主要免疫学检测指标,检测分绝对计数和相对计数两类,5 岁以下儿童使用相对计数。

1)CD4$^+$T 淋巴细胞绝对计数:在成人及 5 岁以上儿童和青少年,CD4$^+$T 淋巴细胞≥500/mm^3,提示无免疫抑制;350~499/mm^3,提示轻度免疫抑制;200~349/mm^3,提示中度免疫抑制;<200/mm^3,提示重度免疫抑制。

2)CD4$^+$T 淋巴细胞相对计数:在 5 岁以下儿童,CD4$^+$T 淋巴细胞百分比>35%(<11 月龄),或>30%(12~35 月龄),或>25%(36~59 月龄),提示无免疫抑制;30%~35%(<11 月龄),或 25%~30%(12~35 月龄),或 20%~25%(36~59 月龄),提示轻度免疫抑制;25%~29%(<11 月龄),或 20%~24%(12~35 月龄),或 15%~19%(36~59 月龄),提示中度免疫抑制;<25%(<11 月龄),或<20%(12~35 月龄),或<15%(36~59 月龄),提示重度免疫抑制。

(二)诊断原则

艾滋病和 HIV 感染是因感染 HIV 引起人体产生免疫缺陷为主要特征的慢性综合病症,流行病学资料有一定的参考价值,临床表现特异性不强,需与其他原因引起的类似症状相鉴别,但有些特殊的机会性感染和肿瘤可作为诊断和临床分期的指征。HIV/AIDS 的诊断原则是以实验室检测为依据,结合临床表现和参考流行病学资料综合进行。

(三)诊断标准

1. HIV 感染者

(1)成人及 15 岁(含 15 岁)以上青少年,符合下列一项者即可诊断:

1)HIV 抗体确证试验阳性或血液中分离出 HIV 毒株。

2)有急性 HIV 感染综合征或流行病学史,且不同时间的两次 HIV 核酸检测结果均为阳性。

(2)15 岁以下儿童,符合下列一项者即可诊断:

1)小于 18 月龄:为 HIV 感染母亲所生,同时 HIV 分离试验结果阳性,或不同时间的两次 HIV 核酸检测均为阳性(第 2 次检测需在出生 4 周后进行)。

2)大于 18 月龄:诊断与成人相同。

2. 艾滋病病例

(1)成人及 15 岁(含 15 岁)以上青少年,符合下列一项者即可诊断:

1)HIV 感染和 CD4$^+$T 淋巴细胞<200/mm^3。

2)HIV 感染和至少一种成人艾滋病指征性疾病(C 组临床表现)。

(2)15 岁以下儿童,符合下列一项者即可诊断:

1)HIV 感染和 CD4$^+$T 淋巴细胞<25%(<11 月龄),或<20%(12~35 月龄),或<15%(36~59 月龄),或<200/mm^3(5~14 岁)。

2)HIV 感染和至少伴有一种儿童艾滋病指征性疾病(F 组临床表现)。

(四) HIV 感染和艾滋病的临床分期

从 HIV 感染到出现艾滋病症状需经过漫长的无症状期,平均时间为 7~8 年,患者的临床表现从没有或仅有少量症状逐步发展到多系统和多器官的综合病症。正确了解 HIV 感染的临床分期,对掌握整体疫情动态和采取预防干预措施,以及开展个体临床诊断和治疗工作均有指导意义。本标准按时间顺序对 HIV 感染各阶段进行临床分期,并根据各期的临床表现和实验室检测指标的不同设定了临床各期的标准。

1. 成人及 15 岁(含 15 岁)以上青少年

(1)Ⅰ期(原发感染期):此期为 HIV 初次感染人体时引发机体产生的一系列反应,按时间顺序可分为以下两个阶段:第一阶段是由高病毒血症引起的急性 HIV 感染综合征(acute HIV infection syndrome),持续 1~3 周后自愈,部分感染者可以无临床症状。此期血液中尚无抗 HIV 抗体,但可检测到很高的 HIV 病毒载量。第二阶段为机体对 HIV 感染的反应由急性期转入慢性期的演变过程,持续时间为 6~12 个月,此时患者出现血清阳转,病毒载量从峰值下降至一相对稳定的水平,临床上可无症状或仅有持续性全身性淋巴腺病(PGL)。

1)Ⅰ-A 期,符合下列一项者即可诊断:急性 HIV 感染综合征和不同时间进行的两次 HIV 核酸试验均为阳性,兼有 HIV 抗体阴性或不确定;近 1 个月内有流行病学史和不同时间的两次 HIV 核酸检测均为阳性,兼有 HIV 抗体阴性或不确定。

2)Ⅰ-B 期,符合下列一项者即可诊断:最近 6~12 个月出现血清阳转和 $CD4^+T$ 淋巴细胞 $\geqslant 500/mm^3$;HIV 感染和流行病学资料证实 6~12 个月内的 HIV 暴露史和 $CD4^+T$ 淋巴细胞 $\geqslant 500/mm^3$;HIV 感染和无临床症状或伴有持续性全身性淋巴腺病。

(2)Ⅱ期(HIV 感染中期):此期为机体免疫系统与 HIV 处于相持阶段,平均时间为 6~7.5 年,特点是患者的免疫功能逐步降低但尚未严重缺损,患者伴有部分感染性和非感染性疾病的临床表现,在早期较少,后期较多,但无艾滋病指征性疾病。

1)Ⅱ-A 期,符合下列一项者即可诊断:HIV 感染和 A 组临床表现之一项;HIV 感染和 $CD4^+T$ 淋巴细胞 $\geqslant 350/mm^3$。

2)Ⅱ-B 期,符合下列一项者即可诊断:HIV 感染和 B 组临床表现之一项;HIV 感染和 $CD4^+T$ 淋巴细胞 $200~349/mm^3$。

(3)Ⅲ期(HIV 感染晚期,艾滋病期):此期为感染 HIV 后疾病进展的最终阶段。患者因免疫系统严重缺损,出现各种艾滋病的指征性疾病,在本标准归纳为 C 组临床表现,包括严重 HIV 消耗综合征(HIV wasting syndrome),严重的机会性感染(opportunistic infections,OIs),HIV 相关性肿瘤和中枢神经系统病变等病症。该期患者的诊断同(三)诊断标准中 HIV 感染者所列条款。

(4)HIV/AIDS 临床分期特征表:成人及 15 岁(含 15 岁)以上青少年 HIV/AIDS 的临床分期及其分期标准见表 4-1。

表 4-1　成人及 15 岁(含 15 岁)以上青少年 HIV/AIDS 的临床分期及其分期标准

临床分期	CD4$^+$T 淋巴细胞计数/ (个数/mm^3)	HIV 抗体检测	HIV 核酸检测	主要临床表现	一般持续时间
I 期					6~12 个月
I-A 期	>500 或一过性降低	−或±	+	急性 HIV 感染综合征或无症状	1~3 周
I-B 期	≥500	血清阳转或+	+	无症状或 PGL	6~12 个月
II 期					6~7.5 年
II-A 期	≥350	+	+	无症状或 A 组临床表现	
II-B 期	200~349	+	+	B 组临床表现	
III 期	<200	+	+	C 组临床表现	2~3 年

注:本表是根据多数 HIV/AIDS 患者的实验室检测指标和临床表现进行归纳的,不排除少数 HIV/AIDS 患者的例外情况。本表仅作为判断 HIV/AIDS 临床分期的依据,进行 HIV 感染和艾滋病的诊断时应参考正文。

HIV 抗体和 HIV 核酸检测的结果以阳性(+)、阴性(−)和不确定(±)来表示。

一般持续时间为多数 HIV 感染者在无高效抗逆转录病毒治疗(HAART)的自然条件下经历各期所需的时间,不包括 HAART 患者和少数特殊人群如快速进展者和长期不进展者。

2. 15 岁以下儿童

(1) I 期(HIV 感染早期):符合下列一项者即可诊断。HIV 感染和无临床症状或伴有持续性全身性淋巴腺病;HIV 感染和 CD4$^+$T 淋巴细胞>35%(<11 月龄),或>30%(12~35 月龄),或>25%(36~59 月龄),或≥500/mm^3(5~14 岁)。

(2) II 期(HIV 感染中期):此期为机体免疫系统与 HIV 处于相持阶段,特点是患儿的免疫功能逐步降低但尚未严重缺损,伴有部分感染性和非感染性疾病的临床表现,在早期较少,后期较多,但无艾滋病指征性疾病。

1) II-A 期,符合下列一项者即可诊断:HIV 感染和 D 组临床表现之一项;HIV 感染和 CD4$^+$T 淋巴细胞 30%~35%(<11 月龄),或 25%~30%(12~35 月龄),或 20%~25%(36~59 月龄),或 350~499/mm^3(5~14 岁)。

2) II-B 期,符合下列一项者即可诊断:HIV 感染和 E 组临床表现之一项;HIV 感染和 CD4$^+$T 淋巴细胞 25%~29%(<11 月龄),或 20%~24%(12~35 月龄),或 15%~19%(36~59 月龄),或 200~349/mm^3(5~14 岁)。

(3) III 期(HIV 感染晚期,艾滋病期):此期为感染 HIV 后疾病进展的最终阶段,患者因免疫系统严重缺损而出现各种艾滋病指征性疾病,在本标准归纳为 F 组临床表现,包括严重 HIV 消耗综合征,严重的机会性感染,HIV 相关性肿瘤和儿童 HIV 脑病(infant HIV encephalopathy)等。

(4) HIV/AIDS 临床分期特征表:15 岁以下儿童 HIV/AIDS 临床分期及其分期标准见表 4-2。

表 4-2 15 岁以下儿童 HIV/AIDS 临床分期及其分期标准

临床分期	CD4+T 淋巴细胞				HIV 抗体检测	HIV 核酸检测	主要临床表现
	<11 月龄	12~35 月龄	36~59 月龄	≥5 岁			
Ⅰ期	>35%	>30%	>25%	≥500/mm³	血清阳转或+	+	无症状或 PGL
Ⅱ期							
Ⅱ-A 期	30%~35%	25%~30%	20%~25%	350~499/mm³	+	+	D 组临床表现
Ⅱ-B 期	25%~29%	20%~24%	15%~19%	200~349/mm³	+	+	E 组临床表现
Ⅲ期	<25%	<20%	<15%	<200/mm³ 或<15%	+	+	F 组临床表现

注:本表是根据多数 HIV/AIDS 患者的实验室检测指标和临床表现进行归纳的,不排除少数患儿的例外情况。本表仅作为判断 HIV/AIDS 临床分期的参考,进行 HIV/AIDS 的诊断时应参考正文。

HIV 抗体和 HIV 核酸检测,结果以阳性(+)和阴性(-)来表示。

(五)抗 HIV 病毒治疗的指征和时机

1. 成人及青少年开始抗 HIV 病毒治疗的指征和时机 在开始抗 HIV 病毒治疗前,如果患者存在严重的机会性感染和既往慢性疾病急性发作期,应控制病情,待稳定后再开始治疗。急性期建议治疗;有症状建议治疗;无症状期 CD4+T 淋巴细胞数<350/mm³,建议治疗;无症状期 CD4+T 淋巴细胞数≥350/mm³ 但<500/mm³,考虑治疗;有以下情况建议治疗,高病毒载量(>10⁵copies/ml)、CD4+T 淋巴细胞数下降较快(每年降低>100/mm³)、心血管疾病高风险、合并活动性 HBV/HCV 感染、HIV 相关肾脏疾病和妊娠。

2. 婴幼儿和儿童开始抗 HIV 病毒治疗的指征和时机 小于 12 月龄的婴儿,建议治疗;12~35 月龄婴儿,CD4+T 淋巴细胞百分比<20% 或总数低于 750/mm³,建议治疗;36~59 月龄儿童,CD4+T 淋巴细胞百分比<15% 或总数低于 350/mm³,建议治疗;大于 5 岁儿童,CD4+T 淋巴细胞百分比<15% 或总数低于 350/mm³,建议治疗。

二、受试者选择

(一)受试者入选标准

一般情况下,应根据试验目的选择受试者,不允许入选标准偏离,因为这样可能损害研究的科学完整性、法规部门的可接受性或受试者安全。因此,必须遵守试验方案中规定的标准。

1. 成人初治受试者入选标准 受试者需满足以下所有标准,才能入选临床试验:

(1)年龄 18~65 岁。

(2)性别不限。

(3)ELISA 检测 HIV-1 抗体阳性并通过 Western blotting 法确认。

(4)经研究者评估,受试者预期寿命至少>6 个月。

(5)在入组前 30 天内 CD4+T 淋巴细胞计数<500/mm³。

（6）受试者应充分了解试验目的、性质、方法，以及可能发生的反应，自愿参加并签署知情同意书，并能保证接受访视。

（7）在试验进行过程无计划迁离当前的试验地点。

（8）受试者在此之前没有接受过任何抗逆转录病毒治疗。

（9）无不稳定的慢性疾病，无活动性的机会感染或肿瘤。

（10）患者在筛选期间，经全面体检（包括一般体检、血尿常规、血生化检查、心电图等）无严重的肝、肾功能损害且其他指标在基本正常范围并符合所规定的入选标准，方可入选。

2. 成人复治/耐药受试者入选标准　在应用一线药物抗病毒治疗 1 年以上，同时排除了依从性差、药物相互作用等影响因素，如出现下列情况之一者可以入选。

（1）病毒载量≥1 000copies/ml。

（2）病毒载量曾低于检测下限，后续访视出现病毒反弹，病毒载量≥1 000copies/ml。

（3）无病毒载量，但 CD4$^+$T 淋巴细胞计数降低至或低于开始一线治疗前的基线水平（连续 2 次，间隔 3 个月以上）；或者连续 2 次（间隔 3 个月以上）CD4$^+$T 淋巴细胞计数由治疗峰值下降>50%；或者连续接受治疗超过 1 年以上 CD4$^+$T 淋巴细胞计数没有达到过 100/mm^3。

（4）受试者应充分了解试验目的、性质、方法，以及可能发生的反应，自愿参加并签署知情同意书，并能保证接受访视。

（5）患者在筛选期间，经全面体检（包括一般体检、血尿常规、血生化检查、心电图等）无严重的肝、肾功能损害且其他指标在基本正常范围并符合所规定的入选标准方可入选。

（6）所有临床试验要求受试者同意在此研究过程中不参加其他任何的临床研究或进行其他的抗病毒治疗。

（二）受试者排除标准

所有的 Ⅱ 期和 Ⅲ 期临床试验都要求受试者在基线时的均一性，根据不同试验的目标人群不同，排除标准也相应有所不同。一般情况下，满足以下任何排除标准的潜在受试者将不能参与临床试验。

（1）急性感染期的患者。

（2）入选时有现症机会性感染或 AIDS 相关的恶性肿瘤；入选前 3 个月发生过机会性感染，入选前 2 周内病情仍不稳定者。

（3）筛选时检测到下列结果者：血红蛋白<90g/L，血液白细胞计数<2×10^9/L，中性粒细胞计数<1.5×ULN，谷草转氨酶、谷丙转氨酶和碱性磷酸酶分别>3×ULN，总胆红素>2×ULN，肌酸激酶（CK）>2×ULN。

（4）存在严重的心脏疾病或医疗状况者。

（5）慢性肾脏疾病（CKD）者。

（6）肌酐清除率（Ccr）<60ml/min 者。

（7）现患有急、慢性胰腺炎者。

(8)现有外周神经炎者。

(9)妊娠期、哺乳期者。

(10)现吸毒者。

(11)有严重精神和神经性疾病者。

(12)有酗酒史且不能终止者。

(13)严重消化性溃疡者。

(14)已知有速发或迟发型过敏反应或对任何研究药物或其辅料的药物化学相关的特异体质者。

(15)复治/耐药受试者入选前用过相关试验研究药物。

(16)不能按期随访的受试者或不能与研究者配合的受试者。

（三）受试者退出标准

应从研究者和受试者两方面考虑,如果研究者认为继续治疗将对患者造成严重安全性风险时则必须停用研究药物,受试者将退出研究;或者受试者自己要求停止试验,亦可从中途撤出。受试者可能会因以下任何一种原因而永久性地退出试验:

(1)受试者自己要求退出,撤回知情同意书。

(2)受试者纳入后发现不符合入选标准。

(3)不良事件[包括严重疾病、不可接受的毒性(血液学或非血液学毒性)或满足试验方案规定的心脏或肝胆事件停药标准]。

(4)试验方案违背/偏离。

(5)研究者判断(从受试者利益角度出发,认为需要退出试验者;或者受试者在试验期间,发现病毒学治疗失败或出现严重的机会性感染者)。

(6)受试者怀孕,或者发生了不依从避孕要求的情况(对于参与研究的女性受试者)。

(7)受试者依从性差或不能遵守试验要求者。

(8)试验期间同时参加其他临床研究者。

(9)服用了研究规定的任何禁用药物者。

(10)因任何原因对受试者破盲(紧急或非紧急)。

(11)研究关闭或终止。

所有提前终止使用研究药物的受试者,如果未撤回知情同意,必须返回研究中心进行终止使用药物访视、随访访视和最终评价访视,并在 CRF 中记录退出的原因。如果受试者失访,研究者应尽一切努力与受试者取得联系,确定停药/退出的原因,必须记录进行追踪的方式,例如打电话的日期、挂号信日期等。

（四）脱落病例和剔除病例

1. 脱落病例　所有填写了知情同意书并筛选合格进入试验的患者,无论何时何因退出,只要没有完成方案所规定观察周期的受试者,均称为脱落病例,包括研究者要求其退出的受试者和主动退出的受试者,以及失访患者。脱落病例不能被替换。脱落的原因,一般情况有以下几种:

（1）不良事件，出现严重的合并症和并发症，专家组认为需要退出。

（2）严重不良事件。

（3）缺乏疗效。

（4）失访（包括受试者自行退出）。

（5）受试者怀孕。

（6）被申办方中止。

（7）虽然完成试验，但服药量不在应服量的80%～120%。

（8）专家组认为需要退出的其他情况。

2. 剔除病例　出现以下情况的病例需要从临床试验中剔除：误诊，符合排除标准，未曾用药者，无任何检测记录者，由于使用某种禁用的药物以致无法评价药效等。剔除病例应说明原因，其CRF表应保留备查。不作疗效统计分析，但至少接受一次治疗且有记录者，可参加不良反应分析。

所有终止治疗研究的受试者，将每12周一次接受随访，随访其生存状态和研究治疗后的抗HIV治疗（包括手术），直至受试者死亡。如果随访期间受试者不能或不愿参加临床访视，可以通过其他沟通方式（如电话等）联系受试者，以评估其生存状态。

第三节　有效性评估方法

一、疗效应答

HAART的疗效主要通过以下三方面进行评估：病毒学指标、免疫学指标和临床症状，病毒学的改变是最重要的指标。本节针对国内外研究，对疗效评估指标进行综述，以期为开展新的抗HIV药物临床试验提供依据。

（一）病毒学应答

HIV病毒载量（viral load，VL）：一般用每毫升血浆中HIV RNA的拷贝数表示，VL直接反映HIV在体内复制情况，HIV感染经抗病毒治疗后，VL将明显下降，因此HIV病毒载量是疗效评价一个很直观的指标。大多数患者抗病毒治疗后血浆病毒载量4周内应下降1个$\log_{10}$以上，在治疗后的3～6个月病毒载量应达到检测不到的水平。此外，对于刚开始接受HAART的患者来说，由于抗病毒药物直接抑制HIV复制，用药后短期内血浆中病毒载量明显下降，而其免疫系统功能还无法相应地迅速恢复，此时HIV RNA的定量检测也就成为最有效的疗效评价指标。

在启动抗病毒治疗前做基线病毒载量检测是有必要的，这样便于观测抗病毒治疗后病毒抑制的效果。治疗的目的是达到完全抑制病毒复制，即病毒载量低于检测下限（<50copies/ml）。对于应用高效抗逆转录病毒方案治疗的HIV感染者/AIDS患者，HIV RNA检测应在基线常规检测后每隔3～4个月进行一次，应用新的药物或改变治疗方

案时应在 2~4 周、12~16 周和 16~24 周检测,对治疗最理想的反应是在第 4 周,病毒载量下降 1.5~2 个 $\log_{10}$。12~16 周病毒载量<500copies/ml,16~24 周<50copies/ml。如果在持续进行 HAART 的患者中,开始治疗(启动或调整)24 周后血浆 HIV RNA≥200copies/ml,应考虑病毒学失败。病毒学失败有以下 3 种情况:

(1)病毒学失败:不能达到或维持 HIV RNA<200copies/ml 的病毒复制抑制程度。

(2)不完全病毒学应答:抗 HIV 治疗 24 周后未能达到典型病毒抑制水平,而连续两次血浆检测 HIV RNA≥200copies/ml。患者基线 HIV RNA 水平可能会影响达到病毒学应答的时限;此外,一些治疗用药方案本身需要更多时间才能达到病毒学抑制的程度。

(3)病毒学反弹:在达到病毒学抑制后又出现 HIV RNA≥200copies/ml 的情况。

需要指出的是,每一种 RNA 定量系统都有其最低检测限,即可以测出的最低拷贝数,目前常用的几种定量系统通常在 20~50copies/ml 及以上,RNA 定量检测时未测出不等于样品中不含有病毒 RNA。另外,许多 HIV 感染者在接受抗病毒治疗后,其病毒载量可降至非常低的水平,还有少数感染者在感染后长期处于病毒水平非常低的状态,进行 RNA 测定时往往测不出来。因此,使用此指标应综合其他检测数据和样品背景情况进行综合判断。

病毒载量测定广泛用于监测 HIV 感染者的病程进展,评估 HIV 感染的进程,确定抗病毒治疗的方案以及监测抗病毒治疗的效果。血浆病毒载量对治疗的动态反应,使得在数周内对抗病毒治疗的有效性进行评价成为可能。血浆病毒载量水平的降低使得疾病进展的风险显著下降,这一指标独立于基础的血浆病毒载量和 CD4+T 淋巴细胞计数,也独立于因治疗引起的 CD4+T 淋巴细胞计数的增高。HIV 病毒载量>100 000copies/ml,在 6 个月内发生血清转化的感染者,其在 5 年内进展为 AIDS 的概率 10 倍于低水平病毒载量的感染者。病毒载量水平每下降 0.3log(2 倍)可使疾病进展为 AIDS 或死亡的风险降低 30%;每降低 1log(10 倍)可使疾病进展的风险降低 2/3。

为了明确病毒抑制水平和病毒应答之间的关系,建议认真记录早期应答的动态变化过程,这不仅是针对剂量探索性研究,也是确证性研究所要求的。如果用病毒抑制水平来表示病毒学应答,检测的时间点必须预先确定,并有充分的依据。应对病毒动力学和持续应答之间的潜在关系进行探索性研究。

分析一个患者不同时间病毒载量测定的结果时,首先要考虑测定结果的变化是真实的生物学改变还是方法本身的变异或误差。必须谨慎解释 HIV RNA 的检测结果,因为有 2%~3% 的可能会是假阳性(发生在病毒载量水平很低时)。大量比较研究显示,病毒载量测定商品化试剂盒的精密度为 0.2~0.5log(1.7~3 倍),在不同的检测动态区域有所不同,相对来说在低病毒载量区域的变异更大。例如,病毒载量从 50copies/ml 增加到 150copies/ml,虽然变化的幅度达到 0.5log,但真正反映的可能是实验室变异而不是抗病毒治疗的失败,因此对于接近检测下限的检测结果需要认真分析。

(二)免疫学应答

CD4+T 淋巴细胞计数:CD4+T 淋巴细胞是 HIV 攻击的主要靶细胞,HIV 能特异性破坏 CD4+T 淋巴细胞,使其随病情进展而进行性减少以致耗竭,导致细胞免疫功能不全甚至衰竭,最终发生各种机会性感染或肿瘤直至死亡。因此,CD4$^+$T 淋巴细胞计数能够直接反映人体免疫功能,是提供 HIV 感染患者免疫系统损害状况最明确的指标。

一个正常人感染 HIV 后,CD4$^+$T 淋巴细胞数的平均下降速率为每年 50/mm^3 左右。HIV 感染者 CD4$^+$T 淋巴细胞水平与病情发展及预后有密切关系,CD4$^+$T 淋巴细胞数下降越快或 HIV 病毒载量越高,疾病进展的速度就越快,即 CD4$^+$T 淋巴细胞水平低下或降低的程度与临床病情的恶化程度呈正相关,并且是诊断艾滋病进程有效的预兆指标,长期生存者外周血中 CD4$^+$T 淋巴细胞水平长期稳定,而 CD4$^+$T 淋巴细胞水平低下者,多数为短期生存。

一种新药有效的免疫学应答判断标准是:启动抗病毒治疗后 CD4$^+$T 淋巴细胞计数与治疗前相比增加了 30%,即提示治疗有效,或在治疗满 1 年后 CD4$^+$T 淋巴细胞计数增长 100/mm^3,提示治疗有效。CD4$^+$T 淋巴细胞计数的结果还可作为临床治疗失败时的一个辅助指标,如在治疗过程中发生了 CD4$^+$T 淋巴细胞计数低于治疗前的基线,或者 CD4$^+$T 淋巴细胞计数由治疗峰值下降大于 50%,同时没有其他伴随感染来解释短期的 CD4$^+$T 淋巴细胞计数下降的原因,则提示免疫学失败。

由于 HAART 能够在一定程度上改善患者的免疫功能,即 HAART 介导的免疫重建。CD4$^+$T 淋巴细胞计数的检测就成为监测抗病毒治疗效果、判断疾病预后的重要的免疫学指标。CD4$^+$T 淋巴细胞计数在多数实验室的正常平均值是 800～1 051/mm^3,但不同国家,不同区域的 CD4$^+$T 淋巴细胞正常值有差异。最好各实验室建立自己的正常值,CD4$^+$T 淋巴细胞计数的检测间隔时间则由临床医生根据患者的具体情况决定。对于接受 HAART 的患者,建议每 6～12 个月定期复查 CD4$^+$T 淋巴细胞计数,以利于临床医生及时掌握疾病进展情况及抗病毒治疗效果。

CD4$^+$T 淋巴细胞检测结果受多种因素影响,包括检测方法本身与其他影响 CD4$^+$T 淋巴细胞的因素。其中导致较大变异的因素主要来自 3 方面:白细胞计数、淋巴细胞百分率和 CD4$^+$T 淋巴细胞百分率,也存在季节性变化和昼夜差异。这就要求在临床上对一组患者追踪随访检测时,为了减少由此而导致的误差,对患者样品的采集时间前后应基本一致。另外,一些急性感染和大手术对检测结果也有较大影响,可能是由于淋巴细胞在外周循环和骨髓、脾、淋巴结之间的再分布;合并感染人 T 细胞白血病病毒 I 型(HILV-1)的患者,可能有假性 CD4$^+$T 淋巴细胞数升高,而脾切除也可能出现同样的现象。但性别、成人的年龄、心理紧张、生理应激和妊娠等不会对检测结果造成显著性影响。与 CD4$^+$T 淋巴细胞绝对计数相比较,CD4$^+$T 淋巴细胞百分率有时更有用处,因为用百分率表示可以减少检测结果的变异。在实验室,CD4$^+$T 淋巴细胞百分率的变异系数是 18%,而 CD4$^+$T 淋巴细胞绝对数的变异系数是 25%,同时,对于儿童样品,应检测 CD4$^+$T 淋巴细胞百分率而不是绝对数。

CD4$^+$T 淋巴细胞计数结果要与自发性 CD4$^+$T 淋巴细胞减少症进行鉴别。自发性 CD4$^+$T 淋巴细胞减少症是一种不能用 HIV 感染和其他明确原因解释的 CD4$^+$T 淋巴细胞减少综合征。此病的诊断标准是:用 2 种或 2 种以上方法测量 CD4$^+$T 淋巴细胞数小于

300/mm³,或 CD4⁺T 淋巴细胞百分率低于 20%。同时缺乏 HIV 感染的实验室证据和没有 CD4⁺T 淋巴细胞减少的其他原因,如结核分枝杆菌、乙肝病毒、弓形虫和隐球菌等。

（三）临床应答

临床症状:临床参数的变化可作为判断抗病毒治疗效果的依据,包括体重增加、症状改善、机会性感染的发生发展等。当抗病毒治疗有效时,临床症状能够缓解,机会性感染的发病率和艾滋病的死亡率显著降低。临床症状改善和机会性感染的治疗也是判断疾病进展、临床用药、疗效和预后的重要指标。

开始 HAART 的前 3 个月,出现机会性感染须与免疫重建炎症综合征(immune reconstruction inflammatory syndrome,IRIS)相鉴别。IRIS 是指艾滋病患者在启动 HAART 后免疫功能恢复过程中出现的一组临床综合征,主要表现为发热、潜伏感染的出现或原发感染的加重或恶化。多种潜伏或活动的机会性感染在抗病毒治疗后均可发生 IRIS,如结核病及非结核分枝杆菌感染、水痘-带状疱疹病毒感染、弓形虫病、新型隐球菌感染等,在合并 HBV 及 HCV 感染时 IRIS 可表现为病毒性肝炎的活动或加重。IRIS 多出现在抗病毒治疗后 3 个月内,需与原发或新发的机会性感染相鉴别。

抗病毒治疗 3 个月后,如果再次出现这些症状或者持续的低水平 CD4⁺T 淋巴细胞计数,则需要警惕是否由于治疗效果不佳造成。应该根据 CD4⁺T 淋巴细胞计数(或者在有条件时检测 VL),评价是否出现了治疗失败。

二、疗效终点

（一）主要疗效终点

抗病毒治疗的主要目标是:①减少 HIV 相关的发病率和病死率,减少非艾滋病相关疾病的发病率和病死率,使患者获得正常的期望寿命,改善生活质量;②抑制病毒复制,使病毒载量降低至检测下限;③重建或维持免疫功能;④减少免疫重建炎症综合征(IRIS);⑤减少 HIV 的传播,预防母婴传播。

临床试验中的主要疗效变量应当事先确定,而且要和研究药物的预期作用有关。抗病毒药物的疗效指标主要包括病毒学、免疫学和临床症状等参数。下面显示了这些变量出现应答的定义。

HIV/AIDS 抗病毒治疗的主要疗效终点的定义:

1. 病毒学目标　最大限度地降低血液中的病毒载量,维持在不可检测水平(HIV DNA<50copies/ml)的时间越长越好。

2. 免疫学目标　获得免疫功能重建,恢复或维持免疫功能。

3. 临床目标　使患者机会性感染发生率减少,生存质量得到提高,生命延长。

4. HIV/AIDS 抗病毒治疗失败

（1）病毒学失败:在治疗失败过程中最早出现的是病毒学失败。可以从以下 5 方面定义:

1）病毒学失败:未能达到抑制病毒复制并维持 HIV RNA<200copies/ml。

2）病毒抑制不完全:患者在接受抗病毒治疗 24 周后,连续 2 次血浆中 HIV RNA≥200copies/ml。患者病毒载量基线值的高低会影响到对药物的反应时间,某些治疗方案比其他方案需要更长的时间才能够完全抑制病毒。

3）病毒反弹:病毒曾经被完全抑制,但是目前可以检测到 HIV RNA≥200copies/ml。

4）持续低水平病毒血症:病毒载量可以检出,但 HIV RNA<1 000copies/ml。

5）一过性病毒血症:病毒被完全抑制后,偶尔一次可以检测到 HIV RNA,但随后又回到检测线以下。

（2）免疫学失败:无论病毒是否被完全抑制,CD4$^+$T 淋巴细胞计数下降到或低于治疗前的基线水平,或降低至峰值的 50%,或持续低于 $100/mm^3$,均可考虑发生了免疫学失败。

（3）临床失败:抗病毒治疗至少 3 个月以后,先前的机会性感染重新出现,或者出现预示临床疾病进展的新的机会性感染或恶性肿瘤,或者出现新发或复发的 WHO 临床分期Ⅳ期疾病,可考虑发生了临床失败,但需注意以下几点:

1）与 IRIS 相区别:常发生在开始抗病毒治疗 3 个月内,多种潜伏或活动的机会性感染在启动抗病毒治疗后均可发生 IRIS。

2）结核病的复发:结核病的复发不一定表明 HIV 感染的进展,需要进行临床评估。

血浆 HIV RNA 应在 3 个月后<400copies/ml,6 个月后<50copies/ml。出现治疗失败时应首先评估患者的治疗依从性,如血浆 HIV RNA 在 50~400copies/ml,应 1 个月后复查血浆 HIV RNA;如果复查血浆 HIV RNA>400copies/ml,则应尽快调整治疗方案。有条件进行耐药性检测时,根据耐药检测的结果调整治疗方案。

随着该领域研究的深入,将来有可能再更新以上这些定义,特别是随着更加灵敏的 HIV DNA 检测方法的诞生,就需要对病毒学终点进行修改。此外,确证性研究中选择其他主要终点指标时必须说明理由。

研究方案中应当预先确定好治疗失败的定义。所有属于临床失败的患者都应当进行病毒学检查（包括治疗前后 HIV 敏感性比较和基因型分析）。在整个临床试验项目中,要严密监测耐药情况的出现。

（二）次要疗效终点

次要疗效终点可能包括从基线起的时间平均变化和失效时间。如失去病毒缓解的时间（TLOVR）,定义为在意向治疗分析中,出现失败的时间是指出现死亡、停用研究药物、失访、引入新的抗逆转录酶病毒药物的时间（除非因毒性或不耐受原因改用）,或者在无法检测到病毒载量后证实 HIV RNA≥200copies/ml 的时间。采用经过验证的、敏感的检测法检测血清 HIV RNA 必须符合当前的标准。所采用的检测法必须能够从各种（包括极少数的）HIV-1 的亚型病毒中准确确定 HIV RNA 的数量。偶尔也将这些备选指标作为主要疗效变量,但这种情况很少。

（三）治疗应答的评估

1. 抗病毒治疗应答的评估时间和间隔　研究方案中应当明确说明确定治疗中访视

的时间、治疗结束时和其他治疗后访视的时间,以及随访总时间的依据。对照药的预期疗效可用于指导试验的时程安排。在按计划进行每次访视时,应尽可能收集所有患者的病毒学和免疫学随访信息,研究报告中应当对每次访视中的所有缺失数据进行说明。

　　开始接受抗病毒治疗的患者,应在治疗开始后的第 1 个月内每 2 周到所在地区的抗病毒治疗中心进行复诊 1 次,以评估药物不良反应和依从性。如果患者能耐受治疗,可在开始治疗后的 2 个月和 3 个月分别到门诊复诊 1 次。以后的复诊可以按照抗病毒治疗监测时间表(表 4-3)进行。如果患者不良反应较严重,应该加大其随访频率,及时发现可能的并发症,以保证治疗依从性。需要强调的是,表 4-3 中所示随访时间为进行初次抗病毒治疗需要监测的时间表,在治疗过程中更换药物或治疗方案后的随访频次等同于刚开始抗病毒治疗的随访频次。同时,该治疗监测时间表虽为治疗时需要进行的相关检查或监测的时间,但并不意味着仅在表中提到时间才能进行随访,实践中随访频率应结合患者实际情况而定。

表 4-3　抗病毒治疗监测时间表(有×的表示应在此时间段进行相应项目的监测)

内容	基线 月 0	月 0.5	月 1	月 2	月 3	月 6	月 9	月 12	月 15	月 18
随访时间	×	×	×	×	×	×	×	×	×	×
所有治疗方案监测项目										
体重	×		×	×	×	×	×	×	×	×
全血细胞计数和分类	×		×	×	×	×	×	×	×	×
尿常规	×		×	×	×	×	×	×	×	×
肝功能	×	×	×	×	×	×	×	×	×	×
肾功能	×		×	×	×	×	×	×	×	×
凝血功能	×									
HBV	×									
HCV	×									
梅毒筛查	×									
CD4$^+$T 淋巴细胞计数	×					×		×		×
病毒载量	基线、4 周、12 周、24 周,以后每半年 1 次									
胸部 X 线检查	×							×		
EKG	×							×		
腹部 B 超	×							×		
服用特定药物时应做相应的实验室检查,如:										
d4T/ddI　临床:神经障碍	×					×	×	×	×	×
淀粉酶	出现严重上腹痛、恶心、呕吐,怀疑胰腺炎时监测									

续表

内容		基线	月	月	月	月	月	月	月	月	月
		0	0.5	1	2	3	6	9	12	15	18
EFV	妊娠监测	×									
	皮疹			×	×	×					
d4T,LPV/rCHO、TG(空腹)		×					×		×		×
TDF	肾功能	×						×		×	×
ABC	HLA-B 5701	×									

注:以上监测周期只显示了18个月,18个月后按照服药3个月后的周期进行相关监测。当出现副作用相关临床症状时应随时监测相关检查项目。出现换药的情况后,监测周期应当重新从基线时间点开始计。

2. 随访评价　对抗病毒治疗的患者需要定期随访,随访内容包括临床评估和实验室检查。在开始进行抗病毒治疗前,应对患者进行全面体格检查,如患者的体重和身高、生命体征、肝肾功能、血常规、血脂、血糖、淀粉酶、CD4$^+$T 淋巴细胞计数、HIV 病毒载量、EKG、胸部 X 线、腹部 B 超等方面的基线临床检查和实验室检测。此外,还应了解有无慢性疾病、机会性感染、合并结核、肝脏疾病、妊娠以及抗病毒治疗史、酗酒史、药物依赖史等。由于抗病毒治疗方案中的核苷类逆转录酶抑制剂同时具有抗乙肝病毒(HBV)的作用,在开始抗逆转录病毒治疗前应检查 HBV。

对于已应用抗病毒治疗的患者,在服药前、服药过程中,甚至于一些患者因药物毒性反应而停药后,都要定期对其进行相关实验室的检测,以了解病情是否已被控制,药物的毒性反应是有所缓解还是进一步恶化,是不是需要更换治疗组合等一系列的问题。如果说对于艾滋病患者抗病毒治疗是延长存活期限、提高生活质量最有效方法的话,服药后定期随访是这一目标实现的重要保证,二者缺一不可。

随访监测的医生和卫生保健人员必须经过相关的培训,及早发现和处理药物的不良反应,及时转诊。实验室检测可以补充患者自我报告和医务人员临床评估的可信度。定期的监测对发现抗病毒药物的毒性和药物副作用以及监测疗效非常有用。异常的实验室结果应报告给上级临床医师进行评估。

(四)临床应答

由于 HAART 的终身性,目前评估患者对治疗的临床应答,并不仅局限于实验室的一些相关检查,如 CD4$^+$T 淋巴细胞数水平是否增长,体内病毒是否被有效抑制等,而更注重患者自身的感受方面,尽可能地避免机会性感染的发生,把抗病毒治疗药物的毒副作用减到最小,在保证疗效的同时,不影响患者的日常工作与生活是较理想的临床应答终点。

在抗病毒治疗过程中,要根据所应用治疗组合中药物常见的、可预知的毒性反应来进行相关项目的检测。如在应用核苷类药物的患者中,在治疗初期应至少每个月进行 1 次血常规检测,以监测该药的骨髓抑制作用;对于组合中含有非核苷类药物的患者,应每个月进行 1 次肝功能检测等。对于已明确出现药物毒性反应的患者,进行血常规、肝肾功能等相关检测应按病情需要,所以更为频繁。如对于出现临床怀疑胰腺炎的患者,每周至少有 1 次血淀粉酶检测;对于存在白细胞和/或中性粒细胞计数下降的患者,则可以每周 1 次或 2 次甚至 3 次以上的血常规检测,以避免发生粒细胞缺乏和严重的贫血等。

建议在适当情况下,在肾功能和肝功能损伤的患者中进行药动学研究,并收集肾功能不全或由于非病毒原因造成肝功能损伤的受试者的安全性数据。

第四节 临床有效性研究

国内药物临床试验一共分为 4 期:第 Ⅰ 期针对人体安全性进行临床药理学评价;第 Ⅱ 期针对治疗作用进行初步的临床评价;第 Ⅲ 期针对疗效进行确证和全面评价;第 Ⅳ 期是在药物上市后扩大范围,重新评价药物对大多数人的疗效及安全性。在临床研究的 Ⅱ、Ⅲ、Ⅳ 期中都涉及疗效评价的问题,即对药物进行临床有效性研究。因此,证实新药具备切实的临床治疗效果,是整个研发过程的关键。

临床有效性研究在 HIV 抗病毒治疗药物临床试验中常用的有:优效性(superiority)试验,即通过安慰剂对照试验显示优于安慰剂或优于阳性药,或由剂量反应关系证实疗效是最可信的;非劣效性(non-inferiority)试验/等效性(equivalence)试验,即以阳性药物为对照,试验的目标是显示试验药物的疗效与某种已知的阳性药物相比,疗效"不差"或"相当"。

一、支持临床有效性所必需的证据

(一)待研究的患者

为了将偏差减到最小程度,预期的疗效研究为随机、双盲(只要有可能)研究。然而,我们认识到一些特定的、普遍的副作用或无法克服的实际问题可能使有效的双盲研究无法实现。在这种情况下,应在开始关键性研究之前考虑欧盟人用医疗产品委员会(Committee for Medicinal Products for Human Use,CHMP)的科学建议。任何情况下,在患者的常规临床治疗中使用的监测结果,包括 CD4$^+$T 细胞计数、病毒载量和 HIV 耐药性,均应在进行临床研究期间使治疗医师和患者都可以获得。

在本节中,"初次接受治疗"指的不仅是初次接受治疗,同时指采用标准的基因型检测法评价,在主要的病毒感染群体中没有出现药物相关的病毒基因突变的患者。

假如试验药物的属性看似合适,预计要在初次接受治疗的患者和曾经接受过治疗的患者,包括在使用有上市许可的抗逆转录病毒药物后无法回到病毒控制水平的多类患者(如高强度的经治患者)中进行安全性和疗效评估。临床开发计划应包括足够数量的女性患者、个别少数民族患者、感染非 B 亚型病毒患者以及合并感染 HBV 和/或 HCV 的患者,以得出普遍适用的安全性和疗效结论。这些数据在药物开发计划期间应尽早收集,为验证性研究的设计提供及时且有用的信息。

（二）科学依据

关于要有一个以上足够的并且有良好对照的研究这个常规要求,反映在对独立证实试验结果的要求。对单项临床试验的疗效结果(没有其他独立证据的支持),通常认为不足以在科学上支持有效性结论。其原因包括:

1. 任何临床试验都可能会产生意料之外的、没有检出的系统偏倚。无论申办者和研究者的计划有多好,这些偏倚都会起作用。另外,有些研究者也许会对评价造成有意识的偏倚。

2. 生物系统的固有变异单凭偶然性就可产生阳性试验结果。在对一项疗效试验的结果进行统计学评价时,这种可能性已被考虑到,并且已在一定程度上被量化。但是应当注意的是,每年有成百上千的随机临床试验,其目的都是向国家药品监督管理局(NMPA)递交有利的结果。即使试验的所有药物都是无效的,我们也能预料到,在那些试验中,1/40 的试验单凭偶然性就能在常规的统计学意义水平"说明"有疗效[$P = 0.05$,双侧检验,这意味着有效性单侧的错误率(假阳性)为 0.025 或 1/40]。因此很有可能会出现假阳性结果(即无效药物碰巧显示出疗效),并将其递交给 NMPA 作为有效性的证据。独立地证实有利的结果可以避免在单项研究中出现的偶然性导致治疗有效这个错误结论的可能性。

3. 从单个中心获得的结果可能会取决于研究单位或研究者特异性因素(比如疾病的定义、合并治疗、饮食等)。在这种情况下,虽然结果是正确的,也不能外推到目标人群。这种可能性是强调在证实研究中必须独立进行的首要根据。

4. 很少的情况下,有利的疗效证据是科学欺诈行为的产物。

虽然有统计学、方法学和其他方面的预防措施来解决所发现的这些问题,但是在单项试验中,这些措施常常不能充分地解决这些问题。独立证实试验结果可以解决这些问题,通过在不止一项研究中达到一致,可大大降低由有偏倚的、偶然性的、临床单位特异性结果或欺诈性结果产生治疗有效这个错误结论的可能性。

必须独立证实常被认为是必须能够重复得出试验的结果。但是重复也许不是最恰当的用语,因为它可能意味着在其他患者中由其他研究者精确地再现相同的试验是证实结论的唯一途径。精确再现试验只是能够独立证实临床结果的众多可能途径中的一种,有时它不是最佳途径,因为它可能使结论易受到该研究设计固有的系统偏倚的影响。从设计不同并且独立实施的,也许是评价不同人群、不同终点或不同剂型的研究获得的结果,也可为有效性结论提供支持,像重复相同的研究那样有说服力,或比之更有说服力。

对已知作为单药治疗有效的药物而言,一项独立的并且有良好对照的研究通常就足以支持该药在联合其他治疗时的有效性(作为多药治疗方案的一部分或固定剂量组合中的一部分)。同样,如果已知某种药物作为联合治疗的一部分的有效性(即其对已知的联合治疗效果有贡献),通常就能够根据一项设计合理的研究支持其单药治疗或作为不同的联合治疗的一部分,用于同一个用途。例如,关于某个新的联合疫苗的、设计目的旨在说明免疫应答充分的单项研究,如果在这个新的联合中包含早已被证明单用有效或在其他联合中有效的产品或抗原,这项研究通常都能够提供足够的有效性证据。这些情况对肿瘤药物和抗高血压药来说是常见的,同样在其他药物中也一样会出现。

二、探索性研究

(一) 单药治疗研究

需要进行单药治疗研究来确定新药的剂量、血药浓度和抗逆转录病毒活性之间的关系。研究结果应对用于进一步研究的方案选择产生影响。此类研究可以在非常短的时间内对以下人群进行:

1. 在不久的将来无须联合治疗的初次接受治疗的受试者。

2. 曾经接受过治疗但治疗失败的患者。也就是说,将新药加入治疗失败的方案中从而构成功能性单药治疗。

应在初次接受治疗的受试者中对属于新类别的新药进行研究,对于属于已有类别的新药,应在初次接受治疗的患者和携带 HIV 病毒的患者以及对该类药物有不同程度耐药性的患者中进行研究。

当在携带耐药病毒的患者中对药物(即:已有类别的药物)活性进行研究时,在启动功能性单药治疗之前,至少需要为期 8 周的稳定的抗逆转录病毒治疗才能得到可以判断的结果。在此类患者中,应在初步功能性单药治疗研究和后续研究中,探索短期体内抗逆转录病毒活性与体外易感性不同程度降低之间的关系。

单药治疗研究应尽可能在较短时间内进行。在这些研究的设计中(特别是在研究期间)应考虑到对耐药可能有基因屏障(基于体外数据和其他可用的数据)。样本量应为达到研究目的所需的最小量。基于 HIV RNA 和 CD4$^+$T 淋巴细胞计数的选择标准应被设计为将参与者的任何风险降至最小。对于一些药物(例如一些进入抑制剂),建议在健康受试者中进行,以确定达到目标饱和度所需的剂量/剂量间隔和药物暴露量。这些研究并不能取代在患者中进行的研究,但可以降低患者暴露于次优剂量的风险。

建议采用早期的、重复进行测定的病毒载量和药物浓度,药动学/药效学(PK/PD)的联合建模对剂量的选择可能会有帮助。适当的建模也可能提供对疗效而言非常重要的药动学指标方面的信息,这些信息与有不同程度的体外易感性的病毒有关。如果发现一个剂量范围有效并且耐受,则可以对单药治疗进行额外的短期比较研究。这些研究应为随机研究,对新药与活性药物对照的各种剂量进行比较。

如果代谢为自动导入,应考虑可能需要负荷剂量和进行剂量调整。如果可用的 PK/PD 数据和/或与药理学相关的数据表明,像谷浓度(C_{min})这样的参数可能对抗逆转录病毒活性至关重要,则应分别对个体差异和个体间差异的程度和原因进行研究。

如果药动学和药效学数据同时显示,治疗药物监测可能对差异增加(包括由于 PK 相互作用引起的差异)的亚组患者或感染易感性较低病毒的患者的效益/风险比的优化非常重要,这一点应在后续研究的设计中考虑到。

在启动中期或长期联合治疗研究之前,预计将采用所有合理的措施来确定有相关的和已经确定的抗逆转录病毒活性的药物剂量和剂量间隔。

(二)联合治疗研究

为了探索试验药物与其他抗逆转录病毒药物联合使用的耐受性和活性,在启动验证性研究之前可能要进行进一步的研究。这些研究可能包括以剂量比较为目的的研究,以及与相关参照产品进行的一对一比较的研究。

联合治疗研究可以在初次接受治疗的患者中进行,也可以在曾经接受过治疗的患者中进行,或者同时在这两种患者中进行。此类研究可以设计为平行对照研究。

1. 初次接受治疗的患者　由于一线治疗至关重要,已有文件证明的有适当抗逆转录病毒活性和在次优方案中使用试验药物之间有特殊相关性,例如,在这些患者中进行的研究启动之前已经排除了剂量、剂量间隔或联合治疗的可能性。根据目前的治疗指导原则,只有在有科学依据的情况下,并且只有从 $CD4^+T$ 淋巴细胞计数较高的患者中得到的数据可用的情况下,需要立即治疗的初次接受治疗患者,即 $CD4^+T$ 淋巴细胞计数$<200/mm^3$ 或有症状的患者才能被纳入探索性研究。

2. 曾经接受过治疗的患者　这些研究的设计应考虑以下事实:在大多数情况下,认为要得到预期的、稳定的病毒学应答至少需要两种活性药物(即基于基因型和表型数据预计对个体的 HIV 有效)。对于预计对耐药性有较低基因屏障的试验药物,在背景方案中需要两种高效抗逆转录病毒治疗方案,而不是一种。

在对背景治疗进行优化之前,可以进行短期添加功能性单药治疗(参见本章节前面的"单药治疗研究"内容),并且应考虑已有类别的新药,以增加与基线耐药相关的短期活性的数据量。

三、验证性研究

(一)一般考虑因素

在验证性研究中,最常用的设计目的是对新药和相关的已获准上市的药品进行一对一比较。这可以通过"添加"或"替代"研究来实现。在替代性研究中,将作为对照方案使用的已确定方案中的一种药物(或者极少情况下为较多药物)用新药替代;而在添加研究中,是将试验药物或活性药物对照添加到一个优化的背景治疗(optimized background treatment,OBT)方案中。"替代"和"添加"研究可以用于比较具有同一药理学特征的药物,也可以比较具有不同药理学特征的药物。安慰剂对照、添加研究为优效性研究,并且一般情况下只在除 OBT 之外没有其他可用治疗方案的患者中进行。不论是何种设计和治疗方案,都应尽可能地在双盲条件下进行研究。然而,在大多数情况下,对新药及其一对一药物对照进行的研究进行盲法设计已经足够。

坚持治疗对于治疗结果而言至关重要。应尽一切努力鼓励患者依从治疗方案并记录依从性。至少要进行药片记录和询问依从性,即使没有坚持治疗,疗效的差异也不会太明显,这就使得无法对非劣效性试验的结果进行解释。

无论是原发性还是继发性抗病毒治疗失败,都应在研究方案中详细说明,并且应遵照与该研究人群相关的临床指导原则。这些标准应考虑到需要将在研究结束之前出于对疗效的顾虑而自愿退出治疗的患者数量减到最小。因此,在研究方案中建立贯穿整个研究的合理标准是非常重要的。如果试验组的优效性在长期研究预先计划的期中分析时就充分显现出来,出于安全因素等,这可能导致需要修改失败标准,以保护研究受试者的利益。

例如,在一项对初次接受治疗的患者进行的研究中,根据观察到的疗效差异幅度,可能需要对可测量到病毒载量的个体进行非盲法治疗。因此,这需要由一个独立的数据监察委员会来执行。应尽一切努力找出个别患者抗病毒治疗失败的原因。

通常情况下,可以将采用比较治疗方案后经历抗病毒治疗失败的患者转为接受试验药物治疗,特别是在安慰剂对照添加研究中。这一点应该在安全性数据报告计划中考虑到。不良事件的发生率应按每个时间段和每个患者的年暴露量给出。

一般来说,应根据获得稳定的安全性数据和可信的疗效结果的需要来确定适当的研究时间。在大多数情况下,非劣效性结果需要较长时间才能得出。在以下情况下和当建议采用规定的临床研究时间时,原则上是指在该时间段内接受研究治疗的最后一名患者。

应考虑对最重要的预后因素进行分层,比如基线病毒载量,CD4$^+$T淋巴细胞计数和耐药相关的病毒基因突变(如适用)。这一点在对不同人群进行研究时极为重要。研究的样本量应足够大,以允许对于可能影响研究结果的其他因素(如性别和种族)进行有意义的探索性亚组分析。

为了确定非劣效性界限,必须在相关人群中确定对照方案中的活性药物对照的活性,必须对研究数据和临床相关性的可接受限值的合理性进行直接或间接证明。必须考虑到参照研究和实际研究之间可能出现的差异,尤其是基线病毒载量、即往治疗和疾病状态。在对OBT进行的活性药物对照、添加试验研究中,考虑到检测到活性药物对照与试验药物之间的差异(如果有)的可能性至关重要。这对OBT中允许的假定的活性药物的数量有意义,并且应在研究方案中对其进行全面探讨并对其合理性进行证明。

对于优效性研究,最适合的初步分析一般在意向性治疗(intention-to-treat,ITT)分析人群中进行,包括所有随机分配的、所有有不确定后果的和由于治疗失败退出研究的患者。然而,还没有一种理想的办法来应对有不确定后果和退出研究的患者。而且对于优效性研究,可以适当探索处理这些数据的可供选择方法的敏感性分析。在对群体和分析之间的一致性进行评估时,满足符合方案集(per-protocol,PP)分析群体标准的患者的治疗结果也很重要。尤其是在预计有高退出率的群体中进行的研究和在非劣效性试验的情况下,应进行进一步的"敏感性分析"并且在研究方案中详细说明。如果该研究无法在双盲条件下进行,应采用非常保守的分析,以将与退出治疗有关的可能的偏差所造成的影响减至最小程度。

这些研究的设计和分析目的应为解释疗效和安全性上的差异,并为医师和患者提供指南。这可能包括在适当时采用药物基因组学、群体药动学、与预先确定的患者亚组相关的分析等,并且基于探索性研究和既往的验证性研究结果。

以下给出临时的患者类别定义和关于在各群体中进行的临床研究的设计建议。但要明确,这些定义和建议在实践中的可用性尚不清楚,而且由于该领域的快速发展,其相关性可能随着时间的变化而变化。

(二) 在初次接受高效抗逆转录病毒治疗(HAART)的患者中进行的研究

入选临床试验的患者应符合接受 HAART 的标准,如公认的临床治疗指南中的定义。如果计划采用其他方法,强烈建议在进行此类研究之前采用 CHMP 的科学建议。

应从为 HIV 感染进行初次治疗"强烈推荐"的方案中选择比较性治疗方案,抗病毒治疗失败标准应符合临床指导原则。

这些研究一般被设计为替代性研究。考虑到诸如药动学相互作用、服药量(依从性)和不良反应等问题,所选择的对照药物应有助于双盲研究的设计。为了给出与病毒学疗效有关的非劣效性数据,需要进行至少为期 1 年的研究。然而,建议将这些试验设计为能够提供长期安全性和疗效的数据,也就是说,试验期至少为 2 年。在 48 周(或一个较晚的时间)时的血浆 HIV RNA 水平低于定量限(当前水平<50copies/ml)的患者比例是这些研究中适当的主要终点,但应该提供治疗失败的时间作为次要终点。

在筛检时,对在主要病毒感染群体中有耐药性的患者不应被视为是初次接受治疗的患者,也不应被纳入这些研究。但是,应在抗病毒治疗失败的患者中寻找在基线时可能已经出现的病毒基因突变。

由于安全性和耐受性的重要性,建议采用出于抗病毒治疗失败以外的其他原因退出治疗的患者作为重要的结果指标。关于简化的维持方案,参见本章节下文"患者对其当前治疗方案的应答"内容。

(三) 在曾经接受过 HAART 的患者中进行的研究

1. 患者对其当前治疗方案的应答　尽管在曾经接受过 HAART 的患者中进行的大部分研究是在有证据表明采用当前方案进行的抗病毒治疗失败的患者中进行的,但在对采用简化的和/或可能更好的耐受方案的病毒被抑制的患者中进行的维持治疗研究也具有可观的临床效益。最常见的研究设计包括将新药替换为将作为对照方案的已有方案中的一种或多种药物。

通常情况下,这些研究在治疗分配上应为双盲研究,但考虑到两个方案采用共同的原理,这些研究可以是开放研究。如果在双盲条件下进行研究导致不可避免的和无法忍受的服药量(例如,由于双摸拟技术),盲法试验的优点是否超过可能的依存性损失还存在争议。如果选择开放设计,采用不利于试验组的保守疗效分析具有特殊的重要性。例如,必须在研究方案中严格规定所有适用于退出的标准并对其合理性进行验证。根据预先规定的标准从对照组中退出可以被视为是治疗失败,然而如果由于"患者的意愿"等原因而退出治疗,可以采用末次观察值的结转(last observation carried forward,LOCF)对与病毒载量相关的缺失值进行估计。然而,在试验组,在保守敏感性分析中所有退出都可以视为治疗失败。

　　在当前的管理指导原则中,定义的抗病毒治疗失败的时间是一个可接受的主要终点。由于所有患者在基线以前将已经完成有效的 HAART 方案,因此需要进行大规模且长期的研究(通常为 2 年左右)。如果安全性提高是试验方案背后的基本原则,在研究方案中应制订充分的安全措施作为关键次要终点。

　　2. 在治疗失败时有各种可选择治疗方案的患者　在什么时间以及如何改变一个明显失败的方案不是一个简单的决定,建议根据患者管理的最新指导原则确定该标准。应根据治疗史联合耐药性检测,确定个体患者入选临床研究的适当性。

　　可以采用的设计有多种,但根据当前的患者管理建议,所有合格的患者应非常适合采用选择的药物对照方案治疗。如果新的药物属于已获准上市类别的药物,最简单的设计就是选择初次接受该药物治疗的患者,并且与 OBT("添加")上面的或经过验证的标准方案("替代")中的同类药物进行随机化比较。该方法也适用于当新药属于新的药物类别时,与患者初次接受治疗的一个已知类别的药物进行一对一比较的研究。对于添加的、在 OBT 上面的活性药物对照的对照研究,认为 OBT(和治疗史)的敏感性评分[通常为基因型敏感性评分(genotype sensitivity score, GSS]要求 ≥2 是适当的。必须对在 OBT 中采用 2 种以上的相似活性药物的合理性进行验证,因为这可能会降低检测到研究组之间差异的可能性。应考虑在 OBT 之前进行一个短期的、活性药物对照、功能性单药治疗(参见本章节前文的"联合治疗研究"相关内容)。

　　临床试验中的治疗目标是得到低于定量限的 HIV 病毒载量(即 HIV RNA<50copies/ml)。在大多数情况中,例如,在 48 周的病毒载量低于定量限也是一个适当的主要终点。应确定与比较方案的预期活性和更新的临床治疗指导原则相关的主要和次要"抗病毒治疗失败"标准。对于优效性试验,可以在 24 周进行主要的疗效分析,但是,如果适当,试验时间都应至少为 48 周,不管有没有可以在治疗失败时采用的"滚动"方案。如果可以科学地证明一个非劣效性界限是否合理,而且非劣效性是一个合理的临床目的,此类研究就是可接受的。在这种情况下,为期 48 周的数据一般已足够。必须尽可能降低"失访"率,并且预计要进行敏感性分析。

　　3. 治疗失败时没有或仅有很少许可的治疗方案可供选择的患者　适用于根据敏感性评分和治疗病史应用了不超过两种可能的有效的、合适的上市许可的治疗药物的患者。就患者的利益而言,必须避免长期的功能性单药治疗,基于相同原因,应尽量将双重有效药物治疗的持续时间减至最短。如果无特殊的安全性或疗效问题,认为根据 24 周研究数据进行的申报是可以接受的。在这一目标人群中开始一项开发计划前,建议征求 CHMP 的科学意见。

　　可能的临床开发情形和研究设计包括:

　　(1)情形 A:如果于治疗前病情不太严重的患者中进行的比较性研究中获得了治疗效应幅度和缓解持续时间方面令人信服的数据,这可能会作为申报的主要基础。其基本原理是,该类研究中获得的数据描述了在良好对照的条件下药物的疗效潜能及长期安全性。应该在以下目标人群中执行附加的研究:

1)存在一种许可的治疗方案可用于 OBT 中的患者。这些研究应该采用单组设计,或者可以包含使用不同剂量的试验用药物的治疗组。

作为现有药物类别中的一种新型药物,应该进行短期的功能性单药治疗研究,之后进行 OBT 优化(剩余的治疗选择)。在使用选择的用药方案在足够数量的患者中进行治疗时,为了评价广谱的突变对治疗期间抗病毒活性的影响,功能性单药治疗的起始阶段至关重要。对于属于新类别的新药,功能性单药治疗不可能与该人群中所进行的其他研究有关。不过,为了证实安全性以及部分的疗效,仍应在该患者人群中进行添加药物的治疗(包括优化背景疗法)。

2)存在两种许可的治疗方案可用于 OBT 中的患者。在该类患者中,可以选择进行一项安慰剂对照、添加药物的优效性研究。可以将预定时间点出现病毒学缓解的时间(即通常定义为 HIV RNA<50copies/ml)或持续的缓解作为主要终点。

在完成对比期后,所有患者可以进入一项长期随访研究中,在此期间接受新的药物。

在对入选标准进行筛查后,检测患者是否有资格进行随机分组,因为他们可能有不到两种可能的有效许可药物可用于 OBT 中。可以将这些患者包含在一项平行组研究或对照研究中,研究中患者接受新型的药物与 OBT(某些情况下,可能包括另一种试验药物,另请参见下文"情形 B"中的信息)。应该按照与研究中随机分组患者相同的方式对该类患者进行随访,主要目的是提供安全性数据。

(2)情形 B:开发情形包括一项对两种独立的试验用药物进行的有组织的合作开发计划,因此可能涉及两个公司。在着手进行该类研究前,应该探讨两种试验用药物间可能发生的药动学和药效学相互作用。

理想情况下,应该至少有一项研究直接比较每 1 种药物+OBT 与联合用药+OBT 的疗效,患者应该仍然对一种或两种许可的药物敏感。不过,如果在试验前,每 1 种药物已经获得了充足的数据,则可以只评价联合用药的疗效。

第五节 特殊人群中进行的研究

通常,药物在特定的患者人群亚组中的效应与整个人群中的效应在性质上相仿。大多数情况下,不需要在人口统计学亚组中开展独立的有效性研究。然而,如果需要进一步的研究,那么对某个早已显示在某种疾病中有效,或在某个人群中有效的药物而言,一项独立的研究通常就足以支持在年龄亚组、种族亚组、性别亚组、合并症亚组或其他亚组中的有效性。

一、儿童人类免疫缺陷病毒感染者

1. 概述 成人通常由性接触或静脉滥用毒品传播 HIV,而儿童主要是由 HIV 阳性的育龄妇女经母婴传播而感染,仅少数婴儿和儿童是经污染的血制品或输血而感染的。年长儿童经静脉吸毒和经性接触传播也有所报道。

正常情况下,预期会较早进行具有适当强度的、可接受的和可口的儿童药物剂型的开发。但儿童不能被看作成人的缩影,儿童的脏器结构和生理功能与成人不同,各年龄段的躯体和心理特征也不完全一致,甚至存在较大差异。因此,儿童用药应有儿童的药物临床试验数据予以支持。

与成人药物临床试验相比,儿童药物临床试验在伦理学考虑、入选操作和评价方法等诸多方面具有特殊性,规范儿童药物临床试验的关键环节对于保护受试者的权益,获得良好的数据质量非常重要。

2. 儿童年龄的定义 按照我国《儿科学》(第 8 版,人民卫生出版社)临床教材中介绍,儿童人群年龄分期如下:

(1)胎儿期:受孕到分娩,约 40 周(280 天)。受孕最初 8 周称胚胎期,8 周后到出生前为胎儿期。

(2)新生儿期:出生后脐带结扎开始到足 28 天。

(3)婴儿期:出生后到满 1 周岁。

(4)幼儿期:1 周岁后到满 3 周岁。

(5)学龄前期:3 周岁后到 6~7 周岁。

(6)学龄期:从入小学起(6~7 岁)到青春期(13~14 岁)开始之前。

(7)青春期:女孩 11~12 岁到 17~18 岁;男孩 13~14 岁到 18~20 岁。

不建议在缺乏依据的情况下在全部年龄段内开展试验。若年龄跨度较大,招募时应尽量使各年龄受试者在层内均匀分布,若无法实现均匀分布,应说明理由。

在年龄为 16 岁的儿童及更大年龄的人群中进行的临床研究预期与在成年人中进行的相似。

3. 儿童人群药物临床试验设计

(1)HIV 儿童受试者招募:与成人药物临床试验类似,儿童人群药物临床试验的招募也应遵循均衡分布的原则。入选受试者时不应受到经济状况、种族、性别等因素的影响,除非需要招募某类特殊人群。

不应直接或间接诱导潜在受试者参加试验,不得隐瞒风险或夸大获益。应在试验方案中详细写明招募方式,并需要经过伦理委员会的审核批准。

(2)入组人群年龄、药物剂量的选择:通常根据药动学研究的结果选择不同年龄组的剂量,使其达到与成人中观察到的近似的血液水平。

由于器官成熟程度的不同等因素,不同年龄组之间的药物清除率和生物利用度可能存在显著性差异。因此,在药动学研究中,应该招募从极幼年至青少年范围内充足数量的儿童参加,以便有能力给出充分的剂量建议。在许多病例中,每一体重范围下的剂量(例如,体重在 10~20kg 的儿童,其剂量为 10mg)是一种表示剂量建议的明确方式。对于一种只计划在具有治疗经验的患者中使用的药物,极幼年患者中进行的研究可能不具有相关性。

如果有可靠的药动学数据支持的剂量建议,则将成人中获得的疗效数据外推至儿童也是可以接受的。不过,至少应该提供适当的时间范围内有关提议的用药方案在儿童中的安全性和疗效的非对比性数据。由于幼儿中的病毒载量较高,因此,这些患者的病毒缓解数据尤其值得关注。试验中应考虑母体治疗病史和病毒易感模式。如果在儿童患者中观察到了较大的个体间药动学差异,则提供充分的儿童数据显得尤其重要。此外,必要时可以考虑进行其他的药物间相互作用研究,或者应该考虑进行群体药动学研究。

（3）安慰剂对照的设立:当受试药物的有效性处于探索和待确认时,在合理的试验设计前提下,使用安慰剂对照不会将受试者置于额外的风险之中。在儿童人群药物临床试验中使用安慰剂可能包括以下几种情况:

1）当没有其他可接受的治疗方法,受试药物是首个可能有效的药物时。

2）当常规使用的治疗方法的有效性未得到确证时。

3）当常规使用的治疗方法伴随严重的、高发的不良反应,且风险可能明显大于获益时。

4）当用于证明一种已被确证疗效的治疗附加另一种新的治疗后的有效性时。

5）疾病的进程具有不确定性时,例如自发恶化或缓解。

6）需要确定药物的绝对有效性时。在依据充分时,可以选择其他替代双盲安慰剂试验的研究方法,例如,用一种标准治疗作为对照,或者患者自身对照（历史对照或含有无药期的自身交叉对照）等。标准治疗可以是一种阳性药物或一种治疗模式,如行为矫正、心理治疗、饮食控制等。在试验方案中需提供明确的设计依据。

4. 儿童/婴幼儿抗病毒治疗

（1）HIV 阳性儿童/婴幼儿推荐的一线抗病毒药物治疗方案（表 4-4）。

表 4-4　HIV 阳性儿童/婴幼儿推荐的一线抗病毒药物治疗方案

核苷类药物		非核苷类或蛋白酶类药物
选择其中之一:	NVP	未曾暴露于 NNRTI 抗病毒药物的婴幼儿或儿童可以使用 NVP 或 EFV
AZT+3TC	EFV*	或 LPV/r,曾暴露于 NNRTI 抗病毒药物的则选择 LPV/r。
ABC+3TC	LPV/r	≤3 岁或体重≤10kg,根据情况选择 NVP 或 LPV/r

注: * EFV 不适用于体重<10kg 或年龄<3 岁的儿童。

剂量:

ABC（阿巴卡韦）:8mg/kg,每日 2 次（每次最大不能超过 300mg）。

AZT（齐多夫定）:180~240mg/m^2,12 小时 1 次（6 周以上的婴儿）。

3TC（拉米夫定）:4mg/kg,每日 2 次（30 日以上的婴儿）。

NVP（奈韦拉平）:160~200mg/m^2,每日 1 次,连用 14 日,然后 12 小时 1 次。

EFV（依非韦伦）:15mg/kg,每日临睡前一次。

已经在使用 d4T（司他夫定）的儿童患者,剂量为 1mg/kg,12 小时 1 次（每次最大不能超过 30mg）,但应逐渐用 AZT 或 ABC 替换 d4T,如符合以下标准的患者应尽快替换,原则如下:①符合二线换药标准,换用二线方案;②不符合二线换药标准,已出现 d4T 相关毒副作用,尽快将 d4T 换成 AZT 或 ABC

（2）所有小于 24 个月的婴幼儿确诊为 HIV 感染后,无论临床分期或 $CD4^+T$ 淋巴细胞计数/百分比值为多少,均应开始抗病毒治疗。

（3）所有上述药物均应该使用适当剂型。尽量避免使用大剂量的口服液。一般来说,如果有可能,在患儿可耐受的情况下,尽早让儿童使用片剂或者胶囊。

（4）某些抗病毒药物片剂是可以被分半掰开的,但是不能再进一步掰开以避免药物的不稳定以及剂量的不准确,而且不足半片的部分是不能再服用的。药片上有凹槽的药片可以比较容易地分半掰开服用,但是也有很多药物掰开是非常困难的,WHO 推荐如果有可能,尽量在专业药房中由药剂师使用适宜的工具分割药片。

（5）掌握婴幼儿的剂量要比成人复杂得多,药物剂量必须根据儿童的体重或体表面积进行计算,以防止发生剂量不足而产生耐药。如果儿童治疗方案与父母的方案相一致,可能有助于提高患儿治疗依从性。

儿童体表面积计算公式:

体重不足(≤)30kg 者,体表面积(m^2)= 体重×0.035+0.1

体重超过 30kg 者,体表面积(m^2)=（体重−30）×0.02+1.05

5. 儿童 HIV 感染者抗病毒治疗方案的调整　儿童调整治疗方案的原则与成人是相似的,对药物毒性反应的处理原则也相同。如果患儿治疗效果很好并可以明确是由某一种药物产生的毒性,该药物可由另一个没有类似副作用的药物取代。

婴幼儿和儿童治疗失败的定义与成人相似,分别从病毒学、免疫学和临床三方面进行判断:

（1）病毒学失败:在抗病毒治疗开始 16~24 周后,HIV 病毒载量应该达到检测不到的水平,并且除偶尔短暂的低水平的上升以外,应该能够保持于检测限以下。如果患者治疗 6 个月后仍能够持续检测到 VL,或者先前检测不到,但是以后 2 次或更多次的连续检测均提示 VL 持续上升,则可以证明其病毒学治疗失败。

（2）免疫学失败:①$CD4^+T$ 淋巴细胞计数或百分比降至治疗前基线水平(连续 2 次,间隔 3 个月以上);②连续 2 次(间隔 3 个月以上)$CD4^+T$ 淋巴细胞计数由治疗峰值下降 50% 或 CD4 百分比降至该年龄段的阈值以下;③连续接受治疗超过 1 年以上,$CD4^+T$ 淋巴细胞计数≤100/mm^3(5 岁以上患者),或 $CD4^+T$ 淋巴细胞计数≤200/mm^3 或 CD4 百分比 ≤10%(5 岁以下患者)。

（3）临床失败:①原来对治疗有反应的儿童开始出现生长减慢或停滞迹象;②原来对治疗有反应的儿童开始出现生长率下降;③神经发育停滞或发生脑病;④感染反复发作,如反复出现口腔念珠菌感染;⑤出现或再次发生 WHO 临床分期Ⅲ期或Ⅳ期事件。

6. 生长发育的监测　儿童人群药物临床试验的随访时间通常较成人试验长,用于观察对生长发育的影响。应在方案中对随访时间进行明确规定。鼓励建立儿童受试者试验数据库,利于长期的追踪随访。有些药物在获准上市前已开展了儿童人群药物临床试验,无论该药物是否继续儿童应用的开发,其上市后均应继续对暴露于该药物的儿童受试者进行长期随访,收集其对生长发育影响的数据。

7. 伦理学考虑　设计儿童人群药物临床试验时,在满足评价要求的前提下,尽可能遵循"样本量最小、标本最少、痛苦最小"的原则。如必须采用侵入性检测时,应对操作方法和频率进行严格规定,尽量减少重复的有创性检测步骤。

应对已获得的受试药物的非临床和临床安全性数据进行分析,对潜在风险进行预估,特别是那些在成人试验中不常被考虑的风险,如恐惧、疼痛、与父母家庭分离、对生长发育的影响等,并建立风险管理计划。

在我国,儿童人群药物临床试验应在国家药品监督管理局(NMPA)认证的儿童人群药物临床试验机构进行。试验机构应尽量为参与试验的儿童受试者提供舒适、安全的环境,这将有助于减小试验过程引起的紧张和不适感。执行儿童人群药物临床试验的研究者需要接受良好培训,具有儿童研究经验,具备评价和处理儿童不良事件的能力,特别是对紧急而严重的不良事件。

8. 知情同意

(1)父母/法定监护人的知情同意:通常,儿童人群参加药物临床试验前必须获得其父母/法定监护人的知情同意。知情同意过程和要求与成人受试者参与的药物临床试验相似。

知情同意的规定必须在试验方案中提前写明并需要得到伦理委员会的审核批准,包括是否需获得父母双方知情同意,或是否仅需获得一方知情同意,或是否允许法定监护人知情同意,以及是否允许在未获得父母/法定监护人知情同意时即可开始的紧急状况下的试验。

一般而言,家长决定他们的孩子是否参加临床试验是一种两难的选择,特别是当他们的孩子正处于危及生命的疾病中时,决定会变得更加艰难。因此,在与家长进行知情同意和交流的过程中,除了清楚地告知家长试验预期的风险与获益外,还应特别关注家长的情绪,以免他们在不恰当的精神状态下做出是否同意参加临床试验的决定。

(2)儿童受试者的知情同意:儿童受试者知情同意的年龄界限目前还没有统一标准。《中华人民共和国民法通则》第十二条规定:不满十周岁的未成年人是无民事行为能力人,由他的法定代理人代理民事活动。因此,在我国,通常10周岁以上(含10周岁)的儿童人群应参与知情同意并签署知情同意书。需要注意的是,对于一些特殊疾病,如智力认知发育障碍,能否参与或签署知情同意取决于能力而不仅是年龄。因此,在决定儿童受试者本人是否参与或签署知情同意书时,应提出充分的依据,并由伦理委员会审核确定目标受试者是否具有知情同意的资质。

如果伦理委员会审核确定某试验需要儿童受试者本人知情同意,那么受试者本人的意愿就十分重要,并且应在整个试验过程中持续关注。如果儿童受试者本人不同意参加试验或中途决定退出试验,那么即使父母/法定监护人已经同意参加或愿意继续参加,也应以受试者本人的决定为准。当受试者表达不愿继续参加试验时,研究者应仔细了解情况,确认是其自愿做出的决定。

通常,儿童人群药物临床试验不应入选需要特殊护理或者需要法院/社会福利机构监管的儿童人群(除外专门针对这些人群开展的药物临床试验),因为这些人群可能在伦理中缺失部分保护。

9. 保险与补偿　鼓励在儿童人群药物临床试验中纳入保险赔偿机制。应在试验方案中详细写明保险与补偿方式,需要伦理委员会审核批准。试验过程中发生意外医疗事件时,相关机构和研究者有义务对受试者提供紧急医疗救助。紧急医疗救助和随后的医学治疗范围以及由谁承担费用应在知情同意书中明确写明。

10. 数据和安全监察　临床试验数据监察委员会(data monitoring committee for clinical trial,DMC)由一组具备相关专业知识和经验的与试验无任何利益关系的专业人员组成,定期对试验数据进行分析评价。其职责是:保护受试者安全和利益;确保试验的完整性和可信性;及时、准确地将试验结果反馈到临床试验相关的领域。

儿童人群属于弱势群体,为了保证儿童受试者的权益,确保试验的完整性和可信性,应根据药物特点、适应证人群、试验操作难度等情况进行全面的风险评估,必要时应建立DMC。DMC 的组成、职责和操作原则等参照在成人试验中比较成熟的体系和规范。

11. 依从性　开始治疗前,应很好地告知儿童及其家人依从要求执行的重大意义,并在心理上“准备好接受治疗”。治疗期间应提供更多的咨询和支持,监测患者的依从性。另外,鼓励进行长期上市后研究和药效学、流行病学研究。

二、育龄期女性人类免疫缺陷病毒感染者

(一) 妊娠女性 HIV 感染者

在妊娠女性中进一步优化 HAART 至关重要。权衡次优治疗、病毒耐药、对胎儿的毒性以及对儿童生长发育长期影响的危险,需要进行前瞻性和有良好设计的研究。根据获得的临床和非临床数据,可能需要并鼓励对“新型”药物进行相关研究。但对多数药物而言,直至批准后的多年也不会获得做出这一判断的数据。

对某些药物而言,妊娠期间已经报告了表面上与药物暴露有关的改变。因此,鼓励公司和研究团队共同努力,收集妊娠期间以及妊娠后有关系统暴露量的数据。由于蛋白结合率的改变仍属于推测,因此,只要是相关及可行的,应该对未结合的比例进行评价。

由于妊娠期间使用新药在一定程度上是不可避免的,因此,申请人至少应承诺提供有关宫内抗逆转录病毒药物暴露的儿童的可靠随访数据(例如,可能会延迟发育以及致畸可能),直至获得了合理得出的收益-风险评价结果。这一问题应该在风险管理计划中提出。

妊娠期药物暴露的人体数据来源:人体妊娠期药物暴露的信息是在药物上市后才开始出现的,几乎所有药物都是这样。妊娠结局的数据来源各种各样,但绝大部分不是来自对照临床试验,而是来自观察性研究。

没有单一的方法学可以获知与产前药物暴露相关的所有不良结局。因此,有一点是很重要的,即分析所有可获得的上市后监测信息,优化产前药物暴露所致生殖影响的发现和鉴别过程。

（1）病例报告：病例报告可以描述一个或者一系列有关在妊娠期间药物暴露的临床观察以及其后的婴儿影响。病例报告是最常见的先天畸形的报告来源，但也是最难以解释的。实际上，大多数会引起人体发育风险升高的妊娠暴露首先是通过病例报告提出的。然而，病例报告不能将偶然因素从因果关系中区分出来，也不能用于评估致畸的风险。将药物暴露与异常结局联系起来的一系列病例报告可能会引起怀疑，如反应停（沙利度胺）案例，但总是需要进行风险评估的随访评价。

在对孤立的病例报告进行评估时，谨慎和客观非常关键，因为不良结局有被歪曲报告的倾向。缺陷婴儿的出生可以是灾难性的，在努力了解其原因的过程中，医务人员和患者可能会考虑妊娠期间药物和其他暴露。反之，当一名正常婴儿出生时，则没有动力去回忆妊娠时的药物暴露情况，因此向 NMPA 报告或在文献中报道也会大大减少。虽然单个病例报告本身绝不能证明因果联系，但是一系列相似的报告，并且这些报告都是关于不同的异常或一组异常时，则可以建立很强的致畸相关性或者提示有进一步研究的必要性。大多数基于病例报告的致畸信号都需要采用流行病学试验以便进一步研究。

（2）流行病学研究：正规的流行病学研究是评价妊娠期暴露是否对发育中婴儿有不良影响的最佳方法。流行病学研究能够确定某些药物暴露与新生儿异常之间的相关性，并且可以对这种相关性的强度进行量化。同时，尽管不能证明绝对的安全性，但若流行病学研究发现风险没有升高，还是可以提供某种程度的保障，且保障的程度与风险的证据一样也可以量化。保障的程度是研究样本量的函数（效力/把握度），一项研究可能仅因研究效力不足而报告药物和出生缺陷之间没有相关性，研究效力不足是由于样本量太小以至于不能检验出差异，除非差异极大。因此，任何关于出生缺陷的药物流行病学研究，其结果都必须考虑研究能检测出多大的风险水平。

1）前瞻性研究

A. 队列研究：队列研究是指在知晓妊娠结局之前入选一组妊娠妇女，在整个妊娠期间定期收集个体的人口统计学信息，包括药物在内的各种暴露信息以及可能的混淆因素。她们的后代在出生时接受检查，并随访一定时间。

队列研究的优势在于前瞻性、系统性地收集信息，包括暴露、混淆和结局的信息。如果人群很大，还可以进行多暴露和多结局的研究。然而，这种研究的主要缺点是所能观察到的特定出生缺陷的数量通常很少，哪怕是一个很大的研究人群。此缺点，再加上队列中暴露于特定药物的妇女人数很少，所以难于观察到过高剂量药物所致单个缺陷的情况。

B. 妊娠暴露登记：妊娠暴露登记是一种队列研究，它前瞻性地入选暴露于一种或多种所关注药物的妊娠妇女（有时也会包括没有暴露的妇女），并对相关的妊娠结局进行评价。在整个妊娠期，并通常追溯至婴儿满 1 岁，会定期安排访问或问卷调查以收集药物暴露和其他混杂因子的数据，有些登记还包括畸形学家对所有出生婴儿做出的更全面的评定。然后比较暴露队列和非暴露组的不良妊娠结局发生率，非暴露组的数据可以来自研究本身或人群数据。

对于新上市的药物,这种研究设计是收集暴露信息的最有效方法,且有可能进一步评估不良结局的范围,包括出生畸形和功能缺陷的类型与分布谱。但这类研究可能会过低计数自然流产的发生,因为妊娠登记不可能发现药物所致的胎儿丧失/流产,即如果胎儿丧失是在已知妊娠之前发生的。

2)回顾性研究

A. 出生缺陷登记:出生缺陷登记的意图在于一种新的重要致畸剂出现将会导致反常频度或特定缺陷密集出现。虽然还没有一种药物致畸剂是通过出生缺陷登记的方法被发现的,但这些登记已经在病例对照研究中被用于确认病例的使用,以及提供基于人群的出生缺陷率。

B. 病例对照研究:病例对照研究入选的是有特定出生缺陷的婴儿,并收集他们在妊娠期暴露的数据,包括药物暴露。将这些病例中的药物暴露频率与一组有同样药物暴露但无相应出生缺陷的对照组婴儿的暴露频率进行比较。药物暴露的信息通常是回顾性地通过访问、问卷或查阅医疗记录来获得。

(二)哺乳期女性 HIV 感染者

哺乳期的临床研究可以纳入至大规模的临床研究中以确定安全性或有效性,或者与妊娠对药物药动学和/或药效学影响的产后评估相结合。单剂量研究所得数据是可用的,而且这种研究更易被志愿者接受并有助于招募入组。最终,在决定哪一种设计适用于所研究药物时,应重点考虑标准治疗操作(如给药剂量、频率和途径等)。

1. 母-婴配对设计 此类研究通常将计划或正在接受研究药物的母亲和婴儿配对入组。它的特点是对母体血和乳汁样本,以及婴儿血和/或尿液样本进行频繁收集。婴儿样本可提供在哺乳儿重体循环中出现的药物成分信息,还可估计出哺乳儿童体内药物或代谢产物的总清除率。

如果已知药物转移至乳汁的程度,但未知哺乳儿童的吸收量时,可以考虑采用这一设计。其他药物也可考虑采用母-婴配对设计,包括用于持续哺乳期女性的获批药物,以及用于治疗母体 HIV 的药物。

2. 单独的哺乳期女性的研究设计

(1)哺乳期女性(血浆和乳汁):哺乳期女性(血浆和乳汁)研究设计可提供药物在哺乳期女性体中的药动学数据,药物转移至乳汁中量的数据,以及药物对乳汁生成和组分影响的数据。在此类研究中并不采集婴儿样本,因此不能测定婴儿的系统暴露(尽管可估计总剂量)。该研究的数据可用于绘制浓度-时间曲线,并根据母体血液和乳汁中的药量算出药动学数据。研究对象包括计划接受或正在接受研究药物的哺乳期女性,以及需要研究药物进行治疗并中断母乳喂养的哺乳期女性和/或处于哺乳期的健康志愿者。

在连续或逐步的哺乳期研究中,在婴儿通过乳汁接触药物之前,可先采用哺乳期女性(血浆和乳汁)的研究设计。优先采用这一设计的情形包括新批准的药物(尤其是没有儿科使用数据的药物)、短期或急性母体给药,以及对哺乳儿童具有未知暴露风险的药物。

（2）受试者选择：对于被研究药物而言，受试者应代表典型的患者人群，包括种族。研究中应重点考虑可能会明显影响哺乳（如体重、经济状况、哺乳期、产后状态和以前哺乳次数及持续时间）和研究药物的药动学（如膳食、吸烟、酒精摄入、合并用药、种族、其他医学状况）的母体因素。婴儿因素（如年龄、早产儿、母乳喂养程度，以及与年龄相关的吸收、分布、代谢及排泄变化）也可能需要进行特别考虑，这取决于使用何种药物。重要的是对所有入组者均采用统一的标准，以保证诊断和治疗的一致性，并减少与疾病相关的药动学差异。

（3）对照的设立：理想的情况下，哺乳期女性将自身作为对照。对于 PK/PD 研究来说，可能的对照组包括健康非哺乳期女性志愿者或非哺乳期有适应证的女性志愿者。评估药物对乳汁形成和组分影响的研究可纳入未使用研究药物的哺乳期女性志愿者。或者有适应证的哺乳期女性志愿者，如果女性志愿者被用作对照，推荐与研究对象进行匹配（如产后状态、年龄），并确定时间窗（如产后 3~4 周）来说明产后生理变化的差异性，并在研究方案中提供对照组选择的基本依据。

（4）样本量：入组患者的最终数量可能会超过最初计算的标准样本量，这主要是考虑到脱落和随后排除入组的人数，尤其是在纵向研究设计中更是如此。实施本研究的机构可依据以往经验估计脱落或其他问题，以确定完成哺乳期临床研究所需的患者数量。

（5）抗病毒治疗方案：①孕产妇药物剂量和毒副作用与成人相同。②婴儿药物剂量如表 4-5 和表 4-6 所示。

表 4-5　奈韦拉平（NVP）方案（婴儿）

婴儿年龄	每日剂量	每日次数
出生到 6 周		
● 出生时体重≥2 500g	15mg（混悬液 1.5ml）	q. d.
● 出生时体重 2 000~2 499g	10mg（混悬液 1.0ml）	q. d.
● 出生时体重<2 000g	2mg/kg（混悬液 0.2ml/kg）	q. d.
6 周~6 月龄	20mg（混悬液 2.0ml）	q. d.
6~9 月龄	30mg（混悬液 3.0ml）	q. d.
9 月龄~母乳喂养结束后 1 周	40mg（混悬液 4.0ml）	q. d.

注：NVP 长期使用，必须注意药物的毒副作用。

表 4-6　齐多夫定（AZT）方案（婴儿）

婴儿体重	每日剂量	每日次数
体重≥2 500g	15mg（混悬液 1.5ml）	q12h.
2 000g≤体重<2 500g	10mg（混悬液 1.0ml）	q12h.
体重<2 000g	2mg/kg（混悬液 0.2ml/kg）	q12h.

无论婴儿选择何种抗病毒药物,均应在出生后尽早(6~12 小时内)开始服用。

(6)提供科学的婴儿喂养咨询、指导:HIV 阳性孕产妇所分娩的新生儿应采取人工喂养,避免母乳喂养,杜绝混合喂养。医务人员应对孕产妇及其家人就人工喂养的接受性、知识和技能,负担的费用,是否能持续获得足量、营养和安全的代乳品,及时接受医务人员综合指导和支持等条件进行评估。对于具备人工喂养条件者尽量提供人工喂养,并给予指导和支持;对于因不具备人工喂养条件而选择母乳喂养的感染产妇及其家人,要做好充分的咨询,指导其坚持正确的纯母乳喂养,喂养时间最好不超过 6 个月,同时积极创造条件,尽早改为人工喂养。

(7)随访和监测:在应用抗病毒药物前和用药过程中,应为 HIV 阳性孕产妇及其所生婴儿提供持续的咨询指导及相关监测,提高用药依从性;定期进行血常规、尿常规、肝功能、肾功能等检测,密切关注可能出现的药物毒副作用;在发现孕产妇感染 HIV 时,孕期每 3 个月和产后 4~6 周对孕产妇各进行一次 $CD4^+T$ 淋巴细胞计数的检测,同时在发现孕产妇感染 HIV 时和孕晚期各进行一次病毒载量检测,观察并评价孕产妇的病情,并提供必要的处理或转介服务。

为 HIV 阳性孕产妇所生婴儿在其出生后 6 周及 3 个月后(但尽早)采血进行 HIV 早期诊断检测。HIV 阳性孕产妇所生婴儿未进行 HIV 早期诊断检测或早期诊断检测结果阴性者,应于 12 月龄、18 月龄进行 HIV 抗体检测,以明确 HIV 感染状态。

(三) HIV 合并 HBV 和(或)HCV 感染

HIV 合并 HBV 和/或 HCV 感染的患者构成了一个重要的、在某些研究中心占较大比例的 HIV 阳性群体。因此,在这些患者中,应该以文件形式记录药物的抗 HIV 疗效,应该有足够数量的人有新药暴露史,以便证明其在中长期随访中的安全性。

当新型抗逆转录病毒药也在抗 HBV 或可能在 HIV 阳性个体中并存的其他病毒的非临床研究中显示具有活性时,应该在临床研究中评价该药用于 HAART 方案中时产生临床上重要疗效的潜能。对于选择新型抗逆转录病毒药用于合并感染时的耐药危险,以及与常用于治疗该病毒的药物交叉耐药的可能性,应给予评价。但如果非临床数据表明一种或多种合并感染的病毒中的耐药危险极高,则不应在该类患者中对新型抗逆转录病毒药进行评价。

1. HIV 合并 HBV 感染　免疫正常的成人感染 HBV 后有 2%~5%可能发展为慢性肝炎,而 HIV 感染者其风险可增加 5 倍。HIV/HBV 合并感染者,HBsAg 的自发清除能力下降,HBV 复制增加,慢性乙型肝炎的疾病进展要比单纯 HBV 感染者快,发生肝硬化的风险增加,其肝脏疾病相关的死亡率也显著增加达 15 倍左右。近年来,随着 AIDS 相关死亡率的下降,肝脏疾病相关死亡率的增加逐渐显现。

HIV 导致细胞免疫功能损伤的同时,也使得肝细胞受损程度下降。尽管感染初期 HBV 病毒复制增加,HIV/HBV 合并感染者临床表现却相对较轻,转氨酶水平大多只是轻度增加,而 HBV DNA 水平则较免疫功能正常患者显著增高。因此,虽然肝脏炎症活动程度下降,但肝纤维化和肝硬化却很常见。

机体免疫抑制的程度与 HBV 复制的控制直接相关,即使 HBV 已处于恢复期(抗 HBe 血清转换,HBV DNA 阴性),如果免疫系统功能恶化也可能导致 HBV 感染复发;HAART 后的免疫重建还可能激活患者对 HBV 的免疫反应,导致肝脏免疫损伤。同时 HBV 与 HIV 的抗病毒药物间存在交叉作用。因此,对 HIV/HBV 合并感染患者适时、合理的治疗是保证最大限度地抑制 HIV 及 HBV、减轻肝脏炎症、延缓病程、改善患者生活质量的重要环节。

(1)治疗原则:对所有 HIV/HBV 合并感染的患者,如果需要 HIV 或 HBV 抗病毒治疗,应同时开始抗 HIV 及抗 HBV 治疗。

(2)治疗时机:所有 HIV/HBV 合并感染患者,当 $CD4^+T$ 淋巴细胞数≤500/mm^3,开始 HAART 同时亦开始抗 HBV 治疗;当 $CD4^+T$ 淋巴细胞数>500/mm^3,慢性活动性肝炎或肝硬化需要用核苷类药物抗乙肝病毒治疗时,也应同时开始 HAART。

(3)治疗方案:推荐使用两种对 HBV 同样有效的 NRTI 组成 HAART 骨干药物,即包含 TDF+3TC/FTC 的 HAART 方案。如因为肾功能不全而不能使用 TDF,HAART 方案需加用恩替卡韦(entecavir,ETV)。不能单独使用 1 种核苷类药物抗 HBV,以避免诱导 HBV 耐药性的产生。HIV/HBV 合并感染的抗病毒治疗方案见表 4-7,肝硬化 Child-Pugh 分级标准见表4-8。

表 4-7　HIV/HBV 合并感染的抗病毒治疗方案

一线方案	备注
首选治疗方案	
TDF+3TC/FTC+EFV	定期监测肝、肾功能,妊娠妇女孕 3 个月内禁用 EFV
次选治疗方案	
TDF+3TC/FTC+NVP	NVP 不用于中至重度肝损伤患者(肝硬化 Child-Pugh B 或 C),仅用于 $CD4^+T$ 淋巴细胞数<250/mm^3 的女性患者
二线方案	
AZT+TDF+3TC/FTC+LPV/r	HAART 失败,TDF 及 3TC 仍用于抗 HBV

表 4-8　肝硬化 Child-Pugh 分级标准

临床生化指标	分数		
	1	2	3
肝性脑病(级)	无	1~2	3~4
腹腔积液	无	轻	中度及以上
血清胆红素/(μmol/L)	<34	34~51	>51
血清白蛋白/(g/L)	>35	28~35	<28
国际标准化比值(INR)	<1.3	1.3~1.5	>1.5
或凝血酶原时间较正常延长/s	1~3	4~6	>6

注:总分 A 级≤6分,B 级 7~9 分,C 级≥10 分。

（4）特殊情况处理

1）抗 HIV 病毒治疗前存在肝功能异常：如果抗病毒治疗前基线肝功能显示 1、2 级异常（GPT<200U/L 或者 TBIL<42.75μmol/L），且肝功能较稳定时，可以在保肝治疗的基础上考虑抗病毒治疗；如果抗病毒治疗前基线肝功能显示 3、4 级异常（GPT≥200U/L 或者 TBIL≥42.75μmol/L）时，应咨询上级临床专家。肝功能异常分级见表 4-9。

表 4-9 肝功能异常分级

肝功能异常分级	1 级（轻度）	2 级（中度）	3 级（重度）	4 级（潜在生命威胁）
GPT 或 GOT（正常值上限的倍数）	1~2.5	2.5~5	5~10	>10
TBIL（正常值上限的倍数）	1~1.5	1.5~2.5	2.5~5	>5

2）如果因为肾脏原因无法选用 TDF：如果因为肾脏原因无法选用 TDF，则可在充分有效的 HAART 基础上考虑使用 ETV，或选用阿德福韦酯（adefovir，ADV）+3TC/替比夫定（telbivudine，LdT），也可使用 PEG-IFN α 治疗 HBV。

目前抗 HBV 治疗疗程尚不确定，干扰素疗程不少于 24 周，核苷类似物疗程不少于 48 周。获得 HBeAg 血清转换并完成足够的巩固治疗时间，才可考虑停用抗 HBV 治疗。

2. HIV 合并 HCV 感染 与 HIV 和 HCV 传播途径相同，两者合并感染率高，特别见于静脉药瘾者（intravenous drug users，IDU），既往有偿采供血、血友病者等人群中。随着 HAART 广泛开展，AIDS 相关疾病的发生率和死亡率都在明显下降。但欧美国家的报告显示 HAART 之后终末期肝病（end stage liver disease，ESLD）成为主要的死亡原因，HIV/HCV 合并感染者这种趋势更为明显。另外，伴随 HAART 之后的免疫重建会导致有临床症状的丙型肝炎发作。如果不抗 HCV 治疗，20 年内大约有 1/3 的患者将发展为肝硬化。由于合并 HIV 感染能加速丙型肝炎疾病的进程，而 HCV 又可增加 HAART 的肝毒性和影响患者的免疫重建，所以每位确诊 HIV/HCV 合并感染的患者都应考虑抗 HCV 治疗。

（1）抗 HIV 治疗：HAART 药物宜选择肝毒性小的药物，尤其当 HCV RNA 呈阳性时。HCV 感染能够加重用某些 HAART 方案的肝毒性，如 NVP。有大约 10% 的患者由于严重的肝毒性而不得不中断 HAART。

尽量避免同时抗 HCV 和抗 HIV 治疗，如确需同时治疗，应考虑两种治疗方案药物间毒副作用的累加以及药物代谢的相互影响。AZT 和 d4T 应尽可能地避免与抗 HCV 药物同时使用，以防止累加的毒副作用（AZT 致贫血和白细胞减少；d4T 致线粒体毒性）发生。

抗 HCV 治疗期间 HAART 方案首选为：TDF+3TC/FTC+EFV/LPV/r。

（2）检测和监测

1）HCV 的诊断：HCV 抗体检测阳性仅能证明曾经感染 HCV。处于免疫抑制状态的患者，其 HCV 抗体有可能出现假阴性。慢性丙型肝炎可通过检测 HCV 病毒核酸（HCV RNA）定性或定量方法来诊断，应尽量选择敏感性高的方法。

2）HCV 的监测：在开始抗 HCV 治疗前，应该每 6~12 个月进行一次 AFP 和肝脏超声波检查，以期早发现肝癌（HCC）。HAART 的前 3 个月建议每个月做 1 次肝功能检测，以后每 3 个月做 1 次。治疗过程中发生 3 级(重度)或以上的肝毒性时,应该考虑短期停用抗病毒药物。

(3)抗 HCV 治疗

1)治疗原则:HIV 感染者无论是否合并急性或慢性 HCV 感染,均要进行抗 HCV 治疗。

2)治疗时机:一般根据患者的 CD4$^+$T 淋巴细胞水平决定先抗 HIV 或是先抗 HCV 治疗。①CD4$^+$T 淋巴细胞数>350/mm^3 可先抗 HCV 治疗,抗 HCV 治疗过程中如 CD4$^+$T 淋巴细胞数下降至 200/mm^3 以下时启动抗 HIV 治疗;②CD4$^+$T 淋巴细胞数≤200/mm^3,推荐先抗 HIV 治疗,待其上升至>200/mm^3 并稳定 3 个月以上,再给予抗 HCV 治疗;③当 CD4$^+$T 淋巴细胞数为 200~350/mm^3 时,如肝功能异常或转氨酶升高(>2×ULN)的患者宜在开始 HAART 前先抗 HCV 治疗,以降低免疫重建后肝脏疾病恶化的危险。

3)治疗方案:抗 HCV 治疗方案和疗程与普通 HCV 感染相同。尽管抗 HCV 直接抗病毒药物(direct acting antiviral drugs,DAAs)在 HIV/HCV 合并感染的抗 HCV 治疗方面取得良好效果,但长效干扰素(如 PEG-IFN)联合利巴韦林仍然是目前国内基本的治疗方案,特别是对于 HCV 非 1 型患者。

第六节　临床安全性评估

安全性指标的确定和评价是临床试验的重要组成部分。安全性评价指标包括临床表现和实验室检查两大方面。最常见的安全性评价内容为记录生命体征、血或尿化验数据以及不良事件。生命体征包括常规的血压、心率、体温和体重的测量,用药后对这些参数的影响是重要的安全性数据。实验室化验可以确定身体的主要脏器,尤其是心脏、肝、肾功能如何。血液中的各种酶和其他物质水平的升高或降低可以对新药所引起的不良作用提供灵敏且早期的信息,并对患者的整体病情提供临床信息。而不良事件是对药物耐受性最可靠的表现,在本节将详细讨论。

保护患者是很重要的,在临床试验中对安全性的评价数据必须证实新的活性化合物具有的不良反应是可耐受的,尤其在与市场上已有药品比较时更是如此。

(一) 确切的不良事件

1. 不良事件和不良反应的定义　不良事件(AE)是指患者或受试者在应用一种药物后发生的任何不良的非预期医学事件或体验,无论这些事件或体验与这一治疗是否有因果关系。例如受试者服药 1 小时后在回家的路上摔倒,即为不良事件。不良事件可以是任何无益或非预期的体征(包括实验室异常发现)、症状或在药物使用期间伴随发生的暂时性疾病,无论这些情况是否与药物有关。

当一种不良事件经过评价,有理由认为与所研究的药物有关时,就称为药物不良反应(adverse drug reaction,ADR)。例如上述患者的摔倒如果是由服药导致的头晕而引起的,则为不良反应。对不良事件进行记录是药物安全性和治疗耐受性度量的一个重要方面。

应当说明的是,对于上市的药品,其药物不良反应有一个被广泛接受的定义:即当药物用于人类预防、诊断、治疗疾病或改变生理功能时,在正常剂量下出现的有害的或非期望的反应。但是,对于一种新药或一种药物的新用法,在获批准前,尤其是在剂量尚未建立时,与任何剂量的药物有关的、有害且非期望的反应都应当视为药物不良反应。

2. 不良事件与药物因果关系的评估

(1)不良事件评价标准:在所有的临床试验中,都要求研究者评价任何不良事件与试验药物的因果关系。常用 4 个概念描述不良事件与治疗的关系,即肯定有关、很可能有关、可能有关、不可能有关。我国曾采用 5 级评定标准,即在"可能有关"与"不可能有关"间增加了"可疑有关"。而 WHO 乌普萨拉监测中心的指南则推荐采用 6 级评定标准:

1)肯定(certain):是指服药后在可信的合理时间内发生的,且不能用并发症、其他药物或化学物质解释,且对撤药有合理的临床反应。

2)很可能(probable/likely):是与服药时间存在合理的时间顺序的临床事件(包括实验室检查异常),不大可能是并发症、其他药物或化学物质引起,且对撤药有合理的临床反应。

3)可能(possible):是与服药时间存在合理的时间顺序的临床事件(包括实验室检查异常),但也能够用并发症、其他药物或化学物质解释,缺乏或不清楚撤药后的信息。

4)不太可能(unlikely):是与服药时间存在暂时的时间顺序,但因果关系可能性不大的临床事件(包括实验室检查异常),可以很好地用其他药物或化学物质以及潜在的疾病解释。

5)未评价(conditional/unclassified):是作为不良反应报告的临床事件(包括实验室检查异常),但要作适当评价尚需更多的数据,或额外的数据正在实验中。

6)无法评价(unassessable/unclassifiable):是建议作为不良反应报告,但因为信息不足或互相矛盾而无法做出评价,且其信息也不能补充或证实。

(2)评估不良事件与药物因果关系的要点:对不良事件因果关系的评估在许多情况下是武断的,往往取决于研究者的临床判断能力和对试验药物的了解程度。但一般可从以下几方面进行综合分析:用药与出现不良事件的时间关系及是否具有量效关系;是否属已知的药物反应类型;停药或减量后不良事件是否缓解或消失;在严密观察并确保安全的情况下,重复试验时不良事件是否再次出现;不良事件是否可用合并用药的作用、患者病情进展、其他治疗的影响来解释。

3. 严重不良事件的定义　在临床研究过程中,有些不良事件在怀疑与药物有关时,足以导致药物开发过程的重要改变,例如需要中止或停止临床试验,需要改变剂量、给药人群、增加必要的监测措施或修改知情同意书,特别是那些严重威胁生命和功能的反应。对这些反应的处理是应迅速向药品监督管理部门报告。因此,有必要将这些不良事件与普通(或轻微)不良事件区分开来。

严重不良事件(SAE)是指下列不良事件:导致死亡;危及生命;需住院治疗或延长住院时间;导致持续的或严重的残疾或功能不全;先天性畸形或出生缺陷。有些情况下,发生肿瘤、妊娠或超量用药及其他明显的治疗事故等也被视为严重不良事件。

在上述严重不良事件定义中，危及生命是指患者发生的不良事件会很快导致患者死亡，但不包括不良事件进一步加重后可能导致患者死亡的不良事件。

需住院或住院时间延长不包括：患者在进入试验前已安排住院治疗，而不是因新的不良反应的出现；根据试验方案需要住院为常规检测或治疗的一部分，而不是因为病情的恶化；患者因可择期治疗的疾病，如择期手术，而非临床试验的目标适应证或试验治疗导致的住院；患者只在急诊室接受治疗并未住院的情形，除非患者的病情符合其他任何一条严重不良事件的定义（如危及生命）。

持续和严重的伤残或功能不全包括但无须是永久性的、不可恢复的伤残或功能不全。

先天性畸形或出生缺陷是指受试者或其后代所出现的所有解剖结构上的畸形或器官功能的丧失。

研究者要将所有的严重不良事件十分仔细地记录在案，进行迅速而认真的处理，并在规定的时间内向申办者、伦理委员会和药品监督管理部门报告。

申办者常常在提供病例报告表的同时提供一份单独的严重不良事件的报告表格，而不严重或轻微的不良事件则记录在病例报告表的适当部分。这些事件在试验进行中经监查员审核后，在研究结束时总结在研究总结报告中。

4. 预期和非预期不良事件

（1）预期不良事件（expected adverse even，EAE）：是指在前期的试验中已报告且通常已在研究者手册中描述的不良事件。

（2）非预期不良事件（unexpected adverse event，UAE）：是指没有报告过，或虽已报告过但在后来的研究中发生更频繁或更严重的事件。例如，已注明急性肾衰竭是药物不良反应，但随后增加报告间质性肾炎。

5. 不良事件的严重程度评估　通常容易将不良事件的严重程度（severity）与其严重性（seriousness）相混淆，但实际上这是两个不同的概念。不良事件的严重性的定义如上所述，而不良事件的严重程度则是指一个特定事件（可以是严重不良事件，也可以只是普通不良事件）本身发生的程度，但事件本身可能具有相对较小的医学意义。例如，上面例子中摔倒的患者，可能摔倒导致皮肤散在淤血痕迹，以致在家里休息了几天，但仍然为普通不良事件。但是如果摔倒导致骨折，因此而住院治疗，那么就是严重不良事件。该不良事件要记录在病例报告表中但却不必向监查员电话报告，可在监查员的下次随访时再与其讨论。

6. 不良事件的处理　有时不良事件需要用药物治疗。在这种情况下，研究者在开处方之前必须注意试验方案中被排除的药物。如果该患者必须用被排除的药物，则该患者必须从研究中退出（脱落）并在患者报告表中记录原因。如试验方案允许该种药物治疗，则要将该药物的使用记录在病例报告表的适当部分，包括剂量、给药途径、治疗时间和理由等详细情况。在所有情况下，均要记录事件的结果，可以简单地将其结果叙述为"同时解决""治疗后解决"或"未解决"。

7. 不良事件的记录　近年来，每年均有药物由于严重的、或高发生率的、不能接受的副作用而从市场上被撤除的情况,这就强调了准确和可靠地在临床试验中报告不良事件的必要性。研究者有责任完整记录在其临床试验中所发生的所有不良事件,而不论这些事件是否与药物有关。申办者也要通过其监查员保证所有的不良事件得到了适当的记录。

不良事件的记录至少应包括下列内容:

(1)不良事件及所有相关症状的描述。

(2)不良事件开始发生的时间、结束的时间或持续的时间。

(3)不良事件的严重程度、发生的频率。

(4)因不良事件增加的检查和治疗以及治疗的效果。

(5)不良事件最终的结果(转归)。

(6)对不良事件是否与试验药物有关的判断及依据。

每次随访时,研究者都应询问受试者并记录自上次随访以来所发生的任何不良事件,询问和记录受试者已报告的不良事件的变化(例如不良事件是否消退、程度变化和发生频度等情况),同时判断发生的不良事件是否与试验药物有关。

对不良事件持续时间的记录通常可以用天数或小时数来记录,并注明起始日期。也要记录事件是否已解决、是在治疗的同时发生还是在治疗后发生、是否在治疗后仍继续等。有些事件是短暂的,在治疗开始后存在一小段时间,而一些事件则可持续整个治疗过程,直至用药结束。

8. 严重不良事件的报告　在致命的或威胁生命的药物不良事件发生后,申办者应在首次获悉报告的病例后尽快向药品监督管理部门报告(可通过电话、传真或书面材料),最迟不能超过 7 个工作日,然后在其后 8 个工作日内写出尽可能完整的报告。除致命和威胁生命的外,其他严重不良事件应当在 15 日内提交书面报告。我国 GCP 要求,发生严重不良事件后,应在 24 小时内向省和国家药品监督管理部门报告。

(二)需要专门监测的不良事件

1. 抗病毒药物治疗常见不良事件和不良反应的监测　应整理能够最佳展示常见不良事件的一个表格(或数个表格),常见不良事件是指发生率为 1% 或大于 1% 的事件(但对于很大的数据库,也可以报告更低发生率的事件)。药品说明书中的不良反应表内容将来自此表格(或数个表格),表格中的内容可以选取发生率超过 1% 的事件,这样就不会丢失重要信息。对于在药物和安慰剂中出现频率相同的事件,或比安慰剂更常见的不良事件,通常可忽略。在表格中选取的不良事件发生率截止点(如>1%)是特意制定的。如果使用了截止点,那么在审评报告中就应该解释该阈值是如何确定的。如果根据严重性来将常见不良事件进行分别列表报告,这样也能够提供有用信息。最常见的方法是根据身体系统对不良事件进行分组报告,但是以发生频率降序排列进行报告也是非常有用的。

目前国际上共有六大类三十多种用于治疗 HIV 的抗病毒药物(包括复合制剂),分为核苷类逆转录酶抑制剂(NRTIs)、非核苷类逆转录酶抑制剂(NNRTIs)、蛋白酶抑制剂(PIs)、整合酶抑制剂(INIs)、融合抑制剂(FIs)及 CCR5 抑制剂(EIs)。临床上常见的不

良事件,往往与 HIV 抗病毒药物的作用机制、不良反应或疾病本身可能发生的并发症有关,包括药物不良反应,如:

(1)消化系统反应:恶心、呕吐、腹胀、腹泻等,所有抗病毒药物都可以出现消化道反应,常见于服用 PIs,或者齐多夫定(zidovudine,AZT)的患者,多出现在启动 HAART 后前 2个月内,但大多数并不严重。

(2)骨髓抑制:骨髓抑制是服用抗病毒药物,尤其是 AZT 的一种常见不良反应。贫血和中性粒细胞减少常在启动 HAART 后前 4 个月出现。另外,基线 CD4$^+$T 淋巴细胞较低的患者如果合并感染,也可能导致贫血。

(3)皮疹:许多抗病毒药物可引起皮疹,尤以 NNRTIs 最常见,特别是奈韦拉平(nevi-rapine,NVP)。一般发生在启动 HAART 后前 3 个月。

(4)肝毒性:严重的肝毒性常和 NVP 相关,可有血清转氨酶升高、黄疸及其他肝炎的临床表现。

(5)周围神经病变:主要是由 NRTIs 的线粒体毒性所致,通常出现在启动 HAART 3 个月后。对于基线 CD4$^+$T 淋巴细胞较低的患者,在抗病毒治疗最初几个月内出现的周围神经损害,要考虑可能由潜在的 HIV 相关性疾病或巨细胞病毒(CMV)感染所致。

(6)乳酸性酸中毒:正常休息条件下静脉血浆乳酸浓度约 1.0mmol/L,当血浆乳酸浓度达 2.0mmol/L 时为高乳酸血症,超过 5.0mmol/L 且伴有 pH<7.25 即可确诊为乳酸性酸中毒。对于不能测定血乳酸者,可测定阴离子间隙 AG(正常值 8~16mmol/L),对于 AG>18mmol/L,而能排除其他酸中毒(尿毒症、酮症酸中毒、水杨酸中毒等),则提示乳酸性酸中毒。在抗病毒治疗时乳酸性酸中毒少见,但一旦发生有致命危险,可由任何核苷类抗病毒药物引起,通常发生在启动 HAART 后 8~9 个月内。

(7)胰腺炎:虽然不常见,但可能导致非常严重的后果。对于出现严重上腹痛、恶心和呕吐的患者,需检查血淀粉酶。但应注意当出现急性胰腺炎时,血清淀粉酶水平一般在正常范围内。如果疑似胰腺炎,应将患者转诊至专家组进行评估。可以使用腹部超声波扫描或 CT、MRI 进行放射性检查,确定肿胀变大的胰腺。

(8)代谢综合征:脂肪代谢异常包括两部分内容,即脂肪沉积和脂肪萎缩。这是抗病毒治疗的远期不良反应,通常在开始治疗后的数个月或几年后出现,发生率为 20%~80%。脂肪沉积多见于腹腔、上背部、乳房、皮下组织。有些患者会同时出现腹部肥胖、高血压、高血脂和胰岛素抵抗,即代谢综合征或 X 综合征。脂肪萎缩主要见于面部、四肢和臀部。脂肪沉积多见于应用包含 PIs 药物的抗病毒治疗方案的患者,但其发病机制不明,没有接受过 PIs 药物治疗的 HIV/AIDS 患者也可出现脂肪沉积。脂肪沉积有时也可以不伴有高脂血症。发生脂肪沉积的危险因素包括肥胖、基线 CD4$^+$T 淋巴细胞较低的患者或者老年人。脂肪萎缩主要见于应用 NRTIs 抗病毒药物的患者。

2. HIV 耐药监测 由于 HIV 病毒复制率较高(每人每天复制 10^9~10^{10} 个病毒),多聚酶容易出错,使 HIV 很容易发生突变,从而改变其对抗病毒药物的敏感性。所以,出现对一种或多种抗逆转录病毒药物的耐药是 HIV 治疗失败的常见原因之一。此外,对一种抗逆转录病毒药物耐药的出现有时会导致病毒对此类药物中的其他药物或所有药物的敏感性降低或丧失。

建议把耐药性或交叉耐药性的研究作为抗逆转录病毒药物开发的组成部分,以便在药物申请获得批准时具备临床相关信息。为了达到这一目标,在药物开发的各期临床试验中都要进行耐药性检测,不能将耐药性评价延迟到Ⅲ期临床试验或获得批准后进行。建议研究者在Ⅰ期和Ⅱ期临床研究中或在此之前,即开始评价药物对特定耐药病毒株的效能,同时评价药物对临床分离到的,并对其他抗逆转录病毒药物耐药的 HIV 病毒株的活性进行评价。在早期的研究中,应扩大试验药物评价的剂量范围,同时应收集药动学数据,提供用于研究药物暴露和耐药性之间相关性的信息。

对新药的耐药性和交叉耐药性进行全面的评价将会促进以后更加合理地使用抗逆转录病毒药物组合。

(1)HIV 变异株的产生:建议对所有符合试验方案中规定的缺乏病毒学应答的患者进行基因型检测,最好是在接受研究药物期间或在中止研究药物治疗后立即进行检测。研究结果显示,在不存在药物选择压力的情况下,野生型病毒株也可以产生耐药的 HIV 变异株。因此,在进行 HIV RNA 检测的同时采集并保存供耐药性检测的生物标本可能会比较有用。这些生物标本可以提供耐药性产生的重要信息,尤其是对于那些可能具有 1 种以上耐药机制的药物而言。

申报者应提供体内产生了与任何一种 NRTIs、NNRTIs 或 PIs 等耐药相关的突变株的受试者比例,以及这些突变株发生前的时间(评价作为病毒学失败前的时间)。应同时对主要突变株和次要突变株进行评价。比如,对于正在接受一种新 PI 治疗的患者,在评价与 PIs 相关的主要突变株和次要突变株的同时,对 PR(蛋白酶)和 RT 基因中的任何其他变化进行评价是非常重要的(如适用)。对导致药物敏感性改变的基因外位点(如蛋白酶切割位点)的基因型基础的评价也是非常重要的。

(2)与基线比较的敏感性变化:描述某种药物的耐药性特征的一个重要因素就是评价患者接受此种药物治疗期间的敏感性变化。对于符合试验方案中规定的缺乏病毒学应答的患者,评价该患者对研究的药物及其他与此药物同类和不同类的已上市药物的敏感性和基线比较的平均变化和中位变化是非常重要的。此外,还应该对在接受药物治疗期间产生了某种新的突变株的患者进行分析,同时应给出患者对该药物的敏感性以及与基线比较发生变化的中位数。

(3)交叉耐药:评价某种药物与同类型的其他药物之间的交叉耐药性是非常重要的。详细描述某种药物的交叉耐药性可以为医疗服务人员和患者提供有关选择抗逆转录病毒药物的种类和治疗顺序的信息。评价某种研究的药物对后续使用的其他药物的影响,以及患者以前接受过的其他药物治疗对所研究药物的疗效应答产生的影响,这是药物开发过程中必须做的。前者可以通过滚动式研究设计,在临床试验中评价中止研究药物治疗的患者中获得病毒学的应答率。

在临床研究中可增加前瞻性的滚动设计,在给予后续抗逆转录病毒治疗的患者中评价病毒学应答。如果有可能,滚动研究应采用随机、对照的设计方法。申报者应尽力从原来的研究中获得尽可能多的信息。可以使用耐药检测的方法评价以前接受过抗逆转录病毒药物治疗的患者的基因型和表型,这些结果可观测患者曾治疗后的病毒学成功或失败的结果。此检测可能需要对研究患者进行较长时间的随访,可能需要一直持续到药物上市阶段。

3. 人类致癌性　虽然在人类中进行药品和生物制品致癌作用的正式研究不常见,说明癌症诱导作用需要在很长时间的暴露后才能出现,但是在某些情况下,在药物开发中对人类肿瘤进行系统评估可能会提供有用的安全性信息。如下列评估方法:对照研究进行了较长的时间(如>1 年),特别是属于药品或生物制品遗传毒性试验呈阳性,或动物实验显示具有致癌性结果,或为已知免疫调节剂的情况。

4. 戒断现象/滥用可能性　安全性评估还应包括对滥用可能性和明显戒断症状的讨论。应对这些研究的充分性和结果给予评论。对于其他药物,应评估停药后出现的不良事件,以确定其是否可能会显示有戒断现象。如果申请人对戒断现象的可能性进行了评价,那么应说明其是否具有前瞻性的,或戒断引起的体征和症状(药物减少或停药后)的析因评估,并讨论所用方法得到的结果的可信度。

5. 人类生殖和妊娠数据　虽然在人类中进行药物对生殖、妊娠或哺乳作用的正式研究不常见,但应该总结在妊娠或哺乳期妇女中的任何药物暴露情况,包括在药物开发过程中的意外暴露和二级来源渠道鉴定的暴露(如上市后监察)。如果在注册资料中没有有关妊娠或哺乳期妇女药物暴露的信息,那么在审评报告中应该说明这一事实,并对阳性和阴性结果进行讨论。

6. 对生长发育作用的评估　在儿童受试者参加的研究中,目前越来越多的临床审评员将采集到的身高和体重数据用于分析报告中,但是这些数据一般不足以确定药物对生长发育所起作用的结论。主要有几个原因:首先,药物对生长发育的作用评估要求给予准确的测量,尤其是身高,而在大部分研究中均不能给予准确测量身高;其次,生长发育是在长时间中发生的过程,而几周的对照试验则不能提供充分的观察时间,来评估药物对生长发育的影响;另外,开放性研究可以提供较长的时间来观察对生长发育的作用,但是由于缺少对照组,因而限制了能够区分药物和基础疾病对生长发育作用的能力。

7. 过量给药经验　应总结所有人的过量给药经验(包括申请人提供的信息和二级来源渠道所得到的信息),并介绍与过量给药有关的所有体征、症状和其他异常情况。应对Ⅰ期临床试验数据进行审评,以识别出接受了比后期研究使用了更高剂量的受试者。另外,对于具有可能损害药物清除能力的某些生理功能障碍的患者(如肾损伤、肝损伤、CYP450 2D6 活性受到限制且药物由该同工酶代谢),应提供与过量给药的临床意义有关的数据。

8. 上市后经验　如果已有与上市后经验有关的结果,则应在小结中进行简要描述,并在总结小节中给予参考。

(三) 评估临床安全性所需的人群暴露程度

1. 人群暴露程度的定义　任何一个新药的风险评估涉及数量和质量两方面:数量是

确保有充足数量的患者纳入临床研究,即安全性数据库的规模;质量是指所进行的评估是否合理,是否纳入和覆盖了合适的所有研究人群(目标人群),以及分析结果的方式。

2. 人群暴露程度和安全性评估的充分性　充分性,即是否将实施了"所有已有的合理检测方法"来评估新药的安全性。在患者总数和适当的患者人口学子集等方面是否具有充分的药物经验? 暴露剂量和周期是否适当? 在暴露患者中是否进行了全部(或未进行全部)合适的检查? 是否进行了所有必需的且适当的动物实验? 是否进行了所有适当的临床检查(如对心电图评估以检查对 Q-T 间期的作用)? 对药物代谢方面是否进行了充分的检查? 是否按照现行指导原则进行了适当的体外药物间相互作用研究? 是否对所有潜在的重要检查结果进行了充分的探索性研究,例如,到何种程度才可以特别评估药物已引起周围神经病变?

3. 用于评价安全性的原始临床数据来源介绍(暴露人群和暴露程度)　原始安全性数据通常来自申请人开发项目产生的数据库。该项目中的研究通常包括了安全性相关的全部研究报告,或在整合安全性综述报告中对安全性分析进行了分组的研究;将提供病例报告表。通常已对上述研究进行了严密监测。另外,还可能有二级来源信息,也可能具有同样的重要性(如对已在其他国家销售的药物),可能有部分数据库只进行了限制性分析(即仅对死亡事件和不良退出事件)。

(1)研究类型和设计/患者计数:申报者应在附件文件中附加一个表格,该表格中包括了整个 I 期至Ⅲ期开发项目中所有受试者和患者的数目,其为在后续分析和发生率评估中提供了确定重要患者汇总数据和共同特征等重要信息;还应在附件文件中附加另外一个表格,以提供对所有单个研究的简要介绍信息,需包括研究设计(固定剂量比可变剂量,平行比交叉)、用药方案、研究场所(国外比国内)、治疗组和剂量、样本量、患者人群(老年人)等信息。

申报者有时会从其原始来源数据,特别是外国数据中,分离出某些临床试验结果。这种做法是可行的,特别是当有根据认为这些数据在质量和/或完整性或研究者的关键操作方面与原始来源数据库存在着重大差异时,然而这仅属于一种判断,还不能假定其为有确定依据。

(2)人口学:应报告该大型汇总数据中的人口学子集情况。申报者应在附件文件中附加数个表格,应按照各组患者年龄、性别和人种以及体重来分别显示各治疗组中的患者分布百分比,分别提供 I 期和Ⅱ～Ⅲ期研究汇总的总体人口学信息。

(3)暴露程度(剂量/周期):要总结新药剂量和周期方面的经验,建议分别依据新药申请/生物制品许可申请(NDA/BLA)中的药物日平均剂量与 I 期和Ⅱ～Ⅲ期研究汇总数据中的用药周期来计算患者数量。如果研究采用了剂量调整设计,那么在总结统计学中使用模式剂量(modal dose)(如果在相同的周期应用了 2 个不同剂量的状况下,取较大或最大的模式剂量)可能更为有效。在检查至少接受了与预计上市用剂量一样大剂量的患者亚组时,该方法尤其重要。

另外,在可得到数据的情况下,需建立有最大剂量、模式剂量、剂量(以 mg/kg 或 mg/

m^2 来表示)或甚至血浆浓度的相似表格。另外,要整理各亚组(如男性和女性组、各年龄组、关注的患有各种共存疾病患者组)的相似表格。如果在新药试验中采用了活性对照药物,则应对活性对照药物制成相似的表格进行整理。最后,尽量整理有关Ⅱ~Ⅲ期数据库中 NDA/BLA 药物、活性对照药物和安慰剂的总个人时间暴露数据的附件表格。

(四)长期安全性

1. 长期随访 在某些情况下,建议对所有受试者都随访到研究结束,甚至随访到研究正式结束之后(比如,如果药物的半衰期较长,沉积在骨骼和脑等器官,或者能产生不可逆的作用,如癌症)。特别是在长期治疗和临床结局研究中,为了确定这种情况下的重要安全性事件而开展的足够长时间的随访是非常关键的。在这种情况下,建议对后期安全性事件进行随访,对停止治疗的受试者也应当进行随访,这些受试者包括从试验中脱落的,或者因为达到了观测到主要结局,提前完成研究的。但是随访的持续时间需要根据产品开发情况而定,因此应当和相关审查部门进行讨论(如,在Ⅱ期试验结束会议上)。

2. 长期安全性 除了常规报告的安全性数据以外,关于长期安全性的高质量数据也至关重要。因此,进行长期上市后研究以及参与或申办药物治疗的流行病学研究很有必要。

对于基于经验认为与新药相关的安全性问题,应采用适当的方法对机械性推论和/或早期临床发现进行长期监测。例如,应对 PIs 和 NRTIs 包括心血管并发症和脂肪代谢障碍在内的代谢副作用进行随访,并对 CCR5 抑制剂对自身免疫疾病、感染和恶性肿瘤的长期影响进行随访等。在病情较严重但副作用极少的情况下,需要进行 HIV 群组研究,并在风险管理计划中详细说明。

此外,应对通过临床前期发现可能预见的任何不良事件进行探索,并进行特殊关怀随访。

任何时候都要对与性别或种族特性相关的可能差异进行探索。考虑到耐受性较差对依从性和心理健康有影响,在长期、对照和最好为双盲的研究中采用经过验证的生活质量评估工具,可能提供有关效益-风险比的重要的额外信息。

(王 敏)

参考文献

[1] 刘克洲,陈智.人类病毒性疾病.2 版.北京:人民卫生出版社,2010.

[2] 中华医学会感染病学分会艾滋病学组.艾滋病诊疗指南(2011 版).中华传染病杂志,2011,29(10):629-640.

[3] 王陇德.艾滋病学.北京:北京出版社,2009.

[4] 沈银忠,卢洪洲.2011 版艾滋病抗病毒治疗指南解读.世界临床药物,2012,33(3):183-187.

[5] 田少雷,邵庆翔.药物临床试验与 GCP 实用指南.2 版.北京:北京大学医学出版社,2010.

[6] 全国人大常委会.中华人民共和国药品管理法.(2015-11-04)[2017-04-14].http://www.npc.gov.cn/npc/c12489/201511/be6e921517e947459a0f232e70eda96a.shtml.

［7］ 国家食品药品监督管理局.药物临床试验质量管理规范.(2003-08-06)［2017-04-14］.http://samr.cfda.gov.cn/WS01/CL0053/24473.html.

［8］ 中华人民共和国卫生部.艾滋病和艾滋病病毒感染诊断标准:WS293—2008.北京:人民卫生出版社,2008.

［9］ 卫生部艾滋病临床专家工作组.国家免费艾滋病抗病毒药物治疗手册.3版.北京:人民卫生出版社,2012.

［10］ CHAN-TACK K M,STRUBLE K A,MORGENSZTEJN N,et al.HIV clinical trial design for antiretroviral development:moving forward.AIDS,2008,22(18):2419-2427.

［11］ BARTLETT J A,DEMASI R,QUINN J,et al.Overview of the effectiveness of triple combination therapy in antiretroviral-naive HIV-1 infected adults.AIDS,2001,15(11):1369-1377.

［12］ 魏洪霞,邱涛.艾滋病诊断与治疗.南京:东南大学出版社,2014.

［13］ SMATACZ T.Immune mechanisms in HIV infection and their role in antiretroviral therapy.Pnegl Epidemiol,2003,57(2):309-316.

［14］ 获得药品临床研究有效性证据的技术指导原则.(1998-05)［2017-04-14］.http://www.cde.org.cn/attachmentout.do? mothed=list&id=731.

［15］ EMA.Clinical development of medicinal products for treatment of HIV infection.(2009-06-01)［2017-04-14］.https://www.ema.europa.eu/documents/scientific-guideline/guideline-clinical-development-medicinal-products-treatment-hiv-infection_en-0.pdf.

［16］ CFDA.Guidance for Clinical Trials of Pediatric Population (Draft).中国临床药理学杂志,2015,31(16):1696-1700.

［17］ 王卫平.儿科学.8版.北京:人民卫生出版社,2013.

［18］ 国家食品药品监督管理总局.儿科人群药代动力学研究技术指导原则.(2014-07-11)［2017-04-14］.http://samr.cfda.gov.cn/directory/web/WS01/images/yrPSqbzg0qm7r7ncobIyM.

［19］ 高灵灵,阎小妍,姚晨.临床试验数据监察委员会的操作规范和实践.中国新药杂志,2013,22(14):1667-1672.

［20］ HOOFNAGLE J H,SHERKER A H.Therapy for hepatitis C-the costs of success.N Engl J Med,2014,370(16):1552-1553.

［21］ FDA.药物上市前风险评估的技术指导原则.(2005-03)［2017-04-14］.http://www.cde.org.cn/attachmentout.do? mothed=list&id=744.

第五章

流感抗病毒药物临床试验设计与实施

第一节 概 述

流行性感冒(流感,influenza)是由流感病毒引起的人和动物的传染病,可导致呼吸系统、消化系统疾病甚至全身性疾病,甚至威胁人类健康。

流行性感冒病毒(influenza virus),简称流感病毒,包括人流感病毒和动物流感病毒,是一种造成人、犬、马、猪及禽类等患流行性感冒的 RNA 病毒,引起急性上呼吸道感染,并借由空气迅速传播,在世界各地常会有周期性的大流行。近年来不断出现人感染动物流感病毒,并且死亡率极高。流感病毒是正黏病毒科(orthomyxoviridae)的代表种,人流感病毒分为甲(A)、乙(B)、丙(C)三型,是流感的病原体。其中,甲型流感病毒抗原性极易发生变异,多次引起世界性大流行;乙型流感病毒对人类致病性较低;丙型流感病毒只引起人类不明显的或轻微的上呼吸道感染,很少造成流行。甲型流感病毒呈多形性,其中,球形直径 $80 \sim 120nm$,有囊膜。基因组为分节段单股负链 RNA。依据其外膜血凝素(H)和神经氨酸酶(N)蛋白抗原性的不同,目前可分为 16 个 H 亚型($H_1 \sim H_{16}$)和 9 个 N 亚型($N_1 \sim N_9$)。甲型流感病毒具有高度变异性,在禽类流行的禽流感病毒(avian influenza virus,AIV)由于其生态系统极其复杂,易发生抗原性漂移和抗原性转变以致其致病性不断变化,感染人的禽流感病毒亚型主要为 H_5N_1、H_7N_9、H_9N_2、H_7N_7。

流感流行常突然发生,迅速蔓延,流行情况与人群密集程度有关,往往沿交通线传播,大城市向中小城市及农村扩散。甲型流感除散发外,可以呈暴发、流行、大流行甚至世界大流行。20 世纪以来已经发生过 4 次流感世界性大流行,均由甲型流感引起,其中 3 次源于中国。目前的主要流行株是 H_1N_1、H_3N_2 及乙型流感病毒,丙型仅为散发。流感大流行无明显的季节性,散发流行以冬春季节较多。患者以小儿与青年较多见。

人群对流感病毒普遍易感,感染后可产生一定免疫力。但 3 型流感病毒之间和各型流感病毒的不同亚型之间无交叉免疫,同一亚型的变种之间有一定的交叉免疫力。由于流感病毒不断发生变异,故人群易重复感染而反复发病。

流感的传染源主要是流感患者和隐性感染者。病后 $1 \sim 7$ 天均具有传染性,以病初

2~3天传染性最强,主要经过飞沫传播。病毒存在于患者的呼吸道分泌物中,随咳嗽、喷嚏排出体外,污染的食具或玩具也可以起传播作用。

病毒复制致细胞病变是流感发病的主要机制。带流感病毒的飞沫被吸入呼吸道后,借助病毒血凝素的作用,吸附和入侵呼吸道纤毛柱状上皮细胞,并在其中复制,通过神经氨酸酶的作用从细胞内释放,再感染邻近的柱状上皮细胞,短期内使大量呼吸道上皮细胞受感染和发生炎症。同时临床上出现发热、肌肉酸痛、乏力与白细胞减少等全身中毒症状,但一般不发生病毒血症。老、幼或者患有免疫功能缺损等基础疾病者,可发生流感病毒性肺炎和继发细菌感染。

单纯型流感病变主要在上、中呼吸道,病理变化主要是呼吸道纤毛上皮细胞变性、坏死和脱落,黏膜充血、水肿及单核细胞浸润,基底细胞正常,4~5天后基底细胞开始增生,形成未分化的上皮细胞,2周后恢复成新的纤毛柱状上皮细胞。流感病毒性肺炎的病理特征为肺充血、水肿,切面呈暗红色,气管、支气管内有血性分泌物,黏膜充血;纤毛上皮细胞脱落,黏膜下层灶性出血,可有透明膜形成;肺组织易分离出流感病毒。继发细菌性肺炎时,可检出病原菌和大量脓细胞。

目前尚无确切有效的抗流感病毒药物。抗流感病毒的药物目前有3类,一类主要针对神经氨酸酶,为神经氨酸酶抑制剂类药物,目前包括奥司他韦(oseltamivir)、扎那米韦(zanamivir)以及帕拉米韦(peramivir);另一类主要针对M2蛋白的烷胺类药物,包括金刚烷胺和金刚乙胺,目前烷胺类药物在普通季节性流感中的耐药比例相当高,几乎100%耐药;第三类为中药抗病毒治疗。

(一)神经氨酸酶抑制剂

其作用机制为抑制子代病毒从宿主细胞中释放,均具有抗甲、乙型流感病毒活性。神经氨酸酶可剪切宿主细胞表面及病毒外壳糖基部分的唾液酸末端残基,促进子代病毒从感染细胞中释放,而奥司他韦和扎那米韦等神经氨酸酶抑制剂为唾液酸类似物,可阻断神经氨酸酶的活性位点,使唾液残基保留在细胞表面及病毒外壳上,这样流感病毒的HA与未被切除的唾液酸结合而使病毒聚集在细胞表面,阻止病毒颗粒的装配,从而减少病毒的释放。

1. 奥司他韦(oseltamivir)　是目前治疗流感最常用药物之一,也是公认的抗禽流感、甲型流感最有效的药物之一。本品为前药,口服后在肠道易于吸收,90%以上经肝脂肪酶作用脱去乙酯转变为活性形式羧化奥司他韦,75%以上的口服用量以活性形式进入体循环。本品血浆半衰期($t_{1/2}$)为1~3小时。羧化奥司他韦不再继续代谢,并经尿排出,其$t_{1/2}$为6~10小时。羧化奥司他韦与人血浆蛋白结合率仅为3%,本品与人血浆白蛋白结合率为42%,所以均不足以与其他药物发生明显的竞争性结合而相互影响。本品及代谢物羧化奥司他韦均不是细胞色素P450同工酶的作用底物,也不是其抑制剂。口服用药时部分经粪便排出,食物对血药峰浓度无明显影响,并可减轻不适。有限的资料表明早期应用奥司他韦可降低病死率,故对临床可疑病例,在明确病原之前应尽早给予奥司他韦治疗。如果在应用奥司他韦后仍有发热且临床病情恶化,在排除细菌感染的同时,提示病毒仍在复制,此时可延长抗病毒疗程到 10 天。

有些患者常规应用奥司他韦抗病毒治疗,但临床情况仍不断恶化,WHO 建议方案为给予大剂量个体化治疗,成人可加量至 150mg,2 次/d,疗程延长至 10 天。但对青少年应慎用,因其神经心理副作用仍不清楚。奥司他韦主要在胃和小肠吸收,对胃蠕动不良、胃扩张、腹泻或胃肠功能紊乱者,其生物利用度会不同程度受到影响,建议对胃蠕动不良、胃扩张者经鼻-空肠管给药。

2. 扎那米韦(zanamivir)　本品为口腔吸入粉剂,经口腔吸入后 4%~17% 可进入血液循环,70%~87% 沉积在口咽部,7%~21% 可到达肺部。本品血浆蛋白结合率小于 10%,进入体循环的本品 $t_{1/2}$ 为 2.5~5.1 小时,以原型经尿排出,人体内未见代谢产物,单剂量应用在 24 小时内全部清除,未被吸收的本品经粪便排出。本品的不良反应包括头痛、腹泻、恶心、支气管炎、咳嗽、鼻窦炎和头晕眼花、发热、腹痛、关节痛、风疹等。本品不影响细胞色素 P450 的活性,因而不影响经此酶代谢的药物,目前尚未发现与本品有明显相互作用的药物。

3. 帕拉米韦(peramivir)　是带有 1 个胍基基团和亲脂性侧链的环戊烷衍生物,具有 3 个可以与流感病毒 NA 蛋白活性位点残基相互作用的化学基团,结合牢固,解离速度较低。口服生物利用度为 65%~75%,血浆半衰期为 6~8.5 小时,蛋白结合率为 23%,最后经尿液排出。帕拉米韦的优势在于与 NA 活性位点的结合具有明显较长的半衰期,这将使其作为药物的服用次数减少。非肠道给药帕拉米韦的半衰期接近 24 小时。我国已于 2013 年 4 月批准了帕拉米韦氯化钠注射液,现有临床试验数据证明其对甲型和乙型流感有效。

(二)离子通道 M_2 阻滞剂

临床应用主要有金刚烷胺和金刚乙胺,其作用机制是改变宿主细胞的表面电荷,抑制病毒穿入敏感细胞核释放核酸的过程,抑制病毒的增殖。金刚烷胺和金刚乙胺体内外抗病毒活性主要限于甲型流感病毒的所有亚型,对乙型流感病毒无效。对金刚烷胺和金刚乙胺敏感的甲型病毒株可给予相应治疗。口服金刚烷胺或金刚乙胺治疗可在 1~2 天内减轻发热,缓解全身性及呼吸道症状,减轻症状比减轻感染并发症更有效。有研究发现此类药物发生耐药是由于单个氨基酸替代所致,目前在我国建议采用联合奥司他韦抗病毒治疗,产生协同作用可最大程度地抑制甲型流感病毒复制。

(三)中药抗病毒治疗

在此不做详述。

(四)其他抗病毒药物

利巴韦林(ribavirin),又名三氮唑核苷、病毒唑,是一种广谱的抗病毒药物,经体外试验,它可以抑制 16 种以上的 DNA 和 RNA 病毒增殖,如甲乙型流感病毒、副流感病毒、合胞病毒、汉坦病毒等,其次还有免疫抑制和抗肿瘤作用。利巴韦林属核苷类抗病毒药物,活性靶位之一为 OMP(IFV)的 RNA 聚合酶,能抑制 IMP 脱氢酶而使细胞内 GTP 库消竭,影响 mRNA5′端帽化,抑制 mRNA 翻译起始及链延伸,从而抑制病毒核酸形成。

对于某些缺乏奥司他韦的偏远地区,利巴韦林作为常用的抗流感病毒药物,仍发挥了一定作用。

本章节旨在帮助申请人顺利地完成治疗流感的抗病毒药物的临床开发。内容主要针对流感的临床试验在设计上的几个核心问题,包括治疗的适用范围,诊断标准和定义,血清学和病毒学标志物的使用,以及疗效终点的选择和安全性评估等。

理解本章节内容须与公认的最新诊疗指南相结合。由于开发抗流感治疗药物的领域正处于不断更新的过程中,本章节的内容也会不断修改,以便符合国内现行的政策和国际药物研发的现状。

第二节 受试者特征及选择

一般情况下,应根据试验目的选择受试者,不允许入选标准偏离,因为这样可能损害研究的科学完整性、法规部门的可接受性或受试者安全。因此,必须遵守试验方案中规定的标准。对于治疗性研究,入选标准应包括社区中记录的流感(即有流行病学证据)和临床流感样症状的发生,入选时受试者可同时进行快速病毒学实验室检测。

在入选标准中加入快速病毒学的检测目的是使入选人群中有更多的受试者最终病毒学证据呈阳性。但是需要注意的是,目前所有的快速检测均具有局限性,而且在发生季节性传染病期间,一些快速诊断的阳性和阴性预测值可能不会优于临床筛选标准。另外,新型流感毒株可能具有不同的检测性能和不同的最佳取样部位,而这不可能根据以前的传播毒株的研究进行预测。

需注意的是,疫苗接种量较高的人群可能通过减少对照组中疾病的发生率和严重度而降低显示治疗利益的可能性,或者如一些研究所示,如果预先存在的免疫力和药物治疗具有加和性或协同性,该人群实际上可能会增强治疗利益。如上所述,因为疫苗接种状况可能影响疗效结果,所以它应作为一个入选标准或分组因素。如果在接种疫苗相同的时间段内服用抗病毒药物,抑制疫苗病毒的复制,药物可能在理论上对活病毒流感疫苗的应答产生有害作用;因此,最近接种过活病毒疫苗者一般不得参加研究。另外,新药物对灭活疫苗的作用也不一定与以前的临床表现一致。因此,疫苗接种状况的认真记录和相互作用的适当分析是研究设计、执行和解释的重要部分。

一、入选标准

受试者需满足以下所有标准,才能入选临床试验。

(1)符合流感的诊断标准:流感流行期间,根据接触史,短时间内出现以下临床表现中至少两项,如乏力、头痛、全身肌肉酸痛、咽痛等中毒症状明显,呼吸道症状轻微;体温≥38.0℃。

（2）年龄在 18~50 岁。

（3）发病后 48 小时内。

（4）以下实验室检查中至少一项阳性：分泌物中检出流感病毒抗原、血清抗体反应、RT-PCR 阳性或者病毒分离。

（5）性别不限。

（6）既往体健。

（7）受试者应充分了解试验目的、性质、方法，以及可能发生的反应，自愿参加并签署知情同意书，并能保证接受访视；试验进行过程无计划迁离当前的试验地点。

（8）受试者在此之前没有接受过任何抗病毒治疗。

（9）患者在筛选期间，经全面体检（包括一般体检、血尿常规、血生化检查、心电图等）无严重的肝、肾功能损害且其他指标在基本正常范围并符合所规定的入选标准，方可入选。

二、排除标准

（1）怀疑合并细菌感染者。

（2）近期使用过抗生素、抗病毒药物、激素、解热镇痛类西药或治疗流感中药者。

（3）近期接种过当季流感疫苗者。

（4）肺炎型、中毒型、胃肠型流行性感冒，或出现全身衰竭的严重患者。

（5）妊娠或哺乳期妇女，过敏体质或对多种药物过敏者。

（6）合并心血管、脑血管、肝、肾、造血系统等严重原发疾病，有支气管哮喘、慢性阻塞性肺疾病、精神病患者。

（7）血 WBC>10.5×10^9/L，N≥80%。

三、退出标准

应从研究者和受试者两方面考虑，如果研究者认为继续治疗将对患者造成严重安全性风险时则必须停用研究药物，受试者将退出研究；或者受试者自己要求停止试验，亦可从中途撤出。受试者可能会因以下任何一种原因而永久性地退出试验：

（1）受试者纳入后发现不符合入选标准者。

（2）不良事件［包括严重疾病、不可接受的毒性（血液学或非血液学毒性）或满足试验方案规定的心脏或肝胆事件停药标准］。

（3）试验方案违背/偏离。

（4）研究者判断（从受试者利益角度出发，认为需要退出试验者；或者受试者在试验期间发现病毒学治疗失败或出现严重的机会性感染者）。

（5）受试者怀孕，或者发生了不依从避孕要求的情况（对于参与研究的女性受试者）。

（6）受试者依从性差或不能遵守试验要求者。

（7）试验期间同时参加其他临床研究者。

（8）服用了研究规定的任何禁用药物。

（9）因任何原因对受试者破盲（紧急或非紧急）。

（10）研究关闭或终止。

（11）受试者自己要求退出，撤回知情同意书。

所有提前终止使用研究药物的受试者，如果未撤回知情同意，必须返回研究中心进行终止使用药物访视、随访访视和最终评价访视，并在 CRF 中记录退出的原因。如果受试者失访，研究者应尽一切努力与受试者取得联系，确定停药/退出的原因，必须记录进行追踪的方式，例如打电话的日期、挂号信日期等。

四、脱落病例和剔除病例

1. 脱落病例　所有填写了知情同意书并筛选合格进入试验的患者，无论何时何因退出，只要没有完成方案所规定观察周期的受试者，均称为脱落病例，包括研究者要求其退出的受试者和主动退出的受试者，以及失访患者。脱落病例不能被替换。脱落的原因，一般情况下有以下几种：

（1）不良事件，出现严重的合并症和并发症，专家组认为需要退出。

（2）严重不良事件。

（3）缺乏疗效。

（4）失访（包括受试者自行退出）。

（5）受试者怀孕。

（6）被申办方中止。

（7）虽然完成试验，但服药量不在应服量的 80%～120%。

（8）专家组认为需要退出的其他情况。

2. 剔除病例　出现以下情况的病例需要从临床试验中剔除：误诊，符合排除标准，未曾用药者，无任何检测记录者，由于使用某种禁用的药物以致无法评价药效等。剔除病例应说明原因，其 CRF 表应保留备查。不作疗效统计分析，但至少接受一次治疗且有记录者，可参加不良反应分析。

第三节　有效性评估方法

终点可以包括合并的客观测定结果、卫生保健专业人员的评价和患者报告的症状。对于所有类型的流感研究，疗效终点没有明确标准化。大多数临床试验均需要设定多个次要终点以显示其作用与主要终点的一致性。需要注意的是,应当在方案中说明主要终点和次要终点的选择原理。

一、临床应答

1. 疗效终点　主要的疗效终点是临床症状缓解的时间,定义为在受试的流感感染者中,从受试药物起始服用时间至临床症状缓解的时间。

发热缓解为体温<37℃,且保持 24 小时或以上。

其他症状缓解被认为是从所有流感症状,如发热、鼻卡他/鼻塞、咽喉痛、咳嗽、肌痛、乏力、头痛、寒战、出汗等症状进行评分。评分≤1 分的第一个 24 小时开始算起,且缓解的持续时间须大于 24 小时。

主要观察指标包括:发热持续时间;发热以外其他主要症状的血药浓度-时间曲线下面积(AUC)、缓解时间和症状的严重程度。次要观察指标包括:继发性疾病的发生,如耳炎、支气管炎、鼻窦炎、肺炎等,以及抗菌药物的使用;住院率;家庭成员流感二代发病率:即在患者发病 24 小时后家庭接触者流感的发病人数和发病率。

生活质量的测量包括患者回归正常健康状态和正常活动的时间。该时间点是回归正常生活状态持续超过 24 小时以上的时间点。

2. 病毒学应答　病毒学指标是一种替代终点,它不可作为主要终点用于抗流感病毒药物的审批。因为在流感研究中,病毒学参数未显示能够可靠地预测临床结果,所以临床试验通常对临床结果进行直接评估。但对于治疗和预防设计,病毒学测定为重要的次要终点,其可以用作研究入选标准或可评价性的一部分。病毒分析测定也有助于对预防试验中的终点进行实验室证实。特殊病毒亚型和毒株的鉴别也对次要分析具有重要意义。建议探索在相关部位进行定量培养以及病毒负荷(包括无症状性清除)与二代传播之间关系评估的方法学开发。

伴随使用症状缓解药物(如对乙酰氨基酚)可能增加终点评价的难度,如果使用,则需在方案中明确规定,给药需标准化,且应进行用药监测,以使合并用药所引起的偏倚减到最小。

二、无并发症的急性单纯性流感的治疗

在无并发症的急性单纯性流感治疗的成人研究中,主要临床终点建议为达到事先定义的症状改善水平的时间。主要终点症状包括发热加一组流感症状(如咳嗽、鼻塞、头痛、身痛、咽痛)。次要临床终点建议为恢复正常活动的时间和体温或主要终点所包括的其他各症状消退的时间。

各症状测定应标准化,并建议提供确定依据。不建议将不同类型症状的分数加和成总分数或成为症状曲线下面积,因为很难对不同症状严重程度的单位进行统一。主要分

析人群应包括确诊患有流感的所有受试者[意向性治疗(ITT)感染人群],而补充的分析还应包括所有研究受试者(ITT 人群)。治疗或符合方案人群的探索性分析可能有助于找出剂量给药方法或指导说明中的问题。

三、重病住院患者的治疗

对于需要住院的重病流感患者,建议的终点包括体征和症状、住院时间、对补充供氧或辅助通气的要求、死亡率。终点的选择可能因临床情况和/或病毒毒株不同而变化。病毒清除的持续时间为重要的次要终点,其可能有助于Ⅱ期研究进行剂量比较或Ⅲ期研究进行剂量选择。

四、预防性治疗

预防性研究的主要终点应当是症状性、实验室证实的流感的发生。症状日记加血清学定向培养或核酸扩增试验(NAATs)已用于鉴定实验室证实的症状性流感病例。对具有流感样症状(有或没有实验室证实)的所有受试者进行的补充分析可能是有用的次要终点,但是,它也可能反映的是症状与流感相似的非流感性疾病。

对实验室证实为流感感染的所有受试者(对所有出现症状和无症状的受试者计数作为"预防失败")进行的分析可能是一个有价值的次要终点。但是,还不清楚预防无症状感染的相关性,因为流感预防的目标是预防症状性疾病,而不是实验室鉴定的血清转化现象。一方面,完全避免感染可能会更好,因为无症状感染患者即使有预防药物存在也可能清除和传播病毒;另一方面,如果在停止预防药物后发生新的暴露,无症状感染就可能会提供保护以避免疾病发生。

除了上述通常的主要目标之外,分析在接受预防药物的流感疾病患者中疾病程度是否轻于未接受者也是有价值的。需注意的是,由于使用阳性药物的重要新发病例数相对较低,在大多数预防性研究中,该结果可能难以评估。

五、治疗目的

作为流感疾病的一部分,如果结果和症状更加适合作为多组分主要终点的一部分,则不应将它们分别视作并发症。如果在研究终点中建议需要抗生素治疗的并发症,那么,细菌并发症应当符合关于需要抗生素治疗细菌感染的定义标准和适当的治疗原则。例如,鼻窦炎或支气管炎的许多临床诊断可能为流感自身临床表现的一部分,因而可能不符合有关抗菌治疗的医疗准则。我们建议申请人提出潜在严重结果的预期定义(即使我们预计那些结果发生频率较少,并且因此可能没有足够的事件进行主要分析)来完成正确的次级分析。

如果研发新药的目的在于减少并发症,那么,流感并发症的评估就会非常重要,在方案中应规定并发症收集诊断与管理的细节信息。

六、试验周期和观察时间点

在治疗研究开始后不久的时间段内以及在预防性研究中假定的暴露后进行集中、深入的临床评估非常重要。流感典型的自限性病程导致不能在较晚的时间点观察药物的治疗作用。预防和治疗研究应当包括足够长的随访,以检测症状暂时改善后的复发情况、迟发的不良事件或耐药病毒的出现情况。研究方案应当包括经常性的自我评估,而观察者的评估频率较少或由自我评估结果引起。

七、病毒学检测和耐药性监测

进行疗效评价时需选择有确切病毒学证据的受试者,即受试者明确有甲型和/或乙型流感病毒感染。

如前所述,入选时受试者可同时进行快速病毒学实验室检测,以增加病毒学阳性病例的入组率。目前,国内有多种快速体外诊断检测方法。需要注意的是,这些检测结果不能作为病毒学阳性的确切证据。另外,如果采用未被 NMPA 批准的诊断和检测方法,药物申办者应提供有关方法学和执行的充分信息,以评价该检测方法是否适合用于其建议的目的。在临床试验中使用研究用检测方法不会构成 NMPA 对检测方法的批准或认可。

目前公认的能够提供确切病毒学证据的检测方法为:病毒培养或血清学抗体检测。

采集的标本种类,标本的采集方式、保存、运送、检测时机和检测方法等均应符合公认的方法或有关部门在特殊时期(如流感大流行期)提出的相应要求。

病毒特异抗原及其基因检查:一般取患者呼吸道标本或肺标本,采用免疫荧光或酶联免疫法检测甲、乙型流感病毒型特异的核蛋白(NP)或基质蛋白(M1)及亚型特异的血凝素蛋白。还可用逆转录-聚合酶链反应(RT-PCR)法检测编码上述蛋白的特异基因片段。

病毒分离:一般标本可采集鼻咽吸取液、口腔含漱液、气管吸出物或肺标本等。一般标本在采集后检测前应于4℃保存,并于24小时内进行检测。所有标本检测应在统一实验室(中心实验室)进行,异地检测也应由中心实验室复核,进行检测的实验室应具有相应的资质。

血清抗体测定:应采取急性期(发病后7天内)和恢复期(间隔2~3周或以上)双份血清,−20℃保存直至检测。其抗体检测应在统一实验室(中心实验室)进行,该实验室应具有相应的资质。

从采样点至实验室的运送过程应符合有关部门对该类标本的运送要求。抗体检测应采用公认的方法,所用抗原应为当时流行株。如恢复期抗体效价比急性期高4倍或以上,一般可判断为流感病毒感染阳性。

在评价抗流感药物疗效的研究中,应当在基线时(给药前)、治疗期间以一定的时间间隔和治疗后进行病毒性流感培养(鼻和/或咽喉拭子或鼻洗液)。病毒清除时间为有价值的次要终点,但是如果不常进行培养,就难以对其进行计算。抗流感病毒抗体测定应当在基线时和随访期间(最好是诊断后约4周)进行。血清学检测应使用标准化的方法,并提前提供进行检测的支持信息。流感抗原的血清转化应答评估为增加4或4以上的因子,以辅助评价治疗研究中的流感诊断,并作为预防性研究中实验室证实的症状性流感的结果定义的一部分。因此,一旦确定感染,评估抗病毒药物是否干预抗体应答(以避免治疗研究中出现混淆的作用)以及评价预防性研究中对血清转化的作用程度就非常重要。

亚型和基因型确定可能对探索与干预作用的关系,以及在流感与病毒传播预防的研究中确定病毒传播的来源非常重要。在临床试验中(潜在性的研究设计范围),应当检查对研究药物的基线易感性和抗性的产生。如果没有良好标准化和一般公认的易感性检测方法,则应当保留样品以用于将来的检测。在某些情况下,多种易感性检测方法可能会有保证。例如,酶抑制检测可能有助于筛选样品,但是它产生的结果可能不同于病毒产量检测,而两种检测结果可能对抗性评估均很重要。

在一些设计研究中,可能需要考虑疫苗与抗病毒药物之间的相互作用。应谨慎考虑对血清样品用作血清转化现象评估的时间,从而区分疫苗的抗体应答与作为诊断证明的感染有关的血清转化。

在研发的早期应提供详细的病毒耐药监测方案,方案描述建议的分析、样品采集时间、检测特征(不同的流感类型与亚型)和检测方法,同时在研发过程中的适当阶段讨论更新的资料。由于潜在病毒决定簇传染性和毒性的复杂性以及多种突变的潜在性,有时产生不同的补偿性后果,应谨慎处理耐药病毒的相对适合度问题。

八、Ⅲ期研究的统计学考虑

申办者应当提供包括统计分析计划(SAP)的方案以进行审评。

1. 治疗研究　在无并发症的急性流感疾病的成人治疗研究中,主要终点应当是达到定义的症状改善水平的时间。主要疗效分析应当针对实验室证实的流感人群,即使直到基线后才有定义的基线特征出现。由于在临床实践中有可能在诊断证实前做出治疗决定,因而安全性分析应当基于所有随机化的受试者。

在此类研究中,随机化和分析单位是各研究受试者。当入选标准设定十分宽泛,需要分组分析时,我们建议按从症状发生以后的时间分组。当在不同种类人群中进行研究,该人群的具体特征(如病毒毒株、吸烟状况、地理位置、使用非处方药治疗缓解症状、其他伴随治疗)均可能会影响疾病的自然史或治疗作用的强度范围,那么,就值得考虑其他可能的分组变量。

在这些短期试验中,申办者应当避免对 ITT 感染人群中的受试者进行期中分析。SAP 中对缺失数据的处理应当有明确的规定。

2. 预防性研究　在预防性研究中,主要终点应当是有症状的、实验室证实的流感的发生。

可以入选预防性研究(每项研究均有自己的设计和分析考虑)的人群实例包括:家庭成员、健康成人群体和医护疗养所人群。

(1) 家庭成员:应事先进行确定并筛选家庭,该家庭应具有多名成员,且年龄分类适当。当在筛选家庭中报告有指示病例(即流感患者)时,该家庭就应当被随机分配至 1 个治疗组。有如下 3 种可能的设计:

1) 指示病例未进行治疗,而且家庭中的所有接触者均随机分配至同一治疗组(安慰剂或研究药物组)。

2) 指示病例进行治疗,而且家庭中的所有接触者均随机分配至安慰剂或研究药物组。

3) 进行具有 4 个组的析因研究,其包括指示病例(治疗或未治疗)与治疗或未治疗的接触病例的 4 个组合:治疗的指示病例和给予预防的接触病例;治疗的指示病例和给予安慰剂的接触病例;未治疗的指示病例和给予预防的接触病例;未治疗的指示病例和给予安慰剂的接触病例。

如果治疗指示病例会减少对接触病例的风险,那么第二个设计所提供的预防检测把握度就会小于第一个设计。如果想要描述指示病例治疗对接触病例风险的益处以及接触病例预防的益处,则建议使用第三个设计。

在家庭研究中,整个家庭同时是随机化单位和分析单位。主要疗效分析应当比较治疗组之间至少有一个随机化接触病例发生有症状的、实验室证实的流感的家庭的百分数。换言之,如果家庭中有一个接触病例成为有症状的感染者,那么,这个家庭就可计数为感染家庭。如果没有一个接触病例成为感染者,那么,就认为这个家庭不属于感染家庭。次要分析还要比较阳性治疗与安慰剂治疗组之间发生有症状的、实验室证实的流感的接触病例的百分数。

同一家庭中的不同接触病例接受不同用药方案的设计引起了药物共用的担忧,并产生了更多有关家庭内部关系的问题。与之相似,用各个接触病例作为分析单位的分析也可能产生同类问题。可以使用家庭规模分组法,但预计这不会产生任何相应的把握度增加。

(2) 健康成人群体:对于健康成人的群体研究(如大学校园),应当在流感季节开始时对受试者进行筛选,在出现预定的流行病学信号时,即流感正在目标群体或较大的群体(如包含大学校园的地区)中传播时,就将他们随机分配至对照组或试验预防组中。

(3) 医护疗养所人员:对于在疗养院进行的研究,筛选、随机化和分析与健康成人群体社区研究相似。疗养院研究应当包括更加谨慎的定义和临床终点监测,因为受试者可能缺乏自我评估能力,而且工作人员将对受试者健康状况的多方面进行监测。后面的这些问题也适用于疗养院中的治疗研究。

在疗养院和其他社区居住者的预防性研究中,随机化单位和分析单位是各研究受试者。

预防性研究中的统计把握度取决于方案定义的终点结果(症状性、实验室证实的感染)数量和干预的作用强度,而与入选的受试者数量无关。因此,预防性研究的样本量应当根据预计的这些终点结果数量和谨慎评估的作用强度而定。由于每年流感的发生率均不可预知地发生变化,所以在一个流感季节期间,社区群体预防性研究中的受试者数量可能少于预计的流感疾病患者数量。监测流感病例总数以观察数量是否少于预计的数量是合理的。如果流感发生率很低,即使方案最初没有详细说明,继续研究至第二个流感季节也是可行的。如果此时流感疾病的总数仍不充分,那么,在第一个季节结束时不应当对结果揭盲。

对于预防性研究,主要分析和把握度计算可以基于比较研究治疗组预防治疗失败情况(有症状的、实验室证实的流感)的概率比值比或相对风险。由于阳性预防组的失败倾向于较少,应当使用精确的统计方法,而不是正常的近似值进行推理。

在具有少量治疗结果的研究中,将缺失数据减到最少非常重要。研究者应当努力获得受试者的最终状态,无论受试者进行或没有进行分配的治疗,在研究中或已中止了研究。如果在申办者使用完所有合理的方法说服受试者返回进行评价后,受试者仍没有返回,就应当收集并记录下列信息:受试者的状态(如确定是否还存活)、受试者及其接触者对流感症状和不良事件的描述,以及受试者整体的身体状态。

日记卡缺失几天数据(如小于 1 周)的受试者或实验室证实为阴性,且缺失血清学评估随访的患者被认为是缺失数据。在社区和疗养院研究中,缺失数据的患者被视为没有症状的、非实验室证实的流感。无证实的流感病例,且至少有一个接触病例退出研究的家庭被定义为具有缺失数据的家庭。在主要分析中,具有缺失数据且没有确定的流感病例的家庭被视为没有症状的、非实验室证实的流感。

由于预防失败是根据流感症状和实验室证实(病毒检测)进行定义的,所以,这些症状的来源和这些检测的性能将对观察到的失败产生作用,从而对研究把握度和分析产生影响。检测特异性(即在样品确实为阴性时将样品划分为阴性的检测能力)可能具有最主要的影响。使用具有高度特异性和灵敏度的检测法对增加研究把握度具有重要意义。

申办者必须保证保存了有关的研究记录(如日记数据和原始实验室图表的复印件),这样就可以在 NMPA 进行任何检查时使用它们。

九、风险-获益

在整个研发过程中,均应当考虑流感干预潜在风险与获益之间的平衡情况。风险-获益的考虑可能会受到公共卫生需要状态(如流行性和大流行性流感的严重度、传播的流感毒株毒性、疾病和并发症的流行病学、疫苗的可用性)和其他抗流感药物供应状况及明显作用等因素的影响。

第四节　特殊人群中进行的研究

一、儿童

流感患儿容易出现并发症,<5 岁的儿童(尤其是<2 岁儿童)住院和入住 ICU 的风险更高。对已发表的双盲、随机对照研究结果分析显示,年龄>12 岁的患儿,采用神经氨酸酶抑制剂(neuraminidase inhibitors,NAI)抗流感病毒治疗(包括帕拉米韦、磷酸奥司他韦、扎那米韦、拉尼米韦)可有效缩短流感病程,尤其是重症流感患儿,及早使用 NAI 抗病毒治疗可明显降低病死率。一项 784 例 0~17 岁住院的流感患者的研究,包括 2009 年甲型 H_1N_1 流感大流行期间的 591 例患者,大流行后 2 年间的 193 例患者,多因素分析显示,NAI 降低死亡风险 64%,48 小时内开始抗病毒治疗较延迟治疗可有效降低患儿的病死率。

目前我国批准上市的 NAI 包括帕拉米韦、磷酸奥司他韦和扎那米韦,其中磷酸奥司他韦在我国推荐可用于<1 岁儿童的流感治疗,扎那米韦用于>7 岁儿童的治疗。帕拉米韦是第一个批准的静脉应用的 NAI,可用于各年龄段人群。2009 年 H_1N_1 流行期间美国 FDA 批准该药用于儿童治疗。来自日本的临床资料显示,帕拉米韦在儿童患者(125 日至 15 岁)中无明显的不良反应。另一项多臂对照研究显示,帕拉米韦相比磷酸奥司他韦、扎那米韦能更快地改善发热等症状。由于是静脉给药,帕拉米韦在重症患者及无法口服的儿童患者治疗中有一定的优势。

二、妊娠期女性

妊娠期的生理和免疫特点使得孕妇较非妊娠女性更易患重症流感,入住 ICU 和病死率明显增加,流产、早产、死胎发生率增加。由于孕妇的特殊性,抗病毒治疗往往被拒绝或延后。2009 年流感流行期间的一组数据显示,与早期抗病毒治疗(发病 48 小时内)相比,延迟抗病毒治疗孕产妇入住 ICU 或死亡的风险是前者的 4.3 倍。采用 NAI 抗流感病毒治疗,目前尚未发现对孕妇和胎儿有严重的不良反应。一项前瞻性研究观察了妊娠期间使用扎那米韦和磷酸奥司他韦对胎儿和妊娠的影响,结果显示,两种药物均未造成不良妊娠结局。对磷酸奥司他韦上市后的资料分析显示,使用磷酸奥司他韦抗病毒治疗的 2 128 例妊娠女性的流产和早产发生率均低于同期孕妇(包括感染和未感染流感病毒的孕妇),胎儿的出生缺陷也与药物无关。在流感流行季节,妊娠期间出现流感样症状,在排除其他病因后,应尽早开始抗流感病毒治疗,不必等待病毒检测结果。

第五节 临床安全性评估

安全性评价指标包括观察和记录所有的不良事件和严重不良事件,全身体格检查、生命体征,实验室检查(血液学检查、血生化、尿常规)、心电图的改变等。研究者应对出现的不良事件及时采取相应的治疗措施,并在 CRF 的相应表格中填写报告,判断该不良事件或严重不良事件与试验药物的关系。如果试验中发生严重安全性问题,由申办者和研究者共同协商,决定是否中止试验,申办者根据情况也可主动要求中止本临床试验。

一、不良事件和严重不良事件

(一) 不良事件

1. 不良事件的定义 不良事件的定义见第二章第六节。药品不良反应(ADR)指按规定剂量正常使用药品时出现的有害和未预料的对药品的反应。药品不良反应意味着需要产品与不良事件之间有因果关系。在临床研究中,所有与药品使用有因果关系的有害和非预料药品反应,均应视为药品不良反应。

2. 不良事件与研究药物的关系 研究者应对不良事件和研究药物以及合并用药之间的关联做出评价。不良事件评价标准:在所有的临床试验中,都要求研究者评价任何不良事件与试验药物的因果关系。常用 4 个概念描述不良事件与治疗的关系,即肯定有关、很可能有关、可能有关、不可能有关。我国曾采用 5 级评定标准,即在"可能有关"与"不可能有关"间增加了"可疑有关"。而 WHO 乌普萨拉监测中心的指南则推荐采用 6 级评定标准:

(1)肯定(certain):是指服药后在可信的合理时间内发生的,且不能用并发症、其他药物或化学物质解释,且对撤药有合理的临床反应。

(2)很可能(probable/likely):是与服药时间存在合理的时间顺序的临床事件(包括实验室检查异常),不大可能是并发症、其他药物或化学物质引起,且对撤药有合理的临床反应。

(3)可能(possible):是与服药时间存在合理的时间顺序的临床事件(包括实验室检查异常),但也能够用并发症、其他药物或化学物质解释,缺乏或不清楚撤药后的信息。

(4)不太可能(unlikely):是与服药时间存在暂时的时间顺序,但因果关系可能性不大的临床事件(包括实验室检查异常),可以很好地用其他药物或化学物质以及潜在的疾病解释。

(5)未评价(conditional/unclassified):是作为不良反应报告的临床事件(包括实验室检查异常),但要作适当评价尚需更多的数据,或额外的数据正在实验中。

(6)无法评价(unassessable/unclassifiable):是建议作为不良反应报告,但因为信息不足或互相矛盾而无法做出评价,且其信息也不能补充或证实。

评估不良事件与药物因果关系的要点:对不良事件因果关系的评估在许多情况下是武断的,往往取决于研究者的临床判断能力和对试验药物的了解程度。但一般可从以下几方面进行综合分析:用药与出现不良事件的时间关系及是否具有量效关系;是否属已知的药物反应类型;停药或减量后不良事件是否缓解或消失;在严密观察并确保安全的情况下,重复试验时不良事件是否再次出现;不良事件是否可用合并用药的作用、患者病情进展、其他治疗的影响来解释。

3. 重要不良事件　不一定符合严重不良事件,但研究者判定为非预期的,有潜在风险需要医疗干预预防产生严重不良事件的后果。

4. 临床研究结束时对现存不良事件的随访　提供一个合理的解释。如果不良事件在病例报告长期收集后仍存在,则应随后提供不良事件随访报告表,或研究者严重不良事件或不良事件导致研究中断的不良事件必须进行随访,直至不良事件完全解决或主要研究者认为其不再有临床意义。

(二) 严重不良事件

1. 严重不良事件的定义　严重不良事件(SAE)的定义见第二章第六节。

为了保证安全性数据的完整收集,研究过程中(即受试者签署知情同意书后),即使受试者尚未服用研究药品,所发生的所有严重不良事件也必须完整记录下来。

2. 严重不良事件的报告程序　对于在研究过程中出现的任何严重不良事件,不论是否与研究用药相关,也不论是预期或非预期的,研究者均应按下列步骤进行:

(1)根据需要,给予及时适当的医疗,保证受试者的安全是第一位的。

(2)尽可能完整地填写研究者文档中提供的严重不良事件表。

(3)研究者必须在24小时内将事件以电话或传真通知CRO公司及申办者(或其代表),并讨论下一步骤。

(4)监查并记录事件的整个过程进展直至事件解决或达到临床稳定的结果。

(5)通知监查员不良事件的最终结果,如必要时,发出修正或更新内容的严重不良事件表。

(6)按照严重不良事件报告的相关法规规定立即报告伦理委员会和相关机构。研究者应向申办者或其代表提供已通知伦理委员会的证明。

(三) 针对可能出现的不良事件的处理措施

不良事件的分级标准均采用美国国立癌症研究所不良事件通用术语标准(3.0版)(NCI CTCAEV3.0)来进行分级。当受试者出现不可耐受的毒性反应时,经研究者判定,可以暂停研究治疗,每次因为不良事件而暂停试验药物治疗的时间最长不能超过14天,否则退出本研究。

研究人员对研究过程中出现的不良事件要做记录,提出医学上的判断,采取相应的处理措施。

1. 肺炎　重症肺炎是流行性感冒最常见的严重并发症,可以导致死亡。如研究过程中合并肺炎,则需退出研究,并进行对症治疗。

(1)氧疗:低氧血症的患者,应及时提供氧疗,保证脉搏氧饱和度(SpO$_2$)>90%(如能维持在93%以上更为安全)。在高原地区的人群,诊断低氧的标准不同,SpO$_2$的水平应相应调整。

动态观察患者的情况。若患者氧疗后氧饱和未得到预期改善,呼吸困难加重或肺部病变进展迅速,应及时评估并决定是否实施机械通气,包括无创通气或有创通气。

(2)机械通气:包括无创机械通气(经鼻或口鼻面罩)及有创机械通气(经鼻、经口插管及气管切开)。其目的主要为:①于通气不足者应用呼吸机,提供部分或全部肺泡通气满足机体需要。②纠正比例失调,改善气体交换功能,维持有效气体交换。③减少呼吸肌做功,减少氧耗及二氧化碳产生。

(3)抗菌治疗:以早期、广谱和有效为原则,并可据本地区流行病学病原谱经验性用药,宜先使用高阶、广谱抗生素后降阶梯治疗,3天后判断疗效,尽可能获取病原学资料靶向治疗。抗生素应用前尽量留取病原学检测标本,如血培养、痰培养、痰涂片、胸水培养等的标本。

(4)抗休克补液治疗:根据患者的心率、血压和尿量可快速输液800～1 000ml,待血压回升,尿量>30ml/h后减慢输液速度,24小时补液量可达3 000~4 000ml,液体选择以晶体液(生理盐水、5%糖盐水、平衡盐)为主,必要时可适当补充胶体溶液如白蛋白、全血等。常用低分子左旋糖酸,24小时不超过100ml。在补充血容量基础上酌情应用血管活性药物,如多巴胺、多巴酚丁胺、间羟胺或东莨菪碱等。

(5)对症支持及防治并发症:有早期心衰或急性肺水肿征象时,可给予西地兰、呋塞米静脉注射。发生急性呼吸窘迫综合征,弥散性血管内凝血,肾功能衰竭,心律紊乱给予相应治疗。

2.休克　难治性休克属于流感患者最常见的死因之一,如研究过程中合并休克则需退出研究,并进行对症治疗。

(1)感染性休克治疗

1)重视早期液体复苏:一旦临床诊断感染或感染性休克,应尽快积极液体复苏,6小时内达到复苏目标:中心静脉压(CVP)8~12mmHg;平均动脉压>65mmHg;尿量>0.5ml/(kg·h);中心静脉血氧饱和度或静脉血氧饱和度大于70%,若体液复苏后CVP达8～12mmHg,而中心静脉血氧饱和度或静脉血氧饱和度未达到70%,需要输注浓缩红细胞使血细胞比容达30%以上,或输注多巴酚丁胺以达到复苏目标。

2)血管活性药物、正性肌力药物:去甲肾上腺素及多巴胺均可作为感染性治疗首选的血管活性药物。小剂量多巴胺被证明具有肾脏保护及改善内脏灌注的作用。多巴酚丁胺一般用于感染性休克治疗中经过充分液体复苏后心脏功能仍未见明显改善的患者。

3)对于依赖血管活性药物的感染性休克患者,可应用小剂量糖皮质激素。

4)ARDS并休克时,一是要积极地抗休克治疗,二是要高度重视液体管理,在保证循环动力学稳定情况下,适当负平衡对患者有利。

（2）心源性休克治疗：遵循 ABC 原则，补充血容量，应用血管活性药物，应用正性肌力药物，机械性辅助循环支持：如主动脉内球囊反搏。

3. 肾脏毒性处理与治疗　流感患者中，肾脏也是常受累的器官，表现为急性肾功能衰竭，多为肾前性和肾性因素引起。血清肌酐水平≥1.5×ULN，则应停用研究药物，受试者应随访或退出研究。并根据临床症状积极采取药物或措施进行对症治疗。

合并急性肾功能衰竭的 ARDS 患者可采用持续的静脉-静脉血液滤过或间断血液透析治疗。肾脏替代治疗有助于合并急性肾功能不全的 ARDS 患者的液体管理。对血流动力学不稳定患者，持续肾脏替代治疗可能更有利。

4. 流感样症状处理　研究期间若受试者体温大于 38.5℃，且肌肉酸痛明显或受试者体温大于 39℃，可予以物理或药物降温（如对乙酰氨基酚片）。

其他流感样症状（如寒战、乏力、头痛、肌肉酸痛、恶心、食欲下降等）难以耐受者，给予相应的支持治疗。

5. 白细胞减少症处理

1 级：及时复查血象，进行营养预防，不需进行针对性措施。

2 级及以上：在积极预防控制感染的基础上可给予相应的 G-CSF 等药物促进恢复。

6. 肝功能损伤处理

1 级：定期复查，密切观察，并判断是否和药物相关。

2 级及以上：给保肝药物促进恢复，如葡醛内酯、谷胱甘肽等。如果符合以下条件，应停用研究药物：

• GPT≥2×ULN 伴有肝炎加重或超敏反应症状的出现或加重，如疲劳、恶心、呕吐、右上腹疼痛或压痛、发热、皮疹或嗜酸性粒细胞增多。

• GPT≥2×ULN，持续≥4 周。

• GPT≥2×ULN 且不能每周监测一次持续 4 周。

此外，应嘱咐患者饮食以清淡可口为宜，适当增加蛋白质和维生素的摄入量，并做好心理护理，减轻焦虑，注意休息。

7. 血脂异常　研究者应根据受试者是否有冠心病等危症以及有无心血管危险因素，结合血脂异常水平进行全面的评价，选择合适的调脂药物，并定期进行监测。

8. 腹泻处理　止泻药如盐酸洛哌丁胺等可有效控制腹泻。

1~2 级：一般不需要特殊的支持疗法，应鼓励患者多喝水。

3~4 级：必须立即采取支持疗法，研究者认为暂时停用药物及其他对症治疗不能缓解，则应停用药物。

9. 中毒性表皮坏死松解型药疹　可采用以下方法。

（1）停用可疑致敏药物。

（2）应用糖皮质激素。

（3）大剂量静脉应用丙种球蛋白，用药时间为 3~5 天。

（4）应用免疫抑制剂。

（5）促进药物排泄。

（6）支持疗法：维持水、电解质、酸碱平衡，纠正低蛋白血症，补充能量。

（7）局部治疗及护理（据病情和实验室检查情况，进行抗菌和抗真菌治疗）。

二、临床实验室检查异常的不良事件和严重不良事件

筛选期/入组访视和研究结束期访视采集血样、尿样标本进行实验室检测：血常规和血生化，包括谷草转氨酶（GOT）、谷丙转氨酶（GPT）、总胆红素、肌酐、尿素氮、血糖、甘油三酯。需注意，由于流感患者需及时用药，筛选时血生化检测建议急查。如果患者既往或目前有原发或继发肾脏疾患，必须待血肌酐检测结果出来后，再由研究者决定是否入组和用药。尿液检查（尿比重、PI 值、蛋白、尿糖、红细胞、白细胞）、妊娠试验（仅限具有生育能力的女性患者）、心电图、胸部 X 光检查。

如果研究过程中或结束访视中血尿常规、血生化、心电图有异常，应再次复查；研究者判断超出正常范围的化验结果是否有临床意义，并在病例报告表的不良事件中记录有临床意义的实验室异常结果，并将随访至恢复到基线水平或有合理的解释。

流感快速病毒学检查应给药前进行。注意需诊断阳性才能入组。

三、特殊公共卫生情况下的技术及管理考虑

基于对新型流感病毒株大范围传播可能性的关注，相关创新性药物研发时也要考虑其用于大流行性流感或人禽流感（与季节性流感相比）或特殊亚型流感的可行性。如前所述，一般而言，抗病毒药物的分子靶点不显示亚型特异性，但是抗药性毒株可在不同亚型和亚型内出现，而其他毒株仍然有活性。对于不同于临床试验研究毒株的毒性因子的新毒株，无法预测抗病毒药物对其的作用，但是，如果分子靶点仍十分相似，从理论上推测抗病毒药物可能对新毒株有一些作用。为帮助分析药物对可能出现的新毒株的作用，在临床试验期间应关注并收集传播毒株的资料，并及时分析。

为在流感大流行或人禽流感情况下使用抗病毒药物，应鼓励有资格的申请人准备可能适用于流感大流行或人禽流感情况的方案，并且可以在紧急情况下迅速制定和实施。另外，在紧急公共卫生情况下，不排除使用未批准的药物或采取已批准药物的未批准用途。

流感在全世界呈不同季节性出现，但引起洲际暴发流行的病毒毒株常常相似。由于难以预计特定区域内暴发流感的时间和强度，因此建议境外申请人在设计流感药物研发项目时，应考虑中国的试验数据以支持在中国的上市批准。但在紧急公共卫生情况下，不排除国外数据支持的相应药物在国内的紧急使用。当申请人依靠国外数据时，应该提供研究所在国家的下列资料支持：正在传播的流感毒株、临床疾病特征、研究人群人口学特征、医疗护理标准以及其他医疗干预使用情况。应根据通用的药物管理政策评估国外数

据与中国药物获批可能的相关性,同时考虑研究执行标准、研究人群人口学特征、研究点检查可行度以及疾病表现的适用性和常规医疗护理与中国相应情况的对比。

需要说明的是,特殊公共卫生情况的紧急使用(包括未获批药物的紧急使用,或已批准药物未批准用途的紧急使用,以及国外数据支持的相应药物在国内的紧急使用)并不意味着药物获得常规批准。因为特殊公共卫生情况下会导致药物紧急使用的利益-风险评估不同于常规批准。但申请人可在紧急公共卫生情况的使用过程中及时、规范地收集数据,进而支持药物获得常规批准,或获准增加大流行性流感或人禽流感(与季节性流感相比)或特殊亚型流感等适应证。

(段艳坤 龚作炯)

参 考 文 献

[1] 卫生部办公厅.人禽流感诊疗方案(2008版).光明中医,2009,24(3):Ⅰ-Ⅶ.

[2] FENG E,YE D,LI J,et al.Recent advances in neuraminidase inhibitor development as anti-influenza drugs. Chem Med Chem,2012,7(9):1527-1536.

[3] MCKIMM-BRESCHKIN J L,ROOTES C,MOHR P G,et al.In vitro passaging of a pandemic H1N1/09 virus selects for viruses with neuraminidase mutations conferring high-level resistance to oseltamivir and peramivir,but not to zanamivir.J Antimicrob Chemother,2012,67(8):1874-1883.

[4] CHEN C,JIANG Z Y,YU B,et al.Study on the anti-H1N1 virus effects of quercetin and oseltamivir and their mechanism related to TLR7 pathway.J Asian Nat Prod Res,2012,14(9):877-885.

[5] TUNA N,KARABAY O,YAHYAOǦLU M.Comparison of efficacy and safety of oseltamivir and zanamivir in pandemic influenza treatment.Indian J Pharmacol,2012,44(6):780-783.

[6] LEE C M,WEIGHT A K,HALDAR J,et al.Polymer-attached zanamivir inhibits synergistically both early and late stages of influenza virus infection.Proc Natl Acad Sci USA,2012,109(50):20385-20390.

[7] 顾轶娜,林东海.新型抗流感病毒神经氨酸酶抑制剂帕拉米韦研究进展.中国生化药物杂志,2009,30(4):273-276.

[8] KISELEV O I,DEEVA E G,MEL′NIKOVA T I,et al.A new antiviral drug Triazavirin:results of phase Ⅱ clinical trial.Vopr Virusol,2012,57(6):9-12.

[9] 田少雷,邵庆翔.药物临床试验与GCP实用指南.2版.北京:北京大学医学出版社,2010.

[10] 中国医师协会呼吸医师分会.合理应用抗流行性感冒药物治疗流行性感冒专家共识(2016年).中华内科杂志,2016,55(3):244-248.

[11] 彭文伟.传染病学.6版.北京:人民卫生出版社,2004.

[12] HAYDEN F G,OSTERHAUS ADME,TREANOR J J,et al.Efficiency and safety of the neuraminidase inhibitor Zanamivir in the treatment of influenzavirus infections.N Engl J Med,1997,337(13):874-880.

[13] 获得药品临床研究有效性证据的技术指导原则.(1998-05)[2017-07-14].http://www.cde.org.cn/attachmentout.do? mothed=list&id=731.

第六章

抗结核药物临床试验设计与实施

第一节　概　述

结核病是由结核分枝杆菌(*Mycobacterium tuberculosis*,MTB)引发的感染性疾病,至今仍是严重威胁人类健康的疾病。结核分枝杆菌(简称结核杆菌)的传染源主要是排菌的肺结核患者,主要通过呼吸道传播。健康人感染结核杆菌并不一定发病,只有在机体免疫力下降时才发病。自古以来,结核病的肆虐夺去了数亿人的生命,自 20 世纪 40 年代开始,由于链霉素、异烟肼、利福平等有效抗结核化疗药物的发明,这一传染病曾一度得到有效控制。然而,随着人类免疫缺陷病毒(HIV)感染、艾滋病(AIDS)的流行,以及结核杆菌耐药性的加重、流动人口的增加,结核病的疫情在发展中国家依然严重,而发达国家则出现结核病疫情回升的趋势。2018 年 9 月 18 日世界卫生组织(WHO)发布 2018 年全球结核病年度报告,估算 2017 年全世界新发结核病病例约 1 000 万,其中包括 580 万成年男性,320 万成年女性以及 100 万儿童;耐药结核依然是一场公共卫生危机,2017 年全球约有 55.8 万人为耐利福平结核病(RR-TB),而这些人中有 82% 为多重耐药结核病(MDR-TB)。有三个国家几乎占了全球一半的 MDR/RR-TB 病例:印度(24%)、中国(13%)和俄罗斯(10%)。全球范围内,2017 年共有 160 684 名 MDR/RR-TB 病例被检测出并上报,比 2016 年的 153 119 小幅增加。其中,共有 139 114 名患者(87%)参与了二线方案的治疗。MDR/RR-TB 的治疗成功率仍然很低,全球为 55%。2017 年结核病在全球范围内夺去了约 160 万人的生命,包括 130 万 HIV 阴性和 30 万 HIV 阳性的结核病患者;WHO 估算我国 2017 年新发肺结核人数为 88.9 万,次于印度居全球第 2 位。

结核病的传染源主要是痰涂片或培养阳性的肺结核患者,涂阳肺结核的传染性最强。结核杆菌主要通过呼吸道传染,活动性肺结核患者咳嗽、喷嚏或大声说话时,会形成以单个结核杆菌为核心的飞沫核悬浮于空气中,从而感染新的宿主。此外,患者咳嗽排出的结核杆菌干燥后附着在尘土上,形成带菌尘埃,亦可侵入人体。经消化道、泌尿生殖系统、皮肤的传播极少见。糖尿病、硅肺、肿瘤、器官移植、长期使用免疫抑制药物或肾上腺皮质激素者易伴发结核病,生活贫困、居住条件差以及营养不良是结核病高发的社会因素。越来越多的证据表明,除病原体、环境和社会经济等因素外,宿主遗传因素在结核病的发生发展中也甚为重要,个体对结核病易感性或抗性的差异与宿主某些基因相关。现已筛选出多种人的结核病相关候选基因,国内外已有报道3类HLA基因区多态性与结核病易感性的关系,以Ⅱ类基因为多;非洲和亚洲人群中的 SLC11A1 基因多态性与结核病易感性也相关。

肺结核可分为原发性肺结核、血行播散性肺结核及继发性肺结核等。原发性肺结核即人体初次感染结核杆菌即发病的肺结核类型。结核杆菌进入肺泡后在巨噬细胞内生长繁殖,引起肺部原发病灶,此时机体尚未形成特异性免疫,结核杆菌沿着淋巴管到达肺门淋巴结,造成局部的肺门淋巴结结核,这就形成典型的原发综合征,即肺部原发病灶加上引流淋巴管和肺门或纵隔淋巴结结核。4~6周后机体免疫力形成,感染被控制,90%患者的原发灶和肺门淋巴结炎症消退,仅遗留钙化灶。若机体免疫力低下,则感染播散、恶化。本型肺结核多见于儿童。血行播散性肺结核是结核病灶破溃致结核杆菌进入血液循环,或偶尔活动性结核病灶侵蚀淋巴发生播散,主要发生在免疫功能低下的患者,儿童多见,成人见于糖尿病、免疫抑制和分娩后的患者。若短时间内大量高毒力结核杆菌进入血液循环,形成急性血行播散性肺结核,常伴有全身播散而引起其他脏器的结核,如结核性脑膜炎、腹腔结核、骨结核等。如为少量结核杆菌间歇进入血液循环,患者免疫功能相对较好时,形成亚急性或慢性血行播散性肺结核,病变可局限于肺或一部分肺组织。继发性肺结核是肺结核中的一种主要类型,主要是由于初次感染后的结核杆菌重新活动而发病,少数可为外源性再感染。临床上由于机体免疫状态的不同而在病理上变化多样,表现为渗出性浸润性病灶、增殖性病灶、干酪性肺炎、纤维空洞性病变、结核球等,常是多种病灶并存,以某种表现为主。继发性肺结核常有干酪坏死和空洞形成,排菌量大,是主要的传染源,在流行病学上具有重要的意义。

原发性肺结核初期,多无明显症状。或起病时略有发热、轻咳或食欲减退;或发热时间可达2~3周,伴有精神不振、盗汗、疲乏无力、饮食减退、体重减轻等现象;也有的发病较急,尤其是婴幼儿,体温可高达39~40℃,持续2~3周,以后降为低热。儿童可伴有神经易受刺激、容易发怒、急躁、睡眠不好,甚至腹泻、消化不良等功能障碍表现。肺部检查多无明显阳性体征,只有在病灶周围有大片浸润或由于支气管受压造成部分或全肺不张时可叩出浊音,听到呼吸音减低或局限性干、湿啰音。血行播散性肺结核急性患者起病多急,有高热(稽留热或弛张热),部分病例体温不太高,呈规则或不规则发热,常持续数周或数个月,多伴有寒战、周身不适、精神不振、疲乏无力及全身衰弱;常有咳嗽,咳少量痰,气短,肺部结节性病灶有融合趋向时可出现呼吸困难;部分患者有胃肠道症状,如胃纳不佳、腹胀、腹泻、便秘等;少数患者并存结核性脑膜炎,急性粟粒性肺结核并存脑膜炎者可占67.7%,常有头痛、头晕、恶心、呕吐、畏光等症状。亚急性血行播散性肺结核患者的症状不如急性显著而急骤;不少患者有反复的、阶段性的发热畏寒,或者有慢性结核中毒症状,如微汗、失眠、食欲减退、消瘦等;有些患者有咳嗽、胸痛及血痰,但均不严重。慢性血行播散性肺结核由于病程经过缓慢,机体抵抗力较强,代偿功能良好,症状不如亚急性明显。继发性肺结核:发病初期一般可无明显症状。病变逐渐进展时,可出现疲乏、倦怠、工作精力减退、食欲缺乏、消瘦、失眠、微热、盗汗、心悸等结核中毒症状。但大多数患者因这些症状不显著而往往察觉不到。如病变不断恶化,活动性增大,才会出现常见的全身和局部症状,如发热、胸痛、咳嗽、咳痰、咯血等。大叶性干酪性肺炎发病很急,类似大叶性肺炎。患者有高热、恶寒、咳嗽、咳痰、胸痛、呼吸困难、痰中带血等现象,可呈 39~40℃ 的稽留热,一般情况迅速恶化,并可出现发绀。胸部阳性体征可有胸肌紧张、浊音、呼吸音粗糙或减弱,或呈支气管肺泡音,背部尤其肩胛间部有大小不等的湿啰音等。慢性病例多数表现为慢性病容,营养低下;一般有反复出现的结核中毒症状及咳嗽、气短或发绀等;慢性经过,病变恶化、好转与静止交替出现,随着病情的不断演变,代偿功能逐步丧失。体征可见胸廓不对称,气管因广泛纤维性变而移向患侧。患侧胸廓凹陷,肋间隙狭窄,呼吸运动受限,胸肌萎缩,病变部位叩诊呈浊音,而其他部位则有肺气肿所致的"匣子音"。局部呼吸音降低,可听到支气管呼吸音或空瓮性呼吸音,并有干、湿啰音,肺下界可降低,心浊音界缩小。肺动脉第二音可因肺循环压力增高而亢进。有的患者可出现杵状指。

肺结核治疗的目的是杀灭或抑制结核杆菌,主要的治疗方法是化学治疗,结核病灶中的菌群不均一,初治结核杆菌中大部分对一线抗结核药物敏感,但有少量天然耐药菌,耐利福平发生的概率为 10^{-8},异烟肼、链霉素和乙胺丁醇为 10^{-6},如使用单一抗结核药物,敏感菌被杀灭,耐药菌大量生长而取代成为主要菌群,会造成临床耐药病例。联合用药具有交叉杀灭细菌的作用,可有效防止耐药的产生。此外,病灶中的结核杆菌代谢状态也可影响化疗的结果。现在普遍认为,结核病灶中存在 4 种不同状态的菌群,A 群为持续生长繁殖菌,B 群为间断繁殖菌,C 群为酸性环境中半休眠状态菌,D 群为完全休眠菌。一线抗结核药物并非对所有代谢状态的细菌有效,例如链霉素对 C 群菌完全无效,只有吡嗪酰胺对此菌群作用最强。B、C 群结核杆菌可保持在体内很长时间,化疗药物应使用足够的疗程才能杀灭。因此,如果使用的化疗药物不当或者疗程不够,B、C 群结核杆菌不能被消灭,很容易造成复发。化学治疗的基本原则:肺结核的治疗以化学治疗为主,其原则为:早期、规律、全程、适量、联合。①早期:肺结核病早期,肺内病灶血液供应好,有利于药物的渗透和分布,同时巨噬细胞活跃,可吞噬大量结核杆菌,有利于促进组织的修复和有效地杀灭结核杆菌,所以应尽可能早地发现和治疗结核病。②规律:按照化疗方案,规律投药可保持相对稳定的血药浓度,以达到持续的杀菌作用;反之血药浓度不稳定,在低浓度时达不到最低抑菌浓度,反而会诱导细菌的耐药性。③全程:结核患者服用抗结核药物后,短期内症状会显著改善,2 个月左右大部分敏感菌被消灭,但部分非敏感菌和细胞内的结核杆菌仍然存活,只有坚持用药才能最终杀灭这部分细菌,达到减少复发的目的。④适量:过量使用抗结核药物会增加药物的不良反应,用量不足则可诱导耐药产生,因此在化疗过程中必须根据患者的年龄、体重,给予适当的药物剂量。⑤联合:联合不同机制的抗结核药物,可以利用多种药物的交叉杀菌作用,不仅能提高杀菌灭菌效果,还能防止产生耐药性。

目前针对结核病治疗的新药很少,近年来美国和欧盟有条件地批准了两种新药上市。

其中,强生公司的贝达喹啉(bedaquiline,Sirturo)为一种二芳基喹啉(diarylquinoline)类药物,可以抑制结核杆菌的 ATP 合成。前期的研究将治疗 2 个月的痰菌转阴作为治疗成功的替代指标,在背景治疗的基础上,加用贝达喹啉的患者在第 8 周痰菌转阴率(47.6%)和第 24 周痰菌转阴率(81%)较加用安慰剂组高(第 8 周 8.7%;第 24 周 65.2%)。日本大冢公司的新药德拉马尼(delamanid,Deltyba)是一种新型杀菌剂,是通过干扰结核杆菌细胞壁中的分枝菌酸生物合成而发挥作用。在体外试验中,它表现出对各类结核杆菌,包括对异烟肼和利福平等一线抗结核药已耐药的结核杆菌的高度杀灭活性。前期初步研究显示来自 9 个国家的临床试验,在接受德拉马尼(100mg,每日 2 次)联合一个最优背景治疗方案(OBR)治疗 2 个月的受试患者中(包含广泛耐药结核病患者),45.4%的患者实现了痰培养转阴(sputum culture conversion,SCC,该指标表明患者不再有传染性);相比之下,在接受安慰剂联合一个 OBR 治疗的患者中,仅有 29.6%的患者实现了 SCC,两者间差异有统计学意义。目前还没有统一的终点可以用于评估各种不同的治疗药物和方案的治疗应答情况。鉴于我国结核病高负担、高流行的特点,我国已制定《抗结核药物临床试验技术指导原则》并于 2018 年发布,该指南参考我国《抗菌药物试验技术指导原则》的相关内容,着重突出结核病药物的特点,确立抗结核药物临床试验的基本策略,在总体设计中注重研究的定位,如敏感结核杆菌、耐药结核杆菌的不同设计,同时细化早期临床研究的创新及开发考量,不同的药物关注人群,早期疗效判断标准,安全性判断指标的细化,是否需要制定我国有条件优先上市的标准等;由于近年来抗结核药物研发增多,在进一步细化临床药理研究如临床微生物考量、相关非临床安全性考量、PK/PD 考量、药物相互作用等的基础上,加强探索性临床试验的管理,早期人群确定、早期治疗等,同时进一步加强确证性临床研究的细化,包括试验设计、试验人群、入选/排除标准、随机化处理、分层和设盲、特定人群、剂量选择、对照药的选择、疗效终点、试验程序和评估时间、统计学考量、风险-获益考量等。

本章节内容主要针对结核病的临床试验在设计上的部分核心问题,包括治疗的适应证、诊断标准和定义、疗效判断标准的使用,以及疗效终点的选择和安全性评估等。理解本章节内容须与公认的最新治疗指南相结合。由于开发抗结核药物的领域正处于不断更新过程中,本章节的内容也会随修订不断修改,以便符合国内现行的政策和国际药物研发的现状。

第二节 受试者特征及选择

一、肺结核定义和诊断标准

肺结核是由结核杆菌引发的肺部感染性疾病,是严重威胁人类健康的疾病。按照 2017 年国家结核病分类标准,肺结核分为以下 3 种类型。①结核分枝杆菌潜伏感染:机体内感染了结核分枝杆菌,但没有发生临床结核病,没有临床细菌学或者影像学方面活动结核的证据;②活动性结核病:具有结核病相关的临床症状和体征,结核分枝杆菌病原学、病理学、影像学等检查有活动性结核的证据;③非活动性肺结核病:无活动性结核相关临床症状和体征,细菌学检查阴性,影像学检查符合非活动性结核改变一项或多项表现,并排除其他原因所致的肺部影像改变可诊断为非活动性肺结核。

诊断依据:流行病学史和临床表现。结核患者发病时,大多不易查出其传染源。当易感者与具传染性的肺结核患者密切接触时被感染。

（一）症状

多数起病缓慢,部分患者早期可无明显症状,随着病程进展,患者可出现咳嗽、咳痰、咯血,全身症状有午后低热、乏力、盗汗,体重减轻,女性者还可有月经失调,儿童患者可表现为发育迟缓。少数患者还可有结核变态反应引起的过敏表现,如结核性风湿症、结节性红斑等。

（二）体征

早期肺部体征不明显,当病变为大叶性肺炎时,局部叩诊呈浊音,听诊可闻及管状呼吸音,当肺部有空洞合并感染或支气管扩张时,可闻及干、湿性啰音。少数患者延误诊治合并肺不张时,可出现相应体征。

（三）胸部影像学检查

1. 原发性肺结核　表现为原发病灶及胸内淋巴结肿大或单纯胸内淋巴结肿大。

2. 急性血行播散性肺结核　表现为两肺广泛分布的大小、密度一致的粟粒状阴影,亚急性者病变以上、中肺野为主,病灶可互相融合。

3. 继发性肺结核　胸片表现多样,轻者可仅在肺尖部呈现斑点状、索条状阴影或锁骨下浸润,或边缘清晰的结核瘤,重者可呈大叶性浸润、空洞形成、支气管播散、大叶或小叶性干酪样肺炎。反复进展至晚期病变,胸片常显示单发或多发性纤维厚壁空洞及病龄不同的新旧支气管播散灶,多伴胸膜增厚,心脏气管移位,肺门上提,肺纹理多呈垂柳状,代偿性肺气肿等表现。

（四）实验室检查

包括细菌学检查、结核菌素试验、γ-干扰素释放试验、血清学检查及组织病理学检查等。细菌学检查包括痰涂片检查及分枝杆菌分离培养,进行肺结核诊断时可结合上述各项检查结果综合判断。

（五）诊断原则

肺结核的诊断是以细菌学检查为主,结合胸部影像学、流行病学和临床表现,必要的辅助检查及鉴别诊断,进行综合分析而得出的。咳嗽、咳痰≥2 周,或咯血是发现和诊断肺结核的重要线索。痰涂片检查是发现传染性肺结核患者最主要的方法。

（六）诊断标准

按照患者的治疗情况、痰菌情况、耐药情况等进行分类,具体分类、定义如下:

1. 按治疗情况分类

（1）初治肺结核：从未因结核病应用过抗结核药物治疗的患者；正进行标准化疗方案规律用药而未满疗程者；不规律化疗未满 1 个月的患者。

（2）复治肺结核：因结核病不合理或不规律用抗结核药物治疗≥1 个月的患者；初治失败和复发患者。

2. 按痰菌情况分类

（1）涂阳肺结核，为符合以下三项之一者：①直接痰涂片镜检抗酸杆菌阳性 2 次；②直接痰涂片抗酸杆菌 1 次阳性，且胸片显示有活动性肺结核病变；③直接痰涂片抗酸杆菌阳性 1 次加结核杆菌培养阳性 1 次。

（2）仅培阳肺结核：指肺部有结核病变，直接痰涂片抗酸杆菌阴性，痰培养结核杆菌阳性。

（3）菌阴肺结核：为 3 次痰涂片及 1 次培养阴性的肺结核，其诊断标准为典型肺结核临床症状和胸部 X 线表现；抗结核治疗有效；临床可排除其他非结核性肺部疾病；PPD（5TU）强阳性；血清抗结核抗体阳性；痰结核杆菌 PCR+探针检测阳性；肺外组织病理检查证实结核病变；支气管肺泡灌洗液（BALF）检出抗酸杆菌；支气管或肺部组织病理检查证实结核性改变。具备前 6 项中的 3 项或后 2 项中任何 1 项可确诊。

（4）未痰检肺结核：指没有进行痰抗酸染色涂片及痰结核杆菌培养检查的临床肺结核患者。

3. 按耐药情况分类

（1）单耐药结核病（MR-TB）：结核病患者感染的结核分枝杆菌经体外药物敏感性试验证实，对 1 种一线抗结核药物耐药。

（2）多重耐药结核病（PR-TB）：结核病患者感染的结核分枝杆菌经体外药物敏感性试验证实，对至少 1 种以上一线抗结核药物耐药（但不包括同时对异烟肼和利福平耐药）。

（3）耐多药结核病（MDR-TB）：结核病患者感染的结核分枝杆菌经体外药物敏感性试验证实，至少同时对异烟肼、利福平耐药。

（4）广泛耐药结核病（XDR-TB）：结核病患者感染的结核分枝杆菌经体外药敏试验在耐多药的基础上，至少同时对氟喹诺酮类和 1 种二线注射类抗结核药物耐药。

（5）利福平耐药结核病（RR-TB）：结核病患者感染的结核杆菌经体外药物敏感性试验证实对利福平耐药，包括对利福平耐药的上述任何耐药类型：MR-TB、PR-TB、MDR-TB 和 XDR-TB。

二、治疗的适应证（目标人群）

化疗对象应从流行病学、临床医学、预防医学三方面来确定。

（一）流行病学化疗对象

主要的化疗对象为初治涂阳肺结核及复治涂阳肺结核患者，这两类患者都是结核病的主要传染源，是化疗的重点对象，应尽早给予合理化疗，实施 DOTS（directly observed treatment+short course chemotherapy)方案,使患者彻底治愈。次要的化疗对象为痰涂片阴性、培养阳性及痰菌阴性的肺结核患者,这两类患者若不经化疗,其中一部分将发展为传染源,对公共卫生带来很大的威胁。耐药结核病患者大多经过多次不规律化疗,为慢性传染源,但此类患者相对比例较少,因此从流行病学角度将其列为最次要的对象,但正因为耐药结核病是难治之症,故其已成为一个国家或地区结核病控制的难题,因此,我国已将耐多药结核病纳入国家控制规划指南。

(二)临床结核病化疗对象

凡是活动性结核病患者均确定为临床化疗对象,活动性肺结核中的各类结核包括原发性肺结核、血行播散性肺结核、继发性肺结核都应当给予化学治疗。

(三)预防性化学治疗对象

我国潜伏性结核感染者众多,当这些潜伏感染者机体免疫力下降时就有可能发生临床结核病。为防止这种情况发生,采取预防性治疗措施是有意义的,但又不是所有潜伏感染者均会发生结核病,对所有潜伏感染者均进行预防治疗也是不现实的。所以从我国国情来看,应当选择高危人群作为预防性治疗的重点对象,具体来说包括以下对象:新发现菌阳肺结核患者家庭内受感染的儿童;儿童、青少年中结核菌素(PPD)试验≥15mm者;艾滋病病毒和结核杆菌(HIV/TB)双重感染者;受结核分枝杆菌感染的结核病其他高发对象,如糖尿病、硅肺等,及长期应用免疫抑制剂者;未经化疗的肺内有非活动性结核病灶者。

三、入选标准

入选标准是指进入临床试验的受试者必须完全满足的条件。任何试验成功都必须依赖入选足够数量的合格受试者,但也并不是说入选数量越多越好,所以入选标准的设定主要依据临床试验药物的目的和目标人群来确定。一般来说,入选标准包括年龄、性别、特别检查和实验室结果、诊断、前期治疗和器官功能等,所有受试者都必须自愿参加并签署知情同意书,另外早期研究阶段入选标准应该设立得较为严格,随着研究的推进,可逐步扩大入选人群。一般来说,对所有抗结核药物临床试验受试者的入选标准包括以下基本准则:

1. 一般项目　包括年龄、性别、体重、种族等。例如年龄标准,大部分临床试验会选择成年人,但根据试验目的的不同,年龄在 18 岁以下的受试者也可纳入,但需取得监护人同意并由监护人签署知情同意书。而年龄大于 70 岁者有较多的合并症,会导致试验结果的影响因素较多,一般不纳入。大部分试验对性别没有要求,除非是针对妊娠期妇女的临床试验。一些试验会设定体重指数(BMI)的纳入标准,例如 $BMI \geqslant 18kg/m^2$ 且 $\leqslant 32kg/m^2$。

2. 诊断情况　Ⅰ期临床试验只选择健康受试者,其他各期临床试验中最可能受益或出现假设结果的患者是理想的选择对象,一般来说入选受试者的诊断应得到"金标准"的确诊。对于抗结核药物的临床试验,按试验目的不同,一般选择初治或复治菌阳患者。耐药方面研究可根据试验目的不同,根据药敏试验选择不同类型的耐药患者。

3. 有无其他合并症情况　一般要求无严重心脏、肝、肾疾病,血液系统疾病,精神疾病,酗酒,恶性肿瘤等。

4. 合并用药情况　在制定入选标准时,需对患者是否同时应用能对试验药物有影响或干扰试验结果的药物做出严格规定,例如入选标准应包括患者是否合并应用一些肝毒性的药物。

5. 其他病毒感染情况　例如:一些试验明确规定,抗 HCV、抗 HDV 和抗 HIV 血清检测阴性。

6. 对于非妊娠安全级的药物,受试者应当同意在进入试验前或试验期间使用适当的避孕措施。

7. 受试者应当拥有理解知情同意书的能力并同意签署。

四、排除标准

排除标准是指候选人不应被纳入临床试验的判断条件,其目的在于排除可能会对试验结果造成影响的情况,同时从受试者安全方面考虑。总之,即使候选者完全满足了入选条件,但只要符合一条排除标准也不能参与临床试验。根据不同试验的目标人群不同,排除标准也不相同。一般包括:

1. 是否合并活动性肺外结核(根据试验目的可包括或不包括结核性胸膜炎)。

2. 菌种鉴定为非结核杆菌;药敏试验为各种耐药病例,当然如果是专门耐药的研究则不包括在内。

3. 各种急慢性肝炎、肝硬化、长期酗酒;合并严重的糖尿病并发症,包括糖尿病眼病、糖尿病肾病、末梢神经炎等。

4. 合并 HIV/AIDS,但如果专门进行 TB/HIV 双重感染的临床试验,则该条件不受限制。

5. 硅肺、中重度贫血或血液病、肺源性心脏病、呼吸衰竭、心力衰竭、冠心病、自身免疫性疾病、代谢性疾病等。

6. 任何其他研究者认为可能由于新药或者联合药物治疗,导致加重的有临床显著意义的疾病。

7. 恶性肿瘤病史。通常试验不纳入筛选访视前 5 年之内有恶性肿瘤病史的受试者。

8. 合并用药情况,如需要长期或延长使用可能具有肝毒性或肾毒性药物则排除在外。

9. 可能影响研究药物吸收的任何胃肠道疾病或外科手术术后。

10. 妊娠、计划妊娠或哺乳期女性,或者其伴侣妊娠或计划妊娠的男性。

11. 已知对临床试验药物或药物剂型的任何其他成分过敏或超敏。

12. 正在参加其他试验,或在筛选前 12 周内或在药物 5 个半衰期内使用了其他研究药物,以更长的时间为准。

13. 研究者认为受试者依从性差。

五、退出标准

在药物临床试验中,如果出现以下情况时可要求退出研究:

1. 受试者纳入后发现不符合入选标准。

2. 受试者自己要求退出,撤回知情同意书。

3. 受试者病情恶化或出现与药物相关的严重不良事件,例如严重的药物过敏、药物性肝损害等。

4. 受试者依从性差。

5. 服用该研究禁用的药物。

6. 从医疗方面或受试者利益方面考虑不宜继续进行试验。

7. 试验过程中合并其他疾病影响疗效观察或发生意外妊娠。

8. 试验期间同时参加其他临床研究。

9. 失访。

10. 申办者要求中止试验。

11. 研究者认为需要中止试验。

六、脱落病例

所有签署了知情同意书并筛选合格进入试验的患者,无论何时何因退出,只要没有完成方案所规定观察周期的受试者,均称为脱落病例,包括研究者要求其退出的受试者和主动退出的受试者,以及失访患者。一般有以下几种情况:

1. 出现严重的合并症和并发症,专家组认为需要退出。

2. 严重不良事件。

3. 缺乏疗效。

4. 失访(包括受试者自行退出)。

5. 受试者妊娠。

6. 被申办方中止。

7. 虽然完成试验,但服药量不在应服量的 80%~120%。

8. 专家组认为需要退出的其他情况。

七、剔除病例

在药物临床试验中,如果纳入对象证实为误诊或符合排除标准、从未应用过药物、无任何记录或由于合用其他药物导致无法对试验药物进行药效评价时,均应将该病例作为剔除病例,从临床试验中剔除,但需要说明具体原因,其 CRF 表应保留备查。如果是因为药物不良反应而退出者,应纳入安全性评价的分析中。

第三节　有效性评估方法

(一) 疗效应答

由于结核病可遍布全身除毛发和指甲外的所有组织与器官,本身具有多样化的病程特点,而且目前诊断技术有很多限制,所以很难用确切的标准来判断各种治疗方法是否成功。就最常见的肺结核来说,对于新的抗结核药物,痰结核杆菌转阴及影像学好转可作为评价药物有效的指标。

1. 细菌学应答　结核杆菌转阴。肺结核的治疗评价以结核杆菌阴转率来判断疗效。但是只有 1/3 左右的肺结核患者是痰结核杆菌阳性的,对于其他菌阴肺结核的评价就不适用了。

2. 影像学应答　病灶吸收,空洞闭合。这是比较可行的应答评价指标,可根据病灶吸收比例、空洞直径缩小比例或完全闭合评价药物疗效。

(二) 验证性试验的疗效终点

1. 终点的选择　痰培养阴转在 II 期试验中使用早期微生物学终点是基于治疗结果的替代。替代终点应满足 3 个标准:与确定的临床终点有关联;再现性;临床/生物学可信性。一个完美的替代物应在确定的终点获得治疗效果,但是实际上保持其有效性的同时,多数都达不到这个标准。Mitchison 根据与在一系列英国医学研究委员会(British Medical Research Council, BMRC)试验中复发有关联的观察试验提出的。然而,最近重新分析这些数据显示,作为替代物,3 个月末培养结果胜过 2 个月末,但是都有缺点。

此外,确定 MDR-TB 培养阴转更加困难,通常发生逆转。因此,在到达终点时需要有一组持续一定时间的阴性培养,类似于 HIV 患者丧失病毒学应答的时间。在 MDR-TB 研究中,与 DS-TB 比较,培养阴转的中位数区间可能较长,通常超过 2 个月。美国 FDA 在一篇会议报告中指出,培养阴转的中位数是 2 个月,阴转率范围是 47% ~ 100%。表明在 MDR-TB 中,时间点可能既不是最佳的也没有临床意义。尽管在本研究中培养阴转是复发的高阴性预测值,在 MDR-TB 试验中培养阴转作为替代物的作用和最佳时间仍需进一步评价。

为了避免武断地按优先顺序得出一个单独的时间点评估培养阴转,生存技术逐渐被推荐用于 TB 试验中。最近关于包含喹诺酮类药物方案治疗结核杆菌的研究中包含这种方法,尽管它仅在一个研究中是主要终点。另外,生存技术能够独立地更准确获得痰灭菌的基础率,而不依赖所选择的时间点,这样促进了不同研究之间的间接比较,甚至不同疗程的 DS-TB 和 MDR-TB 方案之间的比较。应用于培养阴转上,期望生存技术足够有力,开展Ⅱ期临床试验,为Ⅲ期临床试验提供信息。然而,需要进一步研究,证实用痰培养阴转时间作为非复发治愈的指标。

2. 连续痰菌群计数 这种新方法是超过 14 年早期杀菌活性研究的想法延伸,该想法最早被 Brindie 等进行研究,用于治疗肺结核的包含氧氟沙星的短程方案(OFLOTUB)Ⅱ期试验。通过在整个强化期每周重复定量培养,得出活菌计数的衰减率。使用杆菌根除 2 阶段混合效果模型,能够获得包含不同喹诺酮类药物的联合方案活性的灵敏性比较,与体外抗结核杆菌活性一致。这种方法可能是 DS-TB Ⅱ期试验研究最有效的方法,保证在人群研究中有效筛查药物联合。最近,MDR-TB 研究中早期迹象表明在这种情况下使用这种方法也是可能的,但是方法仍需进一步评价。

原则上确定灭菌活性(能预测长期治疗结果)的新型、可能非细菌性的生物标志物能在很大程度上简化和推进新药研发的进程,特别是 MDR-TB 药物,但是目前通过与细菌学方法比较,没有获得任何验证水平。

MDR-TB Ⅲ期试验一个察觉到的优点是比较方案的缺点转化为更小的样本量,与现存一线药物的历史试验类似。然而,这一点是否真实取决于选择的终点和如何分析。

3. 单独的终点 目前推荐的 MDR-TB 试验主要终点取决于表现出临床和微生物学治愈。临床治愈定义为基线时出现的结核病临床症状和体征完全消退,无任何新的临床症状和体征。微生物学治愈的定义可能有多种,但是有长期的连续阴性培养结果。

由于微生物治愈率很低,多数 MDR-TB 研究都没有显示出在治疗之后的高复发率,但是在评价 DS-TB 治疗方案的长期效力时,传统上考虑其为一个重要的终点。多数 BMRC 试验评价治疗后 24 个月的复发情况。1992 年,Hopewell 等提出在开始治疗后至少 18 个月进行随访。一篇关于 DS-TB 的 BMRC 试验的综述显示,高于 70% 的复发出现在治疗后 6 个月内,约 90% 在前 12 个月出现。然而,虽然大多数复发在结束治疗后不久出现,在开始治疗后 120 周的方案之间复发率差异有统计学意义。因此,即使在治疗后 6 个月复发的评价可能是一个评估药效的相关终点,管理机构随后可能需要长期随访以全面评价药效。

值得注意的是,应用经过验证和标化的基因分型方法区分真实的复发和再感染是非常重要的。应在治疗结束时获得临床和微生物学治愈的患者中,评价在观察期末的总复发率和校正的再感染复发率。

4. 联合终点 近来 DS-TB Ⅲ期试验提出使用于治疗失败、复发和死亡的联合终点作为一种可能的解决方法处理这个难题。这种方法能够对整个试验期间的治疗结果进行全面评价,反映治疗方案的杀菌和灭菌能力、治疗失败或复发导致死亡的可能性,以及患者停止治疗的可能性。所有这些结果都是条件相关的,反映了衡量治疗方案稳定增长效力的临床工具,既往体现在 DS-TB 短程化疗的研发过程中,目前从 MDR-TB 环境中概括得出。用时间变数分析表示时,联合终点发现治疗失败应与仅仅基于治愈的分析同样有效(除非对比方非常弱),但是从效力方面考虑,对比方越强这一点越合理。此外,由于联合终点能反映治疗反应不良的所有方面,因此解释治疗失败更为合适。

然而,选择这个终点在试验实施质量方面有很强的意义。对联合终点的意向性治疗分析应归类为"不理想的"患者,他们由于药物毒性更改了药物或治疗方案,也包括那些在治疗过程中丢失的患者。在治疗后随访丢失的患者为"不可评估的"不能参与分析,即使管理机构要求将此类患者也归为"不理想的"。这表明联合终点需要高标准的研究实施,确保得到有意义的意向治疗分析结果。因此,随访时间需要与丢失风险平衡,但是至少需要 6 个月。在治疗结束后 6 个月的初步分析能够有 24 个月的证实数据补充。最后,由于评估死亡率是否与结核病相关非常困难,需要报告所有原因引起的死亡率。

5. 细菌学失败的时间　例如定义为初治肺结核第 5 个月、MDR-TB 治疗 12 个月、XDR-TB 治疗 16 个月痰结核杆菌仍阳性,考虑治疗失败。

研究方案中应当预先确定好治疗失败的定义。所有属于临床失败的患者都应当进行细菌学检查。在整个临床试验项目中,要严密监测耐药情况的出现。

6. 主要疗效终点　临床试验中的主要疗效变量应当事先确定,而且要和研究药物的预期作用有关。目前,临床试验中用到的短期疗效指标包括细菌学、组织学和生化学参数。

(1)痰菌阴转率:研究主要终点为 8 周时痰培养转阴比率。

1)结核杆菌培养+药敏:入组时、服药后每个月检测 1 次。

2)痰涂片:入组时、服药后每个月检测 1 次。

(2)肺部病灶变化

1)病变 X 线改变情况(与治疗前相比)。明显吸收:病变吸收 1/2 以上者;吸收:病变吸收不足 1/2 者;无改变:病变无改变者;恶化:病变增大或出现新病变者。

2)空洞改变情况(与治疗前相比)。闭合:包括瘢痕愈合和阻塞愈合或消失;缩小:空洞直径缩小 1/2 及以上者;无改变:病变空洞直径缩小不足 1/2 者;增大:空洞直径增大 1/2 及以上者。

7. 次要疗效终点　评估这些终点的目的是核实按主要终点得出的结论是否可靠。研究方案中应就结局标准进行具体定义,以便确定哪些患者达到了这些标准。需要考虑的次要疗效终点包括,对组成联合终点的指标进行补充分析,比如事件(如结核杆菌阳转、应答、缓解)发生时间分析和出现既定终点的患者比例(如结核杆菌连续阴性患者比例),另外还包括对成功治疗应答的治疗前预测因素的分析。

(1)免疫功能(CD3、CD4、CD8):入组时、服药后每个月检测 1 次。

(2)生存质量评价:入组时、服药后每个月检测 1 次。

(3)红细胞沉降率:入组时、服药后每个月检测 1 次。

（三）治疗应答的评估

治疗应答的评估包括评估时间点、评估内容、访视计划表、随访评价。研究方案中应当明确说明确定治疗中访视的时间、治疗结束时和其他治疗后访视的时间,以及随访总时间的依据。对照药的预期疗效可用于指导试验的时程安排。在按计划进行每次访视时,应当尽可能收集所有患者的细菌学和生物学随访信息,以便对长期复发率能有一个全面的评价。研究报告中应当对每次访视中的所有缺失数据进行说明。

结核治疗的应答时间：

（1）治疗中应答

1）初始应答：治疗开始后前6个月内出现的应答。

2）治疗结束应答：一个计划疗程结束时出现（6个月、12个月或更长）的应答。

3）维持应答：连续延长疗程（如超过1年）后的最后一次随访时仍出现的应答。

（2）治疗后应答

1）持续应答：治疗停止6个月或12个月后仍存在的应答。

2）完全应答：在细菌学、影像学和组织学参数出现应答的基础上，结核杆菌阴转。

在一般情况下，治疗后6~12个月对应答情况开展的随访评价应当由联合主要终点中的参数组成细菌学、生化学和组织学应答。

长期治疗期间（如超过1年），部分亚组患者可以间隔一段时间后进行细菌学及影像学检查以确定维持应答情况。应当定期随访结核杆菌和影像学的转归，以便及时发现结核病复发。

（四）临床应答

稳定期结核病的患者一般不表现出临床症状，所以很难评估患者对治疗的临床应答。应当在治疗过程中定期开展临床结局的评估，还包括治疗后的指定访视期间。研究方案应当从组成联合终点的参数出现有临床意义的变化的角度出发，对应答者做出经验性规定。研究中应当比较的是生存质量改善达到一定程度的患者比例。

发生规定的临床事件，如咯血、呼吸衰竭或结核病引起的死亡等表示疾病出现进展，应详细记录疾病进展的时间。

长期临床结局。尽可能在上市后监测期内开展抗结核治疗的长期临床结局研究，应当对呼吸衰竭、结核病引起的死亡发生率进行跟踪。

第四节　临床有效性研究

在药物的开发过程中，药物的有效性评价是决定药物最终能否上市的关键之一。通过临床有效性研究试验可以证明药物的安全有效性、制定适应证、计算进入人体试验的安全剂量，从而使药物最终获得上市，广泛应用。

国内药物临床试验一共分为四期，Ⅰ期针对人体安全性进行临床药理学评价；Ⅱ期针对治疗作用进行初步的临床评价；Ⅲ期针对疗效进行确证和全面评价；Ⅳ期是在药物上市后扩大范围，重新评价药物对大多数人的疗效以及安全性。Ⅱ、Ⅲ、Ⅳ期中都涉及疗效评价问题，即对药物进行临床有效性研究。Ⅱ期临床试验为治疗作用摸索阶段，其目的是摸索药物对目标适应证患者的治疗作用和安全性，也包括为Ⅲ期临床试验研究设计和给药剂量方案的确定提供依据。此阶段的试验称为探索性试验，可以根据具体的研究目的,采用多种形式,包括随机、盲法、对照临床试验进行研究设计。Ⅲ、Ⅳ期临床试验为治疗作用确证阶段,此阶段的试验称为确证性试验,其目的是进一步验证药物对预期适应证患者的治疗作用和安全性,并为利益与风险关系的评价提供依据,最终为药物注册申请获得批准提供充分的依据,试验一般是具有足够样本量的随机、盲法、对照试验。

一、有效性研究分类

(一)探索性试验

2006 年,美国 FDA 出台了《探索性临床试验指导原则》,正式提出了探索性临床试验(exploratory investigational new drug,eIND)的概念,将其描述为一种在Ⅰ期临床试验早期进行的探索性临床方法,其允许使用亚临床治疗剂量或可诱发药理反应剂或微剂量在少量人群中短期内进行药物试验,用于非治疗或诊断的临床研究。探索性新药临床研究在国内称为 0 期临床试验或Ⅰa 期临床试验,但该研究与传统Ⅰ期临床试验的扩大剂量、安全性、最大耐受性等研究目的根本不同。针对抗结核药物来说,进行探索性研究的主要目标是寻找是否存在其风险/效益比可接受的,用法与用量安全有效的抗结核药物,同时也要初步评价此种抗结核药物对结核患者的治疗作用和安全性,为Ⅲ期临床试验研究设计和给药剂量方案的确定提供依据。受试者可以是结核病患者或者健康志愿者,给予其单次或多次极低剂量抗结核药物,临床试验持续时间通常是在 2 周之内。

(二)确证性研究

确证性研究的目的在于论证或确定治疗利益,为获得上市许可提供足够的证据,研究内容涉及剂量-效应关系的进一步确认,或对更广泛人群、疾病的不同阶段,或合并用药等情况的研究等。对于预计长期服用的药物,药物延时暴露的试验通常在本期进行,其为完成药物使用指南(正式药品信息)提供了最后一份所需要的信息。

进入确证性临床研究阶段意味着在探索性临床试验的基础上,对目标适应证的疗效进行确证。此时的研究在试验的设计、实施、分析、报告、评价等方面均已经有了探索性临床研究的基础,主要体现在:适应证目标人群、疗效和安全性主要观察指标、疗效评价标准、治疗指数和变异、可能影响疗效和安全性的重要因素、依从性和脱落率等方面。

二、有效性研究的具体内容

有效性研究的具体内容包括:试验目的、试验背景、药物的组方、适应证、国内外临床研究现状、临床前研究中有临床意义的发现和与该试验有关的临床试验结果、已知对人体可能的药物不良反应、危险与受益、试验药物存在人种差异的可能、试验设计的类型、随机化分组方法及设盲的水平、受试者的入选标准、排除标准和剔除标准、选择受试者的步骤、受试者分配的方法等。

（一）试验目的

确定研究目的是临床有效性研究需要解决的首要问题。由于药物的临床有效性研究对象和研究数据均来源于临床，得出的研究结果最终要应用于临床，因此研究目的要和药物的临床定位紧密结合，即需要确定药物的临床价值。药物的临床价值是多方面的，包括改善症状、延缓疾病进展、防止疾病复发、提高生活质量、延长预期寿命、降低不良反应等。研究药物定位于不同的临床价值，其研究方案的设计就会有所区别。针对抗结核药物，当研究目的是观测药物对结核杆菌的抑制作用时，研究周期可能较短，通常为 6~12 个月，监测频率可能较频繁，通常为 1 个月；当研究目的为患者的远期预后时，研究周期可能较长，多为 1~2 年，随访间隔时间也可能较长，后期可以 6 个月随访一次。

（二）试验设计

试验总体设计只需明确该设计方案的类型（平行组设计、交叉设计、析因设计、成组序贯设计等）、随机化分组方法（完全随机化分组、分层随机分组、配对或配伍随机分组等）、盲法的形式（单盲、双盲等）、是多中心还是单中心试验。另外，需简述有所治疗的病症、各组受试者例数、疗程、给药途径及方法等。

1. 设计方案类型　平行组设计是最常用的临床试验设计类型，可为试验药设置一个或多个对照组，试验药也可按若干种剂量设组。对照药的选择应符合试验方案的要求。对照组可分为阳性或阴性对照。阳性对照一般采用按所选适应证的当前公认的有效药物，阴性对照一般采用安慰剂，但必须符合伦理学要求。平行组设计，试验药按一个或若干个剂量分组完全取决于试验方案。交叉设计是按事先设计好的试验次序，在各时期对受试者逐一实施各种处理，以比较各处理组间的差异。交叉设计是将自身比较和组间比较设计思路综合应用的一种设计方法，可以控制个体间的差异，同时减少受试者人数。最简单的交叉设计是 2×2 形式，对每个受试者安排两个试验阶段，分别接受两种试验用药物，而第一阶段接受何种试验用药物是随机确定的，第二阶段必须接受与第一阶段不同的另一种试验用药物。每个受试者需经历如下几个试验过程，即准备阶段、第一试验阶段、洗脱期和第二试验阶段。在两个试验阶段分别观察两种试验用药物的疗效和安全性。交叉设计常用于比较同一药物的两种或多种不同配方的临床疗效，如生物等效性（bio-equivalence）或临床等效性（clinical equivalence）试验。交叉设计应尽量避免受试者的失访（lost of follow up）。析因设计是通过试验用药物剂量的不同组合，对两种或多种试验用药物同时进行评价，不仅可检验每种试验用药物各剂量间的差异，而且可以检验各试验用药物间是否存在交互作用（interaction），或探索两种药物不同剂量的最佳组合。

以上 3 种试验方案设计在探索性临床试验均应用广泛，而最常见的确证性临床试验采用平行组设计，较少采用交叉、析因等研究类型。

2. 盲法的选择　临床试验根据设盲的程度分为双盲、单盲和非盲。如条件许可，应采用双盲试验，尤其在试验的主要变量易受主观因素干扰时。如果双盲不可行，则应考虑单盲试验。在有些情况下，只有非盲试验才可行或符合伦理要求。采用单盲或非盲试验均应制订相应控制试验偏倚的措施，使已知的偏倚来源达到最小。例如，主要变量应尽可能客观,采用信封随机法入选受试者,参与疗效与安全性评判的研究者在试验过程中尽量处于盲态。采用不同设盲方法的理由,以及通过其他方法使偏倚达到最小的措施,均应在试验方案中说明。无论哪种临床试验,最常采用的均是随机盲法对照法。

3. 试验中心的选择　无论哪种试验方法一般都采用多中心试验。所谓多中心试验是由一个或几个单位的主要研究者总负责,多个单位的研究者合作,按同一个试验方案同时进行的临床试验。由于多中心临床试验可以加快患者入选的速度和试验进程,并且可以使入选对象具有更好的代表性,更接近于上市后的使用人群,其应用最多,目前结核新药的研究大多为多中心试验。

(三) 目标适应证人群

选择受试人群应考虑到研究阶段和适应证,确证性临床研究的入选人群不同于早期临床研究的入选人群,在早期试验中被研究患者或健康志愿者的组群变异可以用严格的筛选标准限制在狭小的范围内,但当研究向前推进到确证性临床研究阶段时,受试人群应扩大以反映目标人群。此时应尽可能入选更宽范围的患者,包括不同年龄阶段、不同性别、不同严重程度、合并不同疾病、合并使用不同药物等人群。育龄期妇女在参加临床试验时通常应采用高度有效的避孕措施。对于男性志愿者,应考虑试验中药物暴露对其性伴侣或子代的危害。当危害存在时(例如,试验涉及有诱变效力或有生殖系统毒性的药物),试验应提供合适的避孕措施。

(四) 剂量

根据Ⅰ期临床试验的结果,选择合适的剂量进行研究,并确定药物对于适应证的量效关系。有效性临床研究结束后,应该能为药品上市准备一份清晰的指导医患使用的用药方法,其中至少应该包括剂量范围和给药方法。

确定合理的起始剂量,最好根据患者的身材、性别、年龄、合并疾病以及合并治疗做出具体的调整(或提供可靠的依据表明不需要作任何调整),需要综合考虑已知的药动学和药效学变异。根据具体情况(疾病、药物毒性反应),起始剂量的范围可以从有一定有益作用的小剂量至全效或接近全效的剂量。抗结核药物为了达到最好疗效、最小副作用,并且避免因剂量不够引发的耐药,尤其要注意剂量的选择要合适。例如体重 ≥ 50kg 与 < 50kg 的患者剂量不同,儿童、中青年、老年患者的剂量不同,合并糖尿病、乙型肝炎、艾滋病的患者结核药的剂量亦不同。

确定合理的、以治疗反应指导的剂量调整步骤以及应采用的给药间隔,同时还应根据患者特征进行相应的调整。如果有个体的量效数据,应根据典型个体的量效曲线形态(对于疗效和不良反应)进行调整,如果没有个体的量效数据,应根据群体(组)平均量效反应曲线的形态和需要检测出这些作用变化所需的时间进行调整。目前新出现的抗结核药如德拉马尼、贝达喹啉等均有不同剂量、不同给药周期的对比试验,这样的有效性试验能发现最合理的剂量及给药间隔,让药物有效性最大化。

确定最大受益剂量,超过此剂量患者疗效不能进一步增加,或不良反应的增加不能被接受。抗结核药的肝、肾功能毒性大,如何在副作用最小情况下发挥最大疗效,是抗结核药物有效性试验中相当重要的部分。

（五）对照组

试验应选择适宜的对照组，包括安慰剂、无治疗对照、活性对照或受试药物不同剂量组间的对照。对照品的选择取决于试验目的，探索性临床试验可选择以上几种药物进行对照，确证性临床试验大多应该包含阳性药物对照，以比较新药与目前标准治疗的疗效和安全性。

对新药与现行标准治疗药之间的比较研究，可以观察到与现有药物相比，新药的相对疗效和特点，这种研究一定要采用合适的方法分析试验的敏感性。有多种办法可以帮助分析试验的敏感性，如在用于观察有效性的长期研究（也可了解长期用药的安全性）中，在给药末期可采用安慰剂对照的随机撤药研究以了解试验的敏感性，并评价可能的撤药反应。另一种办法为阳性药对照的长时间试验在开始时即将患者随机分为 3 组进行治疗（试验药组、阳性对照药组和安慰剂组），这种有安慰剂对照的试验也可支持试验敏感性，安慰剂组试验时间的长短要考虑伦理方面的问题。

（六）样本量

试验规模受研究疾病、研究目的和研究终点的影响。样本大小的统计学评价应该根据治疗作用的预期量值、数据的变异度、指定的错误发生概率和对信息、人群子集或次要终点的期望。在一些条件下，确定药物的安全性需要较大的数据库。《药品注册管理办法》要求探索性试验样本量不低于 100 例，其结果为确证性临床试验样本量的计算提供了基本的数据；确证性试验的样本量不低于 300 例。

第五节　各类新型抗结核药物的有效性研究进展

（一）贝达喹啉

贝达喹啉（bedaquiline，TMC207）是近 50 年来第一个上市的抗结核新药。它由强生公司研发，已完成Ⅱ期临床试验，并于 2012 年 12 月获得美国批准上市，目前正在做Ⅲ期临床试验。Ⅱ期临床试验结果显示，24 周的痰培养阴转率为 79%（对照组为 58%）。贝达喹啉属于二芳基喹啉类的代表药物，它通过抑制结核杆菌腺苷三磷酸（ATP）合成酶而发挥抗结核治疗作用，其能够与 ATP 合成酶低聚物亚基 C 相结合，影响 ATP 合成酶质子泵的活性，导致 ATP 合成受阻，从而阻止结核杆菌中的 ATP 能量供应，发挥抗菌及杀菌作用。

贝达喹啉在小鼠身上的探索性研究发现，贝达喹啉与 WHO 建议的标准化治疗药物联合应用，能够将治疗时间由原来的 24 个月缩短至 12 个月。而且采用贝达喹啉、吡嗪酰胺以及利福平联合用药，对携带结核杆菌的小鼠进行抑菌效果的观察结果显示，在给药 2个月后 90% 的小鼠培养结果为阴性，表明三药联合应用能够迅速抑制结核杆菌的生长，快速清除小鼠体内的结核杆菌，改善小鼠的健康状况。

贝达喹啉治疗 MDR-TB 的确证性研究显示：分别采用 3 种给药方法（100mg/kg，1 次/

周;50mg/kg,2 次/周;25mg/kg,3 次/周)的治疗效果相同,每周使用贝达喹啉的治疗效果与每日使用其他抗结核杆菌药物的结果相似,表明贝达喹啉的治疗作用仅与给药的周总剂量有关,与给药频率无关。Diacon 等进行的一项随机、安慰剂对照试验中,纳入诊断的均为多重耐药肺结核患者,以评估贝达喹啉的有效性:在为期 8 周的试验中,以标准的五联用药为基础(乙硫异烟肼+卡那霉素+吡嗪酰胺+氧氟沙星+环丝氨酸或特里齐酮),加入贝达喹啉或安慰剂,第 8 周时贝达喹啉组 21 例患者中有 10 例(48%)出现痰转阴,安慰剂组 23 例患者中则仅有 2 例(9%)出现痰转阴。结果表明,贝达喹啉组比安慰剂组具有更快的痰转阴速度[风险比(RR)为 11.8,95% 置信区间(CI)为 2.3%~61.3%,$P = 0.003$],可用于治疗 MDR-TB。

(二)利奈唑胺

利奈唑胺(linezolid,LZD)是 2000 年被美国 FDA 批准上市的第一个噁唑烷酮类药物,对耐药结核杆菌菌株抗菌作用良好(其 MIC < 1μg/ml),对快速增殖期、静止期菌群均有效,能有效治疗多重耐药肺结核患者。对于氟喹诺酮类或氨基糖苷类耐药的多重耐药肺结核患者,在治疗方案中添加利奈唑胺可快速降低结核杆菌的承载量。它主要通过与结核杆菌的核糖体 40s 亚基结合,抑制了 70s 起始物的形成,从而在早期阶段对细菌蛋白质的合成起到抑制作用。研究显示,利奈唑胺具有强大的杀灭结核杆菌的作用,防突变浓度较低,药-时曲线下面积较大,说明该药产生耐药的概率较低。多项研究表明采用利奈唑胺治疗广泛耐药结核病可使患者临床症状迅速缓解或消失,促进结核病灶吸收,加速空洞闭合,加速痰菌转阴。Lee 等在抗结核治疗至少 6 个月失败的广泛耐药肺结核患者进行的试验中,将纳入的治疗失败的广泛耐药肺结核患者随机分为立即应用利奈唑胺治疗组、延迟 2 个月应用利奈唑胺治疗组,治疗第 4 个月的结果显示,立即应用利奈唑胺治疗组患者获得了 79% 的痰转阴率,而延迟 2 个月应用利奈唑胺治疗组患者的痰转阴率仅为 35%($P = 0.001$)。Migliori 等总结了欧洲 4 个国家应用利奈唑胺治疗 85 例 MDR/XDR-TB 患者的结果,认为该药可加速痰菌阴转,提高治疗成功率。2012 年,*The New England Journal of Medicine*(《新英格兰医学杂志》)报道了韩国的研究,证明利奈唑胺在治疗 6 个月时有 87% 的 XDR-TB 患者痰细菌培养阴转。另一项关于利奈唑胺治疗 MDR 疗效的 meta 分析结果显示,利奈唑胺治疗 MDR 或 XDR 的成功率为 76.3%。不过目前关于利奈唑胺治疗 MDR 疗效的研究多数为小样本观察,缺乏足够的大样本随机对照研究资料,故对利奈唑胺治疗 MDR-TB 的综合评价受到限制,最佳治疗方案、疗程、不同使用剂量的有效性和安全性及耐受性等仍不能确定,需要开展更多的随机对照研究进一步明确。

(三)莫西沙星

莫西沙星是一种新型的第四代喹诺酮类抗生素,其在 8 位引入甲氧基,具有广谱抗菌活性,对革兰氏阴性菌、阳性菌、支原体、衣原体、厌氧菌、抗酸菌等均具有良好的抗菌活性,尤其对耐药细菌抗菌活性较好,其抗结核活性是左氧氟沙星的 4~8 倍。莫西沙星的半衰期长达 12 小时,且不经细胞色素 P450 酶代谢,易于吸收,生物利用度高,不良反应较少,最重要的是其与其他抗结核药物无交叉耐药。莫西沙星治疗结核具有良好的安全性与耐受性,临床在研究治疗结核病的过程中,氟喹诺酮类药属于最为活跃的新药。氟喹诺酮类药对抑制细菌繁殖具有重要的作用,该药物可以有效促进相关酶的合成。在临床研究的过程中,有相关的资料记载,莫西沙星治疗属于临床上治疗结核的最佳药物。莫西沙星在治疗过程中可以在细胞内达到较高的浓度,对细胞中活性不高以及快速增长的菌株有促进作用,有效达到控制感染和预防复发的作用。作为一种抗菌药物,在治疗中莫西沙星结构的改变可以增强其抗菌活性,有助于消化吸收。相关 meta 分析提示 MDR-TB 的治愈率与氟喹诺酮的使用是相关的,并且氟喹诺酮越新,治疗效果越好。

英国的 Stephen 博士等对含莫西沙星的抗结核治疗方案进行了一个随机、双盲、对照的 III 期临床试验,旨在研究莫西沙星抗结核治疗方案的疗效以及是否能缩短结核治疗疗程。研究共纳入 1 931 名结核患者,纳入标准为:年龄≥18 岁、新近诊断为结核感染且为初治患者、两个不同时期的痰涂片结果为阳性、结核杆菌培养对利福平和喹诺酮类敏感。随机将患者分入对照组(8 周的异烟肼、利福平、吡嗪酰胺和乙胺丁醇+18 周的异烟肼和利福平)、异烟肼组(17 周的莫西沙星代替乙胺丁醇治疗+9 周的安慰剂治疗)和乙胺丁醇组(17 周的莫西沙星代替异烟肼治疗+9 周的安慰剂治疗)。主要终点为治疗失败或在随机治疗后 18 个月内出现复发。研究结果认为,与疗程为 6 个月的标准抗结核治疗方案相比,疗程为 4 个月的含莫西沙星的抗结核治疗方案可更快速降低结核杆菌细菌量。但是,这些治疗方案并未展现出非劣效性,这意味着在结核患者中将抗结核治疗疗程缩短至 4 个月无效。

(四)德拉马尼

德拉马尼(delamanid)于 2014 年 4 月 28 日获得欧洲药品管理局(European Medicines Agency,EMA)人用医药产品委员会(CHMP)批准成为抗结核新药。该药为日本大冢制药研发,于 2019 年 3 月获得国家药品监督管理部门的上市批准。Skripconoka 等的研究共招募了 481 例经痰培养证实为多重耐药结核感染的患者。这些患者的平均年龄为 35 岁,超过90%的患者此前曾接受过抗结核治疗,其中50%已用过一线抗结核药物,40%已用过二线或三线药物,仅有 4 例患者合并 HIV 感染。研究将 481 例多重耐药肺结核患者(绝大部分患者为 HIV 阴性)分为 3 组:小剂量组($n = 161$,采用德拉马尼治疗,200mg/d,2 次/d),大剂量组($n = 160$,采用德拉马尼治疗,400mg/d,2 次/d),对照组($n = 160$,采用安慰剂),3 组均治疗 2 个月。采用液体和固体培养基进行痰培养,1 次/周,以连续 5 次及以上结果阴性为多重耐药结核病菌生长阴性;以 2 个月时患者痰培养结果转阴率为主要有效终点。结果:治疗结束后,小剂量组患者痰培养结果转阴率为45.4%,高于对照组的 29.6%($P = 0.008$);大剂量组为41.9%,同样高于对照组($P = 0.040$)。各组患者固体痰培养基结果相似。各组均有中至重度不良反应发生;各组均未发生与心电图 Q-T 间期延长有关的临床事件,但小剂量组和大剂量组患者 Q-T 间期明显延长。结论:德拉马尼治疗 2 个月可提高多重耐药肺结核患者痰培养结果转阴率,在常规治疗基础上加用德拉马尼可提高多重耐药肺结核患者的疗效。

在 Gler 等进行的一项比较德拉马尼、安慰剂治疗多重耐药肺结核患者的试验中,161 例患者应用德拉马尼 100mg/d,2 次/d 治疗;160 例患者应用安慰剂对照治疗,均持续治疗 2 个月。结果显示,德拉马尼组患者痰培养转阴率为 45.4%,而安慰剂组患者痰培养转阴率为 29.6%,德拉马尼组比安慰剂组提高了 53% 的痰培养转阴率,二者差异有统计学意义 (95%CI 为 11%~112%,$P=0.008$)。

(五) 利福霉素类药物

自 1962 年利福霉素 V 第一次应用于 Ⅰ 期临床试验后,利福霉素类药物在结核病治疗过程中一直占有重要地位。利福喷丁作为我国最先研发并推广使用的高效、长效抗结核药物,体外抗菌活性比利福平高 2~10 倍。利福布汀是螺哌啶利福霉素 S 的衍生物,可与结核杆菌 DNA 依赖性 RNA 多聚酶稳定结合,抑制其活性,从而抑制结核杆菌合成 RNA。其抗菌活性远高于利福喷丁及利福平,主要用于耐药结核杆菌和非结核杆菌病的治疗,研究表明该药物对患者病灶的治疗有效率达到了 75.8%,患者痰菌的转阴率为 74.6%,空洞的闭合率为 24.3%。

目前,研究较多的为利福霉素类衍生物中的利福美坦,已进入 Ⅲ 期临床研究阶段。与利福平相比,利福美坦的抗结核杆菌活性更强、半衰期更长,对利福平耐药菌株具有特殊活性。利福美坦给药后的血药浓度能在高于抗结核杆菌的 MIC 水平上维持 48 小时,表现出良好的耐受性和安全性。

(六) 新大环内酯类药物

此类药物是内酯环大小或取代类型与红霉素不同的半合成衍生物,其抗结核杆菌活性高于红霉素。作用机制是与细菌体内核糖体的 50S 亚基可逆性结合,干扰蛋白质的合成。此类药物与利福平和异烟肼有协同作用,主要用于抗非结核杆菌和多药耐药结核杆菌。主要衍生物有甲红霉素、罗红霉素、阿奇霉素、GI-448,其中罗红霉素的抗结核杆菌活性最强;GI-448 由 Abbott 公司开发,现处于临床前研究阶段。

(七) 氯法齐明

氯法齐明是 20 世纪 40 年代研制的抗结核分枝杆菌病的药物,原主要用于麻风病的治疗。20 世纪 90 年代以来,随着耐药结核患者的增加,尤其是对异烟肼、利福平同时耐药的耐多药结核患者,由于氯法齐明可为结核病治疗提供机会,因此,WHO 在 2016 年发布的《耐药结核病治疗指南》将氯法齐明和利奈唑胺归为多重耐药结核患者治疗方案的核心二线药物。近年来开始用于治疗多药耐药结核病,该药通过与结核杆菌 DNA 结合抑制转录,从而抑制其生长,另外与 β-干扰素合用可恢复吞噬细胞的吞噬作用,对结核杆菌的 MIC 为 0.1~0.33μg/ml。但氯法齐明可引起威胁生命的腹痛和器官损害,因此,临床应用受到限制。另外,研究表明氯法齐明的类似物 B4157、B4169、B4128 在体外也具有很好的抗结核杆菌活性。

其他还有很多目前正在进行探索性研究的结核药,如普瑞玛尼(PA-824)、舒替唑烷(PNU-100480)、AZD-5847、SQ109、TBA-354、氯丙嗪、三氟拉嗪、甲硫达嗪,肽脱甲酰酶抑制剂中的 BB3497、PDF709、PDF611,脂肪酸合酶 Ⅱ 抑制剂中的辛磺酰基乙酰胺、硫内酯霉素,RNA 多聚酶抑制剂中的黏派洛宁 B、克拉派洛宁 A,以及从植物与海洋生物等提取的抗结核活性成分等,因临床疗效不确切,尚处于探索阶段,在此不详细介绍。

(八) 抗结核新方案

目前,不仅仅是新型抗结核药物临床研究众多,对于不同部位结核病的抗结核疗程长短、耐药结核药物方案选择也有大量有效性研究。2012 年 7 月,Diacon 等进行了一项前瞻性、双盲、随机抗结核治疗新方案的研究,患者被随机分配接受贝达喹啉、贝达喹啉和吡嗪酰胺、普瑞玛尼(PA-824)和吡嗪酰胺、贝达喹啉和 PA-824、PA-824 和莫西沙星及吡嗪酰胺 5 个试验组治疗,对照组为开放的、标准抗结核治疗方案。研究通过检查患者痰结核杆菌菌落形成单位(CFU)的下降情况,评价不同治疗方案 14 天的杀菌活性。结果显示,PA-824 和莫西沙星及吡嗪酰胺组成的化疗方案早期杀菌活性最高,该方案同时不含异烟肼和利福平,提示对耐药和非耐药肺结核患者均有效;增加了吡嗪酰胺的方案与传统治疗方案有相似的早期杀菌活性,PA-824 和吡嗪酰胺、贝达喹啉和吡嗪酰胺可作为未来抗结核治疗方案中的主要组成;最重要的是,研究支持了在临床前试验中引入新化疗方案的做法,这将显著缩短新治疗方案的研制时间。

目前结核病流行广泛,耐药病例数量庞大,更多新药有效性试验需要我们不断发掘创新。

第六节 特殊人群中进行的研究

一、儿童使用抗结核药物的研究

根据我国 2010 年流行病学调查的结果,0~14 岁儿童结核感染率为 9%,活动性结核病的罹患率为 9.18/10 万。近年来,我国部分地区儿童结核病新发病例有增多趋势,活动性结核病危害儿童和家庭健康,潜伏性结核感染会导致成年后发病,是巨大的健康隐患。

考虑到安全性问题,一般来说,儿童抗结核药物的应用滞后于成年人的应用,儿童抗结核药物的开放多关注于药物剂型的开发,包括合适的服用方式及合适的口味。遗憾的是,我国目前尚未研发任何儿童专用剂型抗结核药物。

与成人药物临床试验相比,儿童药物临床试验在伦理学考虑、入选操作和评价方法等诸多方面具有特殊性,规范儿童药物临床试验的关键环节对于保护受试者的权益、获得良好的数据质量非常重要。

儿童年龄的定义,按照我国《儿科学》(第 8 版)临床教材中介绍,儿童人群年龄分期如下:

胎儿期:受孕到分娩,约 40 周(280 天)。受孕最初 8 周称胚胎期,8 周后到出生前为胎儿期。

新生儿期：出生后脐带结扎开始到足 28 天。

婴儿期：出生后到满 1 周岁。

幼儿期：1 周岁后到满 3 周岁。

学龄前期：3 周岁后到 6~7 周岁。

学龄期：从入小学起(6~7 岁)到青春期(13~14 岁)开始之前。

青春期：女孩 11~12 岁到 17~18 岁；男孩 13~14 岁到 18~20 岁。

不建议在缺乏依据的情况下在全部年龄段内开展试验。若年龄跨度较大，招募时应尽量使各年龄受试者在层内均匀分布，若无法实现均匀分布，应说明理由。

在年龄为 16 岁的儿童及更大年龄的人群中进行的临床研究预期与在成年人中进行的相似。

儿童/婴幼儿抗结核治疗的主要治疗目标是消灭体内大部分结核杆菌，采用联合用药方式减少耐药结核病的出现，清除休眠菌防止复发，防止结核病的传播。儿童治疗失败或出现耐药的主要原因是依从性差。为此，儿童更需要贯彻 DOT 策略。

目前，国际上多数指南都认为儿童结核病需要进行强化期+巩固期的疗程安排。强化期用 3~4 种药物杀死大部分细菌，防止耐药结核的出现；巩固期保持对休眠菌的杀伤作用。以肺结核方案为例，如果患者处于存在 HIV 高流行或异烟肼高耐药的地区，应该采用 2HREZ/4HR 的方案治疗；如果不存在上述情况，则可以考虑去掉乙胺丁醇。乙胺丁醇的视神经副作用在儿童中难以监测。根据 Ridge 和 Menon 的系统回顾所述，短程间歇给药的疗效比每日给药的疗效要差，目前所见指南中并未表明两种给药方法的疗效差异。

对于肺外结核的治疗，多数指南认为，除了结核性脑膜炎及骨关节结核以外，均可以采用 2HREZ/4HR 作为起始治疗方案。结核性脑膜炎及骨关节结核需要至少 12 个月的治疗。

鉴于儿童用药安全性的证据比较少，仅有少数指南给出儿童耐多药结核病的药物治疗方案。这些指南中均推荐根据药物敏感试验选取药物，至少包括 4 种敏感药物组成方案(有一个澳大利亚的指南例外，要求 2 种有效药物)，治疗疗程需要 12~24 个月。

现行的指南中认为可以使用的一线及二线抗结核药物剂量见表 6-1。

表 6-1　现行的指南中认为可以使用的一线及二线抗结核药物剂量

药物名称	每日剂量(最高剂量)	不良反应
异烟肼	10~15mg/kg(300mg)	肝毒性，周围神经炎，胃炎，过敏
利福平	10~20mg/kg(600mg)	粪便、尿液变成橙色，呕吐，肝毒性，流感样反应，血小板减少
吡嗪酰胺	50mg/kg(2g)	肝毒性，高尿酸血症，关节疼痛，消化道反应
乙胺丁醇	50mg/kg(2.5g)	视神经炎，红绿色觉异常，消化道反应，过敏
链霉素	20~40mg/kg(1g)	听神经、前庭神经毒性，肾毒性，皮疹

药物名称	每日剂量(最高剂量)	不良反应
阿米卡星 卡那霉素 卷曲霉素	15~30mg/kg(1g)	听神经、前庭神经毒性,肾毒性
乙硫异烟胺	15~20mg/kg,分2~3次(1g)	肝毒性,胃肠道反应,神经炎,过敏,甲状腺功能异常
对氨基水杨酸	200~300mg/kg,分2~4次(10g)	肝毒性,胃肠道反应,过敏
环丝氨酸	10~20mg/kg,分2次(1g)	精神异常,性格改变,癫痫,皮疹
莫西沙星	10mg/kg(400mg)	可能影响软骨发育,皮疹,头痛,消化道反应,狂躁
左氧氟沙星	10mg/kg(1g)	
利奈唑胺	10mg/kg(1.2g)	消化道反应,外周神经炎,血小板减少

儿童/婴幼儿潜伏性结核感染的治疗:接触活动性结核病患者以后,儿童发生结核病的可能性显著升高,因此,接触者筛查及合理的预防是必要的。关于潜伏性结核感染[有结核暴露史,结核菌素皮试试验(tuberculin skin test,TST)/干扰素 γ 释放试验(interferon-gamma release assays,IGRAs)阳性,排除活动结核病]是否需要预防性化疗,世界各国的结核病治疗指南并未达成一致,因为各地区的流行病学背景不同。预防性治疗的药物多数倾向于异烟肼单药预防,疗程为 3~9 个月。如果高度怀疑暴露菌株存在异烟肼耐药,可以考虑 4~6 个月的利福平预防。目前所掌握的证据均不推荐用二线药物预防耐多药结核病的暴露。

二、妊娠期妇女和产后妇女使用抗结核药物的研究

妊娠过程中,辅助性 Th1 细胞的炎症促进作用受到抑制,会导致机体对病原菌易感,促进非活动性结核病进展为活动性结核病,同时会使得结核病症状不典型。生产之后,Th1 细胞功能复苏,会出现类似免疫重建综合征的表现,出现炎症反应加剧,症状加重。Zenner 等的大样本研究发现,产后早期的妇女发生结核病的概率几乎是非妊娠妇女的2 倍。

孕期结核病可以通过血流导致胎儿感染,生产时吸入被感染的羊水也会导致胎儿结核,出生后结核杆菌可以由妊娠期妇女呼吸道传播给胎儿。Pillay 等在南非的一项研究中,16% 的结核病妊娠期妇女出现了结核病的垂直传播。

孕期结核病导致的胎儿死亡率不是很确切,目前的报道差异很大,从<5% 到 38% 均有报道,这与妊娠期妇女营养状况、治疗方案、诊断是否及时等均有关联。Schaefer 等的报道中,美国接受抗结核治疗的妊娠期妇女与普通妊娠期妇女的胎儿出生后健康状况

无显著性差异。目前有较多的关于妊娠期妇女和产后妇女使用抗结核药物的安全性、耐受性、长期治疗随访结果的研究,总的结果认为:妊娠期间抗结核治疗的收益大于风险。

（一）妊娠期妇女结核病的治疗

怀孕对于抗结核治疗方案的影响很小。异烟肼、利福平、乙胺丁醇在有关美国 FDA 的妊娠期妇女用药安全性警示中并未提及可能导致妊娠期妇女死亡风险增加,也没有表明妊娠期妇女需要特别调整剂量。以往的五级字母分级法已被 FDA 弃用,2018 年美国 FDA 发布了一项规定,处方药标签要更清楚地阐明孕期和哺乳期女性服用药物的风险,作为改革的一部分,标签上不再使用字母来描述风险,由于 FDA 要求所有制药公司在说明书中删除妊娠期字母分类,并根据更新信息及时修订说明书,这项浩大的工程可能会持续数年之久。在营养良好的妊娠期妇女中,异烟肼导致的外周神经炎非常少见,为预防这种情况,可以加用维生素 B_6。Bernard 等专家意见认为需要给妊娠期妇女加用维生素 K 来对抗利福平造成出血性疾病的风险。妊娠期妇女使用高剂量乙胺丁醇可能导致胎儿视神经炎,但是目前没有新生儿发生此类事件的报道。

对于患有耐多药结核病的妊娠期妇女是否继续生产或终止妊娠,尚无统一意见,需要根据妊娠期妇女实际身体情况及各国国情决定。使用二线药物治疗结核病对妊娠期妇女来说是相对安全的(氨基糖苷类除外)。

FDA 对于抗结核药物的安全性分级(五级字母法)见表 6-2。

表 6-2　FDA 对于抗结核药物的安全性分级

药物名称	FDA 分级	是否穿透胎盘(母体残留比率)	严重毒性
异烟肼	C	是(0.73)	中枢神经障碍
利福平	C	是(0.12~0.33)	出血
吡嗪酰胺	C	不明	黄疸
乙胺丁醇	C	是(0.75)	—
链霉素	D	是(<0.5)	耳毒性,鹅口疮,腹泻
阿米卡星	D	是(<0.5)	耳毒性
卡那霉素	D	是(不明)	耳毒性
卷曲霉素	C	是(不明)	—
乙硫异烟胺	C	不明	发育异常
对氨基水杨酸	C	不明	腹泻
环丝氨酸	C	不明	—
莫西沙星	C	是(0.74)	—
左氧氟沙星	C	是(0.66)	—
利奈唑胺	C	不明	—

续表

药物名称	FDA 分级	是否穿透胎盘(母体残留比率)	严重毒性
氯法齐明	C	不明	皮肤色素沉着
克拉霉素	C	是(0.15)	—
阿莫西林-克拉维酸	B	是(0.56)	坏死性小肠炎
利福布汀	B	不明	—
利福喷丁	C	不明	—

（二）妊娠期妇女潜伏性结核感染的治疗

是否需要预防性抗结核治疗尚无定论，目前 WHO 不推荐妊娠期妇女使用异烟肼预防性化疗，美国 CDC 建议产后 2~3 个月再进行预防性化疗，除非近期有活动性结核病密切接触史。

（三）产后妇女治疗结核病期间哺乳问题

根据美国 CDC 建议，如果妊娠期妇女只使用一线抗结核药物而且没有传染性，鼓励妊娠期妇女哺乳。这种建议基于两点考虑：第一，母乳喂养有利于胎儿健康，减少其他感染性疾病的发生；第二，母乳喂养有利于减轻经济负担。对于我国临床医生来说，应根据实际情况来决定。如果妊娠期妇女使用二线抗结核药物，需要告知妊娠期妇女存在潜在的风险，但并非绝对禁忌。

三、结核分枝杆菌/人类免疫缺陷病毒合并感染人群使用抗结核药物的研究

艾滋病是由人类免疫缺陷病毒引起的一种以免疫功能缺陷为主要表现的传染病。结核病是 HIV 感染者最为常见的机会感染和常见的死亡原因。相对于非艾滋病患者，艾滋病合并结核病患者的诊治更为复杂：HIV 与结核杆菌(TB)之间存在相互影响，相互影响各自的病情进展，活动性结核是艾滋病病情加重的因子之一，HIV 是潜在结核杆菌感染再激活或再感染的重要因素；抗病毒治疗和抗结核治疗之间存在相互影响，药物之间存在相互作用，药物不良反应可能增加；合并感染者在抗病毒治疗过程中还可出现结核病相关性免疫重建炎症综合征(IRIS)，影响和干扰临床诊治。对于艾滋病合并结核病的临床研究目前主要涉及以下问题：抗结核治疗的疗程，抗结核治疗方案，抗病毒治疗时机，抗结核药物与抗病毒药物之间的相互作用，潜伏结核的预防。

（一）艾滋病合并结核病患者抗结核治疗的疗程相关研究

艾滋病患者结核病的治疗原则与非艾滋病患者相同，早期诊断和治疗对于改善患者预后至关重要。艾滋病合并结核病抗结核治疗的最佳疗程目前尚存在争议。一些研究显示，艾滋病合并结核病患者对于 6 个月的抗结核治疗反应良好，抗结核治疗的失败率和复发率与非艾滋病患者相当，但晚期艾滋病患者抗结核治疗的疗程是否也为 6 个月目前尚

缺乏循证医学依据。另一项研究显示:在艾滋病合并结核病患者中,6 个月疗程较 9 个月或 12 个月疗程,结核病的复发率要高。关于艾滋病合并结核病的抗结核治疗疗程的研究,其主要的评价指标与非艾滋病患者相同,重点是评价有效性和安全性,其次还需考察可接受性和长期疗效问题以及药物间相互作用问题。

(二)艾滋病合并潜伏结核的预防性化疗研究

由于发生于艾滋病患者的潜伏结核感染极易进展为活动性结核病,因此对于艾滋病合并潜伏结核感染者,建议给予预防性治疗。潜伏结核感染预防性治疗的药物可选用异烟肼或利福平。需要在进行潜伏性结核预防性治疗之前应除外活动性结核的诊断。目前这项研究主要是比较使用利福平或异烟肼的疗效与安全性;还有比较联合使用异烟肼和利福平与单用异烟肼的疗效;比较联合使用利福平和吡嗪酰胺与单用异烟肼的疗效。考核的指标有:发生结核病的比例、不良反应、完成疗程的比例、TB 耐药情况等。

另有一些研究并不专门针对潜伏结核的 HIV 患者,而是对所有 HIV 阳性的患者,无论是否存在潜伏结核,均可用异烟肼预防性化疗,考虑指标主要是观察结核病的发生情况。相关研究表明预防性使用异烟肼能有效降低结核病的发病率以及患者的病死率。

(三)抗结核与抗病毒药物之间相互作用研究

HIV/TB 合并感染者的治疗应注意药物间相互作用。利福霉素是短程抗结核治疗方案中的基本药物,但是利福霉素与常用抗 HIV 药物,即 PIs 和 NNRTIs 之间存在相互作用,对肝脏 P450 酶系统的诱导作用导致药物代谢发生改变。在目前临床应用的利福霉素中,利福平(RIF)是最强的肝脏 P450 酶诱导剂,利福布汀的诱导作用明显低于 RIF。尽管利福霉素与抗病毒药物存在相互作用,但利福霉素仍需应用于接受抗病毒治疗的艾滋病合并结核病患者中。利福平或利福布汀均可与核苷类逆转录酶抑制剂(NRTIs)合用,利福布汀可以与 PIs 或 NNRTIs(除地拉韦定)合用,但在某些合用方案中,利福布汀和抗病毒药物的剂量可能需要进行调整。依非韦伦(EFV)+2 个 NRTIs 的抗病毒方案与 RIF 合用时仍能取得良好的抗病毒疗效。RIF 不能与奈非那韦、沙奎那韦、茚地那韦、阿扎那韦及增强型蛋白酶抑制剂合用。WHO 有关抗病毒指南建议 HIV/TB 合并感染者选择含依非韦伦(EFV)的抗病毒治疗方案。目前临床上进行较多的研究是药物浓度检测相关研究,主要分析抗结核药物和抗病毒药物血药浓度,以及其对疗效的影响。

(四)艾滋病合并结核病患者的抗病毒治疗

对于 HIV/TB 合并感染者抗病毒治疗的主要问题是抗病毒治疗的时机[即在抗结核病治疗后多长时间给予抗逆转录病毒治疗(ART)],以往指南常建议根据患者$CD4^+T$淋巴细胞计数来决定抗病毒治疗的时机。为了减少结核杆菌的空气传播性,抗结核治疗应尽早进行,早期(在抗结核治疗后的 2~4 周内)进行抗病毒治疗有助于阻止 HIV 疾病的进展,但同时有可能增加药物的不良反应以及发生 IRIS 的概率,严重时需要停止抗病毒和结核病治疗。南非的一项研究表明,对于艾滋病合并结核病患者,早期抗病毒治疗(在抗结核病治疗期间尽早开始抗病毒治疗)有助于降低合并感染者的病死率。一项研究显示在 $CD4^+T$ 淋巴细胞计数≤200/mm^3 的患者,早期抗病毒治疗(在抗结核治疗后2周开始ART)有助于提高合并感染者的生存率。然而,另一研究却未能显示早期抗病毒治疗可降低合并感染患者的病死率,但是该研究仍显示在CD4$^+$T淋巴细胞计数<50/mm^{3}的患者,早期抗病毒治疗有助于降低合并感染者的病死率以及HIV相关性疾病的发生率。近年研究提示,对于艾滋病合并结核病患者均建议给予抗病毒治疗,且建议尽可能早地进行抗病毒治疗。

总之,艾滋病合并结核病患者的抗结核治疗原则与非HIV患者基本相同,其临床研究方法也基本同非HIV患者的方法,目前的研究主要围绕潜伏结核的预防性化疗问题以及抗病毒治疗的时机问题。其疗效观察指标与非HIV患者类似,重点考虑抗结核药物与抗病毒药物间相互作用以及患者可接受性问题。目前,由于HIV合并结核病的儿童患者较少,加上其诊治基本同非HIV患者诊治方法,故目前在儿童中进行的研究非常少,其临床研究的方式和方法、考核指标等均需进一步探索。

第七节　临床安全性评估

安全性指标的确定和评价是临床试验的重要组成部分。安全性评价指标包括药物临床试验中的安全性评价以及药品上市后不良反应监测和安全性再评价。由临床表现和实验室检查两大方面组成。

一、需要专门监测的不良事件

(一)抗结核药物治疗常见不良事件和不良反应的监测

目前,国际上共有近30种用于治疗结核病的抗结核药物。根据WHO的分类标准分为5组。分别是:第1组,一线口服抗结核药物;第2组,注射用抗结核药物;第3组,氟喹诺酮类药物;第4组,口服抑菌二线抗结核药物;第5组,即有效性及长期使用安全性依据有限的抗结核药物。抗结核药物临床上常见的不良事件,往往与药物的作用机制、不良反应或疾病本身可能发生的并发症有关,包括药物不良反应,如:

(1)消化系统反应:恶心、呕吐、腹胀、腹痛、腹泻、胃炎等,多种抗结核药物都可以出现消化道反应,利福平、异烟肼、乙胺丁醇、吡嗪酰胺、丙(乙)硫异烟胺、对氨基水杨酸、贝达喹啉、氯法齐明、氟喹诺酮类药物等都可引起不同程度的消化道反应,注射用抗结核药物消化道反应不明显。

(2)肝损伤:肝损伤是抗结核药物常见的不良反应,尤其发生在吡嗪酰胺、利福平、异烟肼、丙(乙)硫异烟胺、对氨基水杨酸、乙胺丁醇、贝达喹啉、克拉霉素等抗结核药物使用过程中。

(3)肾功能损伤:注射用抗结核药物(链霉素、阿米卡星,卡那霉素,卷曲霉素)均可引起肾毒性。

（4）电解质紊乱：注射用抗结核药物使用中可出现低钾血症，需检测血钾、血钙、血镁浓度，及时补充。

（5）乳酸性酸中毒：正常休息条件下静脉血浆乳酸浓度约 1.0mmol/L,当血浆乳酸浓度达 2.0mmol/L 时为高乳酸血症，超过 5.0mmol/L 伴有 pH<7.25 即可确诊为乳酸性酸中毒。对于不能测定血乳酸者可测定阴离子间隙（AG,正常值 8～16mmol/L）,对于 AG>18mmol/L,而能排除其他酸中毒（尿毒症、酮症酸中毒、水杨酸中毒等）,则提示乳酸性酸中毒。在抗结核治疗时乳酸性酸中毒少见，使用利奈唑胺治疗可出现乳酸性酸中毒，需提高警惕。

（6）神经系统损伤：包括周围神经病变、头痛，抑郁、自杀倾向、癫痫、惊厥等。异烟肼、环丝氨酸、链霉素、阿米卡星，卡那霉素，卷曲霉素、利奈唑胺、丙（乙）硫异烟胺、氟喹诺酮类、乙胺丁醇使用过程中均可出现外周神经炎表现；环丝氨酸、贝达喹啉可引起头痛；环丝氨酸、氟喹诺酮类、异烟肼、丙（乙）硫异烟胺可出现抑郁、自杀倾向；环丝氨酸、氟喹诺酮类、异烟肼使用中可出现癫痫、惊厥不良反应。

（7）听力减退：注射用抗结核药物（链霉素、阿米卡星、卡那霉素、卷曲霉素）、环丝氨酸、氟喹诺酮类、异烟肼、丙（乙）硫异烟胺、利奈唑胺、克拉霉素可引起听力损伤。

（8）视觉损伤：最常见引起该不良反应的是乙胺丁醇，这种症状随着药物停用后通常可获得缓解。此外丙（乙）硫异烟胺、利奈唑胺、利福布汀、异烟肼、链霉素使用亦可出现视觉损伤。抗结核治疗基线水平应该检查视力及红绿色觉，并动态随访。

（9）味觉损伤（金属味）：丙（乙）硫异烟胺、克拉霉素、氟喹诺酮类可出现这种不良反应，停药后味觉可恢复，吮硬糖或嚼口香糖有效。

（10）内分泌紊乱：对氨基水杨酸、丙（乙）硫异烟胺可引起甲状腺功能低下，联合应用比单独使用其中任一种药物引起甲状腺功能低下的危险都大。加替沙星、丙（乙）硫异烟胺可出现糖代谢障碍、高血糖症；丙（乙）硫异烟胺还有出现男性乳房发育症、男性溢乳也有报道，停药后症状可改善。治疗过程中需要监测血糖及甲状腺功能。

（11）肌肉骨骼损伤：吡嗪酰胺、贝达喹啉、氟喹诺酮类可出现关节和肌肉疼痛。应用吡嗪酰胺的患者尿酸水平会升高。如出现关节严重肿胀、皮肤发红、皮温升高，应排除痛风、感染及自身免疫性疾病。值得注意的是,氟喹诺酮类药物引起肌腱炎和肌腱断裂的不良反应已有报道。

（12）Q-T 间期延长：德拉马尼、贝达喹啉、氟喹诺酮类、克拉霉素、氯法齐明使用中可出现 Q-T 间期延长不良反应。莫西沙星和加替沙星最可能延长 Q-Tc 间期，而左氧氟沙星和氧氟沙星引起该反应的风险较低。治疗前给予心电图检测，治疗过程中需反复心电图检查确认有无 Q-Tc 间期延长,避免贝达喹啉与氟喹诺酮类联用。

（13）血液系统损伤：利奈唑胺使用过程中需密切观察血常规变化，警惕其引起的骨髓抑制（白细胞、红细胞及血小板抑制）。其他抗结核药物也可导致血液学异常，如白细胞减少、血小板减少、贫血、嗜酸性粒细胞增多、凝血功能异常等。注意排除非药物相关因素引起的血液系统损伤。

（14）脱发：异烟肼、丙（乙）硫异烟胺可导致脱发，一般不严重，可不予特殊处理。

（15）真菌感染：氟喹诺酮类、利奈唑胺等其他具有抗菌作用的抗结核药物长期使用中可出现表皮真菌感染、鹅口疮、阴道或阴茎念珠病。建议局部抗真菌治疗或短期内口服有效抗真菌药物，若对治疗反应不明显者建议排除 HIV 感染等其他疾病。

（二）抗结核药物治疗常见不良反应监测项目与频率

1. 基线检查项目　血常规（血红蛋白、血小板、白细胞），肝功能（谷草转氨酶、谷丙转氨酶），血肌酐与血清钾，血清镁和钙离子，血糖，促甲状腺激素，脂肪酶，乳酸，听力检测，视力检测，心电图，心理咨询。

2. 治疗过程中监测项目

（1）血常规（血红蛋白、血小板、白细胞）：一般每个月检测 1 次。使用利奈唑胺者开始时每周检测 1 次，以后每个月检测 1 次或根据症状调整监测频率。

（2）肝功能（谷草转氨酶、谷丙转氨酶）：长期接受吡嗪酰胺治疗或有肝损伤高危因素或有肝炎症状者，每 1~3 个月检测 1 次，合并 HIV 感染者，建议每个月检测 1 次；接受贝达喹啉治疗者每个月检测 1 次；合并病毒性肝炎者，第 1 个月每 1~2 周检测 1 次，以后每 1~4 周检测 1 次。

（3）血肌酐与血清钾：接受注射类抗结核药物时每个月检测 1 次；合并 HIV 感染、糖尿病及其他高危患者每 1~3 周检测 1 次。

（4）血清镁和钙离子：出现低钾血症时，应注意同时检测血清镁和钙离子水平；如果使用贝达喹啉建议每个月检测 1 次；如果出现心电图异常（Q-T 间期延长）应及时复查。

（5）血糖：每个月检测 1 次。

（6）促甲状腺激素（TSH）：丙（乙）硫异烟胺和对氨基水杨酸同时使用时每 3 个月检测 1 次；单独使用时，每 6 个月检测 1 次；对于临床上有甲状腺功能减退症状（体征）的患者每个月检测 1 次。

（7）脂肪酶：使用利奈唑胺、贝达喹啉出现腹痛者，为排除胰腺炎时检测；使用贝达喹啉者建议治疗前检测。

（8）乳酸：使用利奈唑胺或进行抗逆转录病毒治疗（ART）者出现乳酸性酸中毒症状时检测。

（9）听力检测：接受注射类抗结核药物者，治疗前及以后每个月检测 1 次；每次访视注意询问患者有无听力改变，判断他们是否能够完成正常对话。

（10）视力检测：需长时间使用乙胺丁醇或利奈唑胺的患者，建议治疗前进行视力测定；视力或辨色能力发生可疑变化时，重复检测。

（11）心电图：使用贝达喹啉、德拉马尼、莫西沙星者于治疗开始前检查，以后在治疗第 2 周、12 周、24 周重复检查；合并心功能减退、甲状腺功能减退或电解质紊乱时应增加监测频率。

（12）心理咨询：治疗前即可进行，治疗中需要时进行。必要时可向心理医师咨询。

（三）人类致癌性

虽然在人类中进行药品和生物制品致癌作用的正式研究不常见，说明癌症诱导作用需要在很长时间的暴露后才能出现。但是在某些情况下,在药物开发中对人类肿瘤进行系统评估可能会提供有用的安全性信息。如下列评估方法:对照研究进行了较长的时间(如>1年),特别是属于药品或生物制品遗传毒性试验呈阳性,或动物实验显示具有致癌性结果,或为已知免疫调节剂的情况。

(四)生殖毒性与妊娠

虽然在人类中进行药物对生殖、妊娠或哺乳作用的正式研究不常见,但应该总结任何药物在妊娠或哺乳期妇女中的暴露情况,包括在药物开发过程中的意外暴露和二级来源渠道鉴定的暴露(如上市后监察)。如果在注册资料中没有有关妊娠或哺乳期妇女药物暴露的信息,那么在审评报告中应该说明这一事实,并对阳性和阴性结果进行讨论。

现有的抗结核药物中,不建议以下抗结核药物:链霉素、阿米卡星、卡那霉素、卷曲霉素,以及氟喹诺酮类药物用于妊娠期结核。尽管 WHO 推荐妊娠结核治疗时常规使用吡嗪酰胺,但尚缺乏足够的安全性资料。注射抗结核药物动物实验具致畸作用,妊娠期妇女禁用本品。哺乳期妇女禁用本品,如确有指征应用时需停止授乳。动物研究显示莫西沙星可以通过胎盘,有生殖毒性,但对人的潜在危险性尚不明确。人类在妊娠期间使用莫西沙星的安全性尚未被证实,儿童服用喹诺酮类药物可引起关节损伤,但是这种作用在妊娠用药者的胎儿中尚未见报道。因此,妊娠期间不宜使用莫西沙星。与其他喹诺酮类药物相同,莫西沙星可造成未成年实验动物负重关节的软骨损伤。临床前研究证实小量的莫西沙星可以分布到人类的乳汁中,尚缺乏应用于哺乳期妇女的数据。因此,莫西沙星禁用于哺乳期妇女。

近年来用于治疗耐多药结核病的新药贝达喹啉、德拉马尼、利奈唑胺的生殖毒性与妊娠分别阐述如下:

(1)贝达喹啉:在儿童、妊娠期妇女、哺乳期妇女中的安全性和有效性尚未确定,被列为相对禁忌证,不推荐使用。

(2)德拉马尼:动物研究显示其具有生殖毒性,德拉马尼在妊娠妇女中的应用数据极其有限,不建议妊娠妇女使用。育龄期妇女如使用德拉马尼,需采取可靠的避孕措施。尚不明确德拉马尼或其代谢产物是否会在人类乳汁中分布。动物实验中的已有药动学数据表明德拉马尼和/或其代谢产物可在乳汁中分布。由于不能排除其对母乳喂养婴幼儿的潜在风险,因此不建议在德拉马尼治疗期间进行母乳喂养。德拉马尼对雄性和雌性动物的生育能力无影响,但缺乏德拉马尼对人类生育能力影响方面的临床数据。

(3)利奈唑胺:不影响成年雌性大鼠的生殖力或生育行为,但发现可轻度降低性成熟雄性大鼠的生殖力。尚未在妊娠妇女中进行充分的、有对照的临床研究。只有潜在的益处超过对胎儿的潜在风险时,才建议妊娠妇女使用。利奈唑胺及其代谢产物可分泌至哺乳期大鼠的乳汁中,乳汁中的药物浓度与母体的血浆药物浓度相似。利奈唑胺是否分泌至人类的乳汁中尚不明确。由于许多药物都能随人类的乳汁分泌,因此,利奈唑胺应慎用于哺乳期妇女。

(五)对生长发育作用的评估

在儿童受试者参加的研究中,目前越来越多的临床审评员将采集到的身高和体重数据用于分析报告中。但是这些数据一般不足以确定药物对生长发育所起的作用,主要有几个原因:首先,药物对生长发育的作用评估要求给予准确的测量,尤其是身高,而在大部分研究中均不能给予准确测量身高;其次,生长发育是在长时间中发生的过程,而几周的对照试验并不能提供充分的观察时间来评估药物对生长发育的影响;另外,开放性研究可以提供较长的时间来观察对生长发育的作用,但是缺少对照组限制了能够区分药物和基础疾病对生长发育作用的能力。

二、评估临床安全性所需的人群暴露程度

(一)人群暴露程度的定义

任何一个新药的风险评估涉及数量和质量两方面,数量是确保有充足数量的患者纳入临床研究,即安全性数据库的规模;质量是指所进行的评估是否合理,是否纳入和覆盖了合适的所有研究人群(目标人群),以及分析结果的方式。

(二)人群暴露程度和安全性评估的充分性

即是否将实施了"所有已有的合理检测方法"来评估新药的安全性。在患者总数和适当的患者人口学子集等方面是否具有充分的药物经验?暴露剂量和周期是否适当?在暴露患者中是否进行了全部(或未进行全部)合适的检查?是否进行了所有必需的且适当的动物实验?是否进行了所有适当的临床检查(如对心电图评估以检查对 Q-T 间期的作用)?对药物代谢方面是否进行了充分的检查?是否按照现行指导原则进行了适当的体外药物间相互作用研究?是否对所有潜在的重要检查结果进行了充分的探索性研究:例如,到何种程度才可以特别评估药物已引起周围神经病变?

(三)现有抗结核药物临床资料的人群暴露程度

对于绝大多数抗结核药物来说,具有较长的应用历史。1943 年,链霉素首次被用于抗结核治疗,此后 20 年成为抗结核药物发现的"黄金时代"。继链霉素后,对氨基水杨酸、氨硫脲、异烟肼、吡嗪酰胺、环丝氨酸、乙硫异烟胺、卡那霉素、乙胺丁醇、卷曲霉素、利福平先后被发现用于结核病的治疗。在全球范围内广泛使用,这些药物均具有已经在市场上使用几十年的经验,从人群暴露程度来说,每年都已经有数百万甚至更多的使用暴露量,并且均开展了长期的上市后研究,具有充分的暴露量和安全性评估。

耐药结核病的流行对现有抗结核药物治疗提出了严峻的挑战,一些过去使用较少的药物,如环丝氨酸再次被用于治疗耐多药结核病,从而大大提高了这些药物的人群暴露程度。一些抗生素尝试用于耐多药结核病的资料,在已上市的用于治疗其他细菌的药物中,利奈唑胺和加替沙星作为抗结核药物的 II 期临床试验正在进行。上市后的研究随访进一步丰富了这些药物的安全性信息。

近十余年来,有许多抗结核新化合物和药物问世。处于 II 期临床试验的有舒替唑烷(sutezolid,AZD5847),普瑞玛尼(PA-824,SQ109),德拉马尼和贝达喹啉已经被批准用于治疗耐多药结核病(MDR-TB)。

1. 贝达喹啉（bedaquiline）　是第一个新型的抗结核药物,其作用机制是干扰结核杆菌 ATP 合酶质子泵,破坏细胞能量依赖的过程。贝达喹啉对普通及耐药（包括耐多药）的结核杆菌菌株均有同等的杀菌活性,与现有抗结核药物无交叉耐药,且对休眠菌同样有效。2012 年 12 月 28 日,美国食品药品管理局（FDA）通过加速审批程序批准了强生公司旗下的贝达喹啉（商品名斯耐瑞,曾称 TMC207,也称 R207910）,在无其他替代药物可用时,作为成人耐多药结核联合治疗的组成部分,贝达喹啉成为首个被 FDA 认证通过的抗耐多药结核病药物。尽管贝达喹啉在临床试验中治疗耐多药结核病有明确的药效信号,但它的安全隐患依然存在。一项包含 160 例患者的临床试验数据表明贝达喹啉会延长 Q-T 间期（校正后贝达喹啉组 Q-T 间期超过 450 毫秒的患者占 26.6%,安慰剂组为 8.6%）,肝损害发生率较高（8.8% vs 1.9%）,死亡风险增加（12.7% vs 2.5%）。在一项安慰剂对照临床试验中,观察到贝达喹啉治疗组比对照组患者的死亡率增加（9/79,11.4% vs 2/81,2.5%）。因此,贝达喹啉的使用受到了限制,仅在其他治疗方案不可用时应用本品。

2. 德拉马尼（delamanid）　曾称 OPC-67683,是一种新的硝基咪唑类药物,能够抑制霉菌酸的合成,霉菌酸是分枝杆菌细胞壁的组成成分。2013 年 11 月欧洲药品管理局特批德拉马尼用于治疗耐多药结核病。德拉马尼因此成为第 2 个,也是迄今为止最后一个被批准用于成人耐多药肺结核病的新药。德拉马尼和贝达喹啉作为治疗耐多药结核病的新药,虽已在一些国家上市,但市场使用仅 2~3 年,且主要用于耐多药结核病患者,还需要更多的暴露量,以及上市后的长期研究来进一步评估其安全性。

三、长期安全性

（一）长期随访

在某些情况下,建议对所有受试者均随访到研究结束,甚至随访到研究正式结束之后（比如,如果药物的半衰期较长,沉积在骨骼和脑等器官,或者能产生不可逆的作用,如癌症）。特别是在长期治疗和临床结局研究中,为了确定这种情况下的重要安全性事件而开展的足够长时间的随访是非常关键的。在这种情况下,建议对后期安全性事件进行随访,对停止治疗的受试者也应当对其进行随访,这些受试者包括从试验中脱落的,或者因为达到了观测到主要结局,提前完成研究的。

（二）长期安全性

除了药物临床试验中的安全性评价以外,关于长期安全性的高质量数据也至关重要,因此,药物上市后不良反应监测和安全性再评价以及参与或申办药物治疗的流行病学研究很有必要。药物安全性再评价对指导临床合理用药至关重要。

此外,应对通过临床前期发现可能预见的任何不良事件进行探索,并进行特殊关怀随访。任何时候都要对与性别或种族特性相关的可能差异进行探索。

（李　涛　李　锋　夏　露　沈银忠　刘旭晖　顾　俊　裴　宁　席秀红　卢水华）

参考文献

[1] 国家食品药品监督管理局.药品注册管理办法.(2007-07-10)[2019-03-15].http://samr.cfda.gov.cn/WS01/CL0053/24529.html.

[2] 国家食品药品监督管理局.药物临床试验质量管理规范.(2003-08-06)[2019-03-15].http://samr.cfda.gov.cn/WS01/CL0053/24473.html.

[3] 单爱莲,权菊香,吕媛.新药临床试验方案设计的研究.中国临床药理学杂志,2011,27(1):50-52.

[4] 中华人民共和国卫生部.结核病分类 WS 196—2017.中国感染控制杂志,2018,17(4):367-368.

[5] 中华医学会结核病学分会.肺结核诊断和治疗指南.中国实用乡村医生杂志,2013,20(02):7-11.

[6] 卫生部疾病预防控制局,卫生部医政司,中国疾病预防控制中心.中国结核病防治规划实施工作指南.北京:中国协和医科大学出版社,2008.

[7] 中国防痨协会.耐药结核病化学治疗指南(2015).中国防痨杂志,2015,37(5):421-469.

[8] 田少雷,邵庆翔.药物临床试验与 GCP 实用指南.2 版.北京:北京大学医学出版社,2010.

[9] LIENHARDT C,COOK S V,BURGOS M,et al.Efficacy and safety of a 4-drug fixed-dose combination regimen compared with separate drugs for treatment of pulmonary tuberculosis.JAMA,2011,305(14):1415-1423.

[10] GILLESPIE S H,CROOK A M,MCHUGH T D,et al.Four-month moxifloxacin-based regimens for drug-sensitive tuberculosis.N Engl J Med,2014,371(17):1577-1587.

[11] 聂文娟,初乃惠.利奈唑胺治疗耐药结核病的研究进展.中华结核和呼吸杂志,2013,36(8):601-603.

[12] MITCHISON D A.Assessment of new sterilizing drugs fortreating pulmonary tuberculosis by culture at 2 months.Am Rev Respir Dis,1993,147(4):1062-1063.

[13] PHILLIPS P J,FIELDING K.Surrogate markers for poor outcome to treatment of tuberculosis:results from extensivemulti-trial analysis.Int J Tuberc Lung Dis,2008,12(Suppl 2):S146-S147.

[14] LIENHARDT C,DAVIES G,胡冬梅,等.耐多药结核病治疗的临床试验设计的方法学问题:机遇和挑战.国际结核病与肺部疾病杂志,2010,5(4):176-184.

[15] 邓教宇.抗结核药物的研究开发进展.医药导报,2010,29(3):298-300.

[16] DIACON A H,PYM A,GROBUSCH M P,et al.Multidrug-resistant tuberculosis and culture conversion with bedaquiline.N Engl J Med,2014,371(8):723-732.

[17] ANDRIES K,VERHASSELT P,GUILLEMONT J,et al.A diarylquinoline drug active on the ATP synthase of Mycobacterium tuberculosis.Science,2005,307(5707):223-227.

[18] FOX G J,MENZIES D.A review of the evidence for using bedaquiline (TMC207) to treat multi-drug resistant tuberculosis.Infect Dis Ther,2013,2(2):123-144.

[19] TASNEEN R,LI S Y,PELOQUIN C A,et al.Sterilizing activity of novel TMC207-and PA-824-containing regimens in a murine model of tuberculosis.Antimicrob Agents Chemother,2011,55(12):5485-5492.

[20] VEZIRIS N,IBRABIM M,LOUNIS N,et al.A once-weekly R207910-containing regimen exceeds activity of the standard daily regimen in murine tuberculosis.Am J Respir Crit Care Med,2009,179(1):75-79.

[21] KOUL A,VRANEKX L,DENDOUGA N,et al.Diarylquinolines are bactericidal for dormant mycobaeteria as aresult of disturbed ATP homeostasis.J Biol Chem,2008,283(37):25273-25280.

[22] DIACON A H, DONALD P R, PYM A, et al. Randomized pilot trial of eight weeks of bedaquiline (TMC207) treatment for multidrug-resistant tuberculosis:long-term outcome,tolerability,and effect on emergence of drug resistance.Antimicrob Agents Chemother,2012,56(6):3271-3276.

[23] CONDOS R, HADGIANGELIS N, LEIBERT E, et al.Case series report of a linezolid-containing regimen for extensively drug-resistant tuberculosis.Chest,2008,134(1):187-192.

[24] 王月,李鑫.利奈唑胺治疗广泛耐药结核病的临床疗效评价.临床肺科杂志,2013,18(4):719-720.

[25] LEE M,LEE J,CARROLL M W,et al.Linezolid for treatment of chronic extensively drug-resistant tuberculosis.N Engl J Med,2012,367(16):1508-1518.

[26] MIGLIORI G B, EKER B, RICHARDSON M D, et al.A retrospective TBNET assessment of linezolid safety,tolerability and efficacy in multidrug-resistant tuberculosis.Eur Respir J,2009,34(2):387-393.

[27] 虞涛,王旭,吴鉴今,等.利奈唑胺治疗耐多药结核病的疗效与安全性的 Meta 分析.中国药房,2014,25(8):731-735.

[28] 冯枭,杜前锋,张侠.左旋氧氟沙星联合治疗耐药性肺结核临床效果观察.中国现代医学杂志,2005,15(7):1099-1100.

[29] MOADEBI S,HARDER C K,FITZGERALD M J,et al.Fluoroquinolones for the treatment of pulmonary tuberculosis.Drugs,2007,67(14):2077-2099.

[30] GILLESPIE S H,CROOK A M,MCHUGH T D,et al.Four-month moxifloxacin-based regimens for drug-sensitive tuberculosis.N Engl J Med,2014,371(17):1577-1587.

[31] SKRIPCONOKA V, DANILOVITS M, PEHME L, et al. Delamanid improves outcomes and reduces mortality in multidrug-resistant tuberculosis.Eur Respir J,2013,41(6):1393-1400.

[32] GLER M T,SKRIPCONOKA V,SANCHEZ-GARAVITO E,et al.Delamanid for multidrug-resistant pulmonary tuberculosis.N Engl J Med,2012,366(23):2151-2160.

[33] 康万里,谢艳光,谭卫国,等.含氟喹诺酮类药物方案治疗耐利福平肺结核患者的近期效果和安全性评价.中华流行病学杂志,2009,30(2):179-183.

[34] 王欣瑜,张静霞,曹胜华.利福霉素类衍生物的研究进展.国外医药:抗生素分册,2008,29(6):255-261.

[35] REDDY V M,NADADHUR G,DANELUZZI D,et al.Antituberculosis activities of clofazimine and its new analogs B4154 and B4157.Antimicrob Agents Chemother,1996,40(3):633-636.

[36] DIACON A H,DAWSON R,VON GROOTR-BIDLINGMAIER F,et al.14-day bactericidal activity of PA-824, bedaquiline, pyrazinamide, and moxifloxacin combinations:a randomised trial.Lancet, 2012, 380(9846):986-993.

[37] 沈银忠.艾滋病合并结核病患者的抗结核治疗.上海医药,2009,30(1):8-11.

[38] 沈银忠,卢洪洲.艾滋病合并结核病诊治现状.中国实用内科杂志,2015,35(8):671-674.

[39] SONNENBERG P,GLYNN J R,FIELDING K,et al.How soon after infection with HIV does the risk of tuberculosis start to increase? A retrospective cohort study in South African gold miners.J Infect Dis,2005,191(2):150-158.

[40] SELWYN P A,HARTEL D,LEWIS V A,et al.A prospective study of the risk of tuberculosis among intravenous drug users with human immunodeficiency virus infection.N Engl J Med,1989,320(9):545-550.

[41] ABDOOL KARIM S S,NAIDOO K,GROBLER A,et al.Timing of initiation of antiretroviral drugs during

tuberculosis therapy.N Engl J Med,2010,362(8):697-706.

[42] BLANC F X,SOK T,LAUREILLARD D,et al.Earlier versus later start of antiretroviral therapy in HIV-infected adults with tuberculosis.N Engl J Med,2011,365(16):1471-1481.

[43] HAVLIR D V,KENDALL M A,IVE P,et al.Timing of antiretroviral therapy for HIV-1 infection and tuberculosis.N Engl J Med,2011,365(16):1482-1491.

[44] ABDOOL KARIM S S,NAIDOO K,GROBLER A,et al.Integration of antiretroviral therapy with tuberculosis treatment.N Engl J Med,2011,365(16):1492-1501.

[45] MFINANGA S G,KIRENGA B J,CHANDA D M,et al.Early versus delayed initiation of highly active antiretroviral therapy for HIV-positive adults with newly diagnosed pulmonary tuberculosis (TB-HAART):a prospective,international,randomized,placebo-controlled trial.Lancet Infect Dis,2014,14(7):563-571.

[46] TÓRÓK M E,YEN N T,CHAU T T,et al.Timing of initiation of antiretroviral therapy in human immunodeficiency virus (HIV)-associated tuberculous meningitis.Clin Infect Dis,2011,52(11):1374-1383.

[47] OLARU I D,VON GROOTE-BIDLINGMAIER F,HEYCKENDORF J,et al.Novel drugs against tuberculosis:a clinician's perspective.Eur Respir J,2015,45(4):1119-1131.

[48] MATSUMOT M,HASHIZUME H,TOMISHIGE T,et al.OPC-67683,a nitro-dihydro-imidazooxazole derivative with promising action against tuberculosis in vitro and in mice.PLoS Med,2006,3(11):e466.

[49] SKRIPCONOKA V,DANILOVITS M,PEHME L,et al.Delamanid improves outcomes and reduces mortality in multidrug-resistant tuberculosis.Eur Respir J,2013,41(6):1393-1400.